Frequentare
INFERMIERISTICA
Tutto quello che ti serve sapere

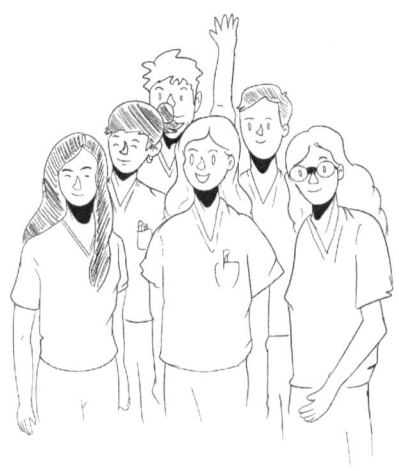

Dai social: *@ciuffoelinfermieristica*
Realizzato con il supporto dei Sostenitori: ✹ Alessandro Anfuso ✹ Marzia ✹ Damiano Bonato ✹ Barbara Trevisani ✹ Luca Maurizio ✹ MsElyel ✹ Donia Morj ✹ Mihaela Badea ✹ silvy girls ✹ cepekom ✹ Luca Rizzo ✹ georgia ionita ✹ Lagattaraloca ✹ Faith23 ✹ Scillak5811 ✹ RunninWild23 ✹ Mariamontemezzani

Grazie a **Dott.ssa Diana Dumitrascu** | *@diana_researchnurse* per la revisione.

Grazie a **Dott. Francesco Smeragliuolo** | *@smeraebbasta* per le illustrazioni originali.

Frequentare Infermieristica □ *@ciuffoelinfermieristica*

Indice

- Indice -- 1
- 1 Salpiamo -- 5
- 2 Come capire se infermieristica fa per Te ---------------------- 7
  - Il momento delle grandi domande ----------------------------- 7
- 3 Il Test d'Ammissione -- 13
  - Non serve essere geni, serve allenamento ------------------ 13
- 4 Come si Studia all'Università ----------------------------------- 18
  - Partire da Zero --- 18
  - Fase 1: Raduniamo il materiale ------------------------------ 21
  - Fase 2: Organizziamo il tempo ------------------------------- 21
  - Fase 3: Scegliamo l'ambiente -------------------------------- 22
  - Fase 4: Costruiamo il metodo di studio -------------------- 22
  - Fase 5: Ripassiamo --- 23
  - La tua memoria predominante ------------------------------- 23
  - Come sono organizzati gli esami? --------------------------- 27
  - Lo spettro dello sbarramento -------------------------------- 28
  - Si studia tanto a infermieristica? --------------------------- 28
  - Mamma e Papà ad infermieristica -------------------------- 31
- 5 Come scrivere ai docenti -- 33
- 6 Consigli per i Primi Tirocini ------------------------------------ 36
  - Prima Impressione -- 36
  - Retribuzione -- 37
  - Voto --- 38
  - Obiettivi dei Tirocini --- 39
  - Obiettivi Intermedi --- 41
  - Diluizione, Somministrazione, Monitoraggio ------------ 41
  - Obiettivi da Pro -- 43
  - Medicine e Cliniche Mediche -------------------------------- 47
  - Chirurgie e Cliniche Chirurgiche --------------------------- 50
  - Terapie Intensive e Semi-Intensive ------------------------ 54

Frequentare Infermieristica □ *@ciuffoelinfermieristica*

Malattia mentale: uno scioccante laboratorio 67
Tirocinio sul territorio 70
Sala Operatoria 75
Hospice 79
RSA e Casa di Riposo 82
Pediatria e nido 86
Come fare una buona impressione? 90
Crea lo spazio 93
«L'infermieristica è una professione intellettuale». 98
Il tirocinio fa ingrassare? 99
Il tirocinio ti distrugge la vita sociale? 99
La "Faida" tra le professioni 100
Quando gli infermieri ti prendono in giro 103

7 Consigli per le Prime Notti 104
Si fanno notti già dal primo anno? 106
Cosa si fa di notte in reparto? 106
Quando arriva l'emergenza... 107

8 Tutor e Guide di Tirocinio 111
Quando prendono di stipendio? 111
Come sono, in realtà, i tutor? 112
E se riceviamo una pessima valutazione? 116

9 Cosa Si Vede Nei Primi Tirocini 125
Contatto con la nudità 129
Liquidi organici 132
Feci, urine, vomito, pus... 133
Se ci fa schifo la cacca, abbiamo sbagliato lavoro? 137
Come superare il ribrezzo? 138
Occhio clinico 139
Ferite e lesioni 147
Piedi diabetici 151
Dispositivi di drenaggio 154
Lesioni da pressione 157
Come non farsi impressionare? 159

Le stomie ·· 161
Colostomia ··· 162
Ileostomia ·· 163
Urostomia ·· 163
Tracheostomia ··· 163
PEG ··· 163
Ecografia dei vasi danguigni ·· 168
La morte ·· 169
Erezioni e clitoridismo ·· 171
L'autopsia ·· 172
Come non svenire? ·· 174
La vita (il parto) ··· 178
Esami strumentali ··· 182
RMN: Risonanza Magnetica Nucleare ································· 182
TAC: Tomografia Assiale Computerizzata ··························· 183
L'emotività ··· 185

10 Cosa Si Fa Nei Primi Tirocini? ····································· 187
Misurare la pressione arteriosa ·· 188
Preparare e somministrare la terapia ································ 190
Calcolo dei farmaci ··· 191
Il nostro ruolo nell'igiene (?!!) ·· 194
Eseguire prelievi ·· 197
Il mio primo prelievo ·· 198
Tecniche per ridurre il dolore ··· 200
Errori comuni da evitare ·· 201
EmoGAsanalisi ·· 203
Le nuove emocolture ·· 208
Reperire accessi venosi ·· 211
Il mio primo CVP ··· 211
CVP: prima di iniziare, leggi questo ·································· 213
Accessi venosi: viaggio nel tempo ····································· 217
Presidi per l'ossigenoterapia ·· 220
Maschera con Reservoir ··· 221
Sondino Naso Gastrico ··· 224

Posizionare cateteri vescicali... 227
Medicazioni Avanzate: LdP... 234
Curare salme... 236
Preparazione della salma.. 237
11 Come superare le fobie del tirocinio................................241
Fobia degli aghi.. 243
12 Relazionarsi in tirocinio...254
Infermieri in burnout... 257
Depressione.. 260
Rabbia.. 266
Ansia.. 268
"Utenti difficili"... 272
Rispondere a chi chiede consulti medici............................275
13 Esame di Tirocinio.. 278
14 Riflessioni su Infermieristica... 283
Ci vuole Vocazione?.. 283
Perché la frequenza obbligatoria?......................................283
Gli infermieri conducono le vite meno salutari?.............. 284
Infermieristica: più di tre anni?... 284
Chi non entra a medicina sceglie infermieristica?........... 284
Successo all'università = Successo nella vita?..................285
L'ospedale è come in Grey's Anatomy?..............................285
Perché abbiamo l'obbligo di essere vaccinati?.................. 287
Fuori Sede: Vivere Con Coinquilini...................................292
Era meglio NON scegliere infermieristica.......................298
Chi sono... 302

1 Salpiamo

Ciao! Io sono **Enrico**.

Immagina... di tornare indietro nel tempo. *Bzz!* L'aria si riempie di un frizzante formicolio, l'ambiente intorno a te si sfoca, come la cattiva ricezione di un vecchio televisore che cerca il segnale giusto. E all'improvviso eccoti lì, faccia a faccia con... **te stesso**. Ma attenzione! Non sei davanti a uno specchio. No, no. Sei proprio tu, solo un po' più giovane, con quello sguardo curioso e magari un pizzico spaventato.

Che cosa ti racconteresti?
Quali segreti sveleresti a quel giovane studente?
Quali consigli darebbe il "te di oggi" a quel "te del passato"?
Se io potessi tornare indietro, ai tempi del mio primo tirocinio, avrei mille cose da dire a quell'Enrico un po' **ingenuo** e **pieno** di **sogni**. Forse gli darei una pacca sulla spalla, per **incoraggiarlo** ad affrontare tutte quelle **paure** che, alla luce del poi, si rivelano **ingiustificate**. O magari gli darei una bella tirata d'orecchie! Ma, soprattutto, gli offrirei **buoni consigli**. **Piccoli gioielli** che, con l'accumularsi delle esperienze, ho raccolto e custodito con cura. Sai dove?
In un semplice **quadernetto**, che tenevo sempre nella tasca della mia divisa. Un compagno silenzioso, che cresceva di volume a ogni pagina riempita, mentre annotavo non solo le classiche nozioni—sigle, farmaci, parametri, quelle cose da ripassare al volo prima di un esame—ma anche i veri **trucchi** del mestiere. Quei piccoli accorgimenti che, pur non trovando spazio nei libri di testo, fanno la differenza tra chi semplicemente "**subisce**" la propria **professione** e chi la **svolge** con **entusiasmo**.
Non mi era chiaro nemmeno quanti fossero quei suggerimenti, fino a quando non ho provato a metterli nero su bianco. Una

cascata di parole, consigli che sgorgavano come un fiume in piena. Così tanti, che a malapena sono riuscito a racchiuderli fra le copertine di questo libretto.
Questa non è una collezione di **procedure, normative** o **linee guida**. Oh no: per quelle, ti rimando alla **solida letteratura ufficiale** e alle **lezioni** dei tuoi **professori**. Qui, invece, troverai... **altro**. Qui ho raccolto **trucchi, consigli, aneddoti**. **Storie vere**, scritte da chi, come te, attraversa gli alti e bassi dell'università e del tirocinio. Da chi ha affrontato le **paure** e raccolto il **coraggio** per andare avanti, anche quando il cammino sembrava troppo arduo.
I miei social, *@ciuffoelinfermieristica*, vivono di questo: esperienze autentiche, studenti e professionisti che si condividono in ogni momento del viaggio.

Un [Per]Corso Fuori dall'Ordinario

Perché, sì, infermieristica può essere vissuta anche come un viaggio.. E come tutti i percorsi, è fatta di albe luminose e di tempeste improvvise. Non abbiamo scelto la strada più facile, vero?
Se avessimo preferito un sentiero **comodo**, forse avremmo scelto qualcos'altro. Invece: abbiamo scelto di abbracciare l'**umano**, anche nei momenti di **sofferenza** e **difficoltà**. C'è stata posta di fronte una **sfida**, una **prova**, e l'abbiamo **accettata**. So che l'hai accettata perchè stai leggendo queste parole.
Alla fine del cammino, scopriremo che **non siamo** più le **stesse persone** che hanno iniziato questo viaggio. **Saremo cresciuti**. Forse un po' più **stanchi**, ma infinitamente più **consapevoli**.
E ora, amico mio (mi concedi la tua amicizia?), prendiamoci per mano. Questo viaggio è appena iniziato, e io sono qui: voglio esserti accanto. Infermieristica è pista mozzafiato, e la prima tappa è più vicina di quanto tu possa immaginare.

Non ti resta che... voltare pagina.

2 Come capire se infermieristica fa per Te

«Cosa faccio nella vita?»

Forse questa domanda ti è scivolata più volte nella mente, improvvisa come un fulmine a ciel sereno, lasciandoti lì, a fissare il soffitto. Un silenzio profondo (forse un po' di angoscia?), interrotto solo dal ronzio dei tuoi pensieri. **Qual è la strada giusta?**

Non preoccuparti, a porci queste domande siamo (almeno) in due.

Il momento delle grandi domande

Anche io, un tempo, ho dovuto guardarmi allo specchio e pormi quelle stesse, tormentate domande. **Quali sono le mie abilità? Cosa posso offrire al mondo? Ma soprattutto: dove voglio essere in futuro?**

Se hai avuto il coraggio di interrogarti su questi punti, hai già ottenuto metà soluzione. Ora, prendi carta e penna, annota le tue risposte. Osserva quello che emerge. **Cosa vedi?** C'è qualcosa che brilla ai tuoi occhi? Per me, le **materie sanitarie** sono state come un faro nella nebbia. Ma non avevo idea di cosa mi aspettava. Con questo libro, provo a fornirti uno spiraglio su un tuo possibile futuro.

Sei pronto ad aiutare l'altro? **A metterti a servizio dell'altro?**

Ecco la chiave che mi ha aperto le porte di questo percorso: la **relazione d'aiuto**. Parola pregna di un grande significato, se siamo disposti ad accoglierlo. Se scegliamo infermieristica, aiutando qualcuno, proveremo una soddisfazione che nient'altro ci può dare.

Siamo tutti alla ricerca di un obiettivo da perseguire, una solida meta. Molti di noi scelgono professioni sanitarie perché desiderano fare la differenza. **Aiutare l'Altro.** Altruistico, non pensi? Ma forse, in mezzo a tutto questo, stiamo cercando anche di aiutare noi stessi. La relazione d'aiuto ci permette il **nostro benessere, perseguendo quello altrui.**

Alchimia dell'esperienza

Ah, la **pratica** in reparto! Dove quello che abbiamo letto sui libri si interfaccia alla vita vera, fatta di persone, con le loro storie e le loro emozioni. I nostri **errori**, ma anche **successi**. Non c'è modo di prepararsi davvero a quel salto: lo facciamo, punto e basta. Avremo modo di correggere la rotta strada facendo. Non è una **battaglia** da vincere, è una **danza**. E, come in ogni danza, più ci colpevolizziamo per la nostra impacciataggine, più ci irrigidiamo, **timorosi** del **giudizio altrui**. Infermieristica non è un'esibizione, è una serie di passi, di **tentativi**, di **correzioni**. E, nel momento in cui smettiamo di giudicarci, i nostri movimenti saranno più fluidi.

Un segreto: non tentare di **forzare** la perfezione.

Ogni errore, ogni inciampo, è parte della **coreografia**. È la nostra **evoluzione**. Non importa quanto il nostro inizio paia **goffo**, perché è proprio in quella goffaggine che troveremo la bellezza di **imparare**. In questo istante magico, la danza diventa **fluida**. Non saremo più ballerini impacciati: con l'alchimia dell'esperienza, ci scopriremo **professionisti**.

Essere tali non significa però esporsi ad una pioggia di vittorie e successi. Se decidi di proseguire, ci saranno momenti in cui dovrai fare i conti con la **morte**, con la **malattia**, con l'**angoscia** e, sì, anche con il **lutto**. Ma, ascolta: questi incontri, per quanto difficili, sono anche quelli che ci fanno crescere di più. Saremo più forti. Una forza che potremo "esportare" dalla professione alla vita personale.

Mille facce dell'infermiere

La bellezza di questo percorso è anche la possibilità di fare e diventare tante cose. Infermiere di reparto, in prima linea, in ambulatorio, sul territorio, o magari **coordinatore**, il *big boss* che tiene tutto sotto controllo. Oppure **docente**, o tutor, o guida, o ricercatore: per trasmettere la passione ai giovani studenti. Possiamo specializzarci in mille ambiti, per poi sfociare nelle direzioni più svariate.

Freno! Sto correndo troppo. Prima di tutto questo, hai davanti i famosi tre anni. Non temere: è un **viaggio di scoperta**. E ricorda: nessuna scelta è definitiva. Se senti che questa è la tua strada, provaci. Altrimenti, non temere di cambiare rotta. Puoi farlo in qualsiasi momento: **provare**, sbagliare e cambiare non è mai tempo perso.

Il pendolo del coraggio

Ogni scelta ha i suoi ostacoli. Non ti mentirò: questo lavoro ti porterà a conoscere il lato più **oscuro** della vita umana. La **morte** e la **malattia** saranno compagni di viaggio costanti. Ma alla fine del giorno, quando ti siederai a riposare, saprai di aver fatto qualcosa di grande. Qualcosa di **reale** e di **importante**. Non voglio addolcire la pastiglia: ci saranno anche **turni pesanti**, **notti insonni**, **stress emotivo**. Ma se riuscirai a trovare la tua plasticità, potrai modellarti come il bambù: «È più forte il metallo che non cede, o la canna di bambù, che si piega senza spezzarsi mai?»

Non desiderare essere ferro, di fronte alle avversità, come lo scoglio contro cui la tempesta si abbatte. **Accogli la tempesta!** Lasciati sommergere, e impara a danzare con le onde. Quando l'acqua si ritira, potremo tornare a respirare.

Un dono travestito

Immagina un universo in cui il cambiamento è l'unica costante: le professioni sanitarie sono proprio così. Ogni **protocollo**, **linea** guida e **procedura** cambia alla velocità con cui il vento cambia direzione. Ciò che oggi è **essenziale**, domani potrebbe essere **superato**. Questo continuo **mutamento** non è una maledizione... è una **opportunità**. Per chi ha scelto questo sentiero, l'aggiornamento costante è una fonte di **curiosità**. Ogni nuovo dato, ogni scoperta scientifica, è una chiave che spalanca porte.

Il sognatore sanitario

In qualsiasi professione, essere **svegli**, **puntuali**, **flessibili** è **fondamentale**. E in **ambito sanitario**? Qui le regole del gioco cambiano. Non si tratta solo di numeri, procedure o macchine. No, qui entra in gioco l'**umanità**. La capacità di stabilire quel sottile filo invisibile con chi hai di fronte. Forse ti stai chiedendo: «**Posso davvero essere quella persona?**». Oppure «**Ne vale la pena?**» Nessuno nasce professionista sanitario. Ma... "sorpresa, sorpresa!": **s'impara**. E se, un giorno, un piccolo gesto in reparto ti farà sentire **vivo**... allora saprai di essere sulla strada giusta.

Chi ce l'ha e chi la trova

Alcuni nascono con il dono dell'**empatia**, altri la... **costruiscono**. E non importa dove tu inizi. Nel tuo cammino, potrai scoprire **lati di te** che nemmeno sospettavi di avere, specialmente quando ti troverai faccia a faccia con persone che, attraverso le loro storie e sofferenze, ti apriranno **prospettive** nuove e inaspettate. Almeno, così è stato per me.

Ora, una parola di **cautela**. Nel vasto e affollato mondo degli ospedali e delle cliniche, ti imbatterai anche in figure spente, indurite. Forse, troppo esposte al dolore e alla sofferenza, sono diventate quello che potremmo chiamare Soggetto Troppo Rovinato, Organizzato Negativamente, Zero Obiettivi... o, più semplicemente, uno **s.t.r.o.n.z.o.** Ecco il segreto per non diventare come loro: **non perdere mai di vista te stesso**. E, soprattutto, non smettere mai di ascoltare i tuoi bisogni.

«**Come sto? Di cosa ho bisogno, adesso?**» sono domande che devi farti regolarmente. Non sottovalutarle. Certo, coltiva l'**empatia**, esegui ciò che è tuo **dovere**, rimani sempre aperto al cambiamento, ma... **non dimenticare di divertirti**. Sì, hai letto bene. **Divertiti, coltiva** le tue **passioni**, segui le tue **curiosità**. Questo è il segreto per non essere contagiato dall'oscurità a cui alcuni finiscono sottomessi.

Quando ti senti dire: «Infermieristica fa schifo!» — annuisci, sorridi, fai "buon viso a cattivo gioco". **Prosegui** la tua strada, senza farti distrarre dalla disperazione che consuma quei poveri colleghi che tentano di trascinarti nel baratro in cui loro stessi si sono persi. **Tu non cadrai nei loro errori.** Una **rivelazione**: il mondo sanitario ti mostrerà lati dell'esistenza che molti preferiscono ignorare. Ti troverai di fronte alla **fragilità umana**. La troverai negli **utenti** e nei tuoi **colleghi**. Ogni storia ci regala una lezione, se sappiamo scovarla.

Quando ho iniziato il mio percorso, credevo di avere almeno una vaga idea di cosa mi aspettasse. **Mi sbagliavo.** Solo durante i miei primi tirocini ho compreso veramente la **profondità** e l'**intensità** di questa professione. Sei pronto a intraprendere questo **cammino**?

A volte, porsi la **domanda** è più importante che avere subito una risposta.

Da portare con Te

→ Esaminare le proprie competenze e confrontarle con i corsi universitari ti può aiutare a capire la direzione giusta.

→ Le professioni sanitarie comportano difficoltà, ma offrono anche forza e opportunità di crescita personale.

→ Ci sono molte strade professionali possibili: clinica, amministrazione, insegnamento, sono alcune fra queste.

→ L'aggiornamento continuo dev'essere visto come un'opportunità di crescita, non un ostacolo.

→ Oltre alle abilità tecniche, l'empatia e la capacità di relazionarsi sono essenziali.

→ Per non farsi sopraffare, è fondamentale ascoltare i propri bisogni, coltivare passioni e divertirsi.

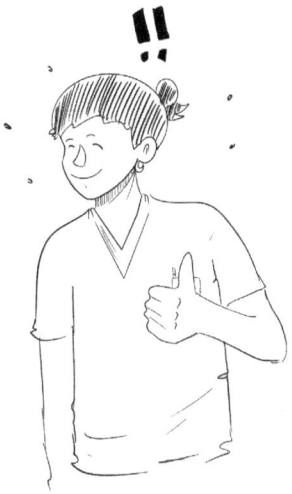

Prova a rispondere

- ★ Mi pongo spesso domande su quale sia la mia strada e sul mio futuro?
- ★ Sono in grado di accettare errori e imperfezioni?
- ★ Sono pronto ad affrontare la sofferenza, la malattia e la morte?
- ★ Mi affascina l'idea di evolvermi costantemente?
- ★ Sono attratto dall'idea di contribuire al benessere altrui e, al contempo, trovare un equilibrio personale?
- ★ Sono disposto ad affrontare tre anni di studio e pratica per scoprire se questa è la mia strada?
- ★ Ho la flessibilità per adattarmi ai turni, al carico emotivo e alla complessità della professione?
- ★ Posso immaginarmi come infermiere, sia in prima linea che in altri ruoli?

★ Sono in grado di rimanere positivo e resiliente, senza farmi influenzare dal pessimismo altrui?

3 Il Test d'Ammissione

Ogni anno, gli aspiranti professionisti si preparano a varcare la soglia del temuto **test di ammissione**. Un labirinto di quiz che sembrano creati per scoraggiare anche i più temerari. *Matematica, fisica, biologia, chimica, logica* e *cultura generale*... insomma, sembra un test adatto solo a chi è dotato di una memoria da elefante. Ma tu, caro lettore, ricordi davvero tutto ciò che hai studiato in quegli intensi cinque anni di liceo?

Se la risposta è no... non sei il solo. Me lo ricordo: il test sembrava una montagna, e io ai piedi di essa, con lo zaino carico di incertezze. Finchè, non ho compreso:

Non serve essere geni, serve allenamento

Qui entra in gioco il primo grande segreto. Non devi essere un genio della **matematica** o un guru della **chimica** per superare il test. No, non è così. Ciò che davvero conta: **allenamento** e **persistenza**. Proprio come per una maratona, per superare questo esame devi *allenare la mente*. Ogni quiz è un enigma nascosto. Domande a risposta multipla: una è giusta, una **sembra** giusta, e le altre? Solo lì per farci inciampare. Ah, sadiche!
Con il tempo, inizierai a vedere **oltre**. Gli enigmi cominciano a rivelarsi per ciò che sono: trappole non ben mascherate. E quando ne hai fatti abbastanza, scoprirai la magia (non so come altro definirla): basta un'occhiata e saprai già quali risposte sono chiaramente sbagliate, e le altre... beh, diventa una questione di probabilità. Se la tua esperienza assomiglia anche solo un poco alla mia, dopo aver eseguito tanti quiz, fai un esperimento: **leggi**

le risposte prima della domanda. Allora osserverai la tua mente compiere la magia: quelle più probabilmente corrette ti appariranno evidenti, semplicemente in base a come sono formulate. Quello, è il momento di leggere la domanda.
Puoi viverla così: è tutto un *gioco*, un *quiz-show*, un *talent-show* a premi.

Miniera d'oro

Come ogni grande trucco di magia, una volta svelato, lascia l'amaro in bocca: la chiave è la pratica. **Farne tanti**, tantissimi. E qui, i test degli anni precedenti diventano una miniera d'oro. Ogni domanda una pepita. Ti permettono di misurarti con il livello richiesto e... sì, ti preparano a riconoscere quelle infide trappole. Puoi far riferimento a buoni vecchi librini di seconda mano, o alle più recenti app. La teoria? Beh, quella la trovi in ogni buon libro di *matematica* e *fisica* delle superiori, oppure... beh, lo sai: internet.

Io, provenendo da un **liceo artistico**, ho dovuto rimettere le mani sui fondamenti. Non è stato facile, te lo confesso. Le formule mi sembravano antiche rune. Ma col tempo e un po' di sudore, ogni cosa è andata al suo posto.

Salto nel vuoto

Ricordo il mio primo test come se fosse ieri. Mi sono presentato all'università, con più dubbi che speranze. Incapace di sopportare l'**incertezza** non riuscire a superare la selezione, mi sono iscritto a **tutti** (tutti!) i test d'ingresso disponibili, i cui orari non fossero sovrapposti. In questo modo, mi sarei offerto quante più "piani B" possibili. Ogni test l'ho affrontato come un cruciverba difficile, con un pizzico di fantasia. **Ogni risposta giusta? Mille euro! Ogni errore? Ahimè, il montepremi si riduce.**
La realtà era meno divertente. Il test di ammissione sembrava una barriera insormontabile. Davanti a me si ergeva un muro. «Se riesco a superarla» mi dicevo, «sarò dall'altra parte. Potrò

finalmente iniziare il [o un] percorso.» Ma se fallisco? Ecco che scende l'ombra della **bocciatura**, con il suo marchio indelebile sulla fronte. Quell'etichetta che, una volta impressa, sembra gridare al mondo intero un **fallimento universale**.

Permettimi un "alla luce del poi": quella barriera, quel test mi appariva e forse apparare anche a te come una grossa sfida... **non lo è**. È solo l'inizio, e tu sei più che capace di affrontarlo. Non importa quante volte inciampi, perché è proprio in quei momenti che si costruisce la tua vera forza. Mentre ti prepari un quiz alla volta, ricordati di una cosa: **il test non è il tuo nemico**. È solo un altro passo per costruire la persona che sarai.

Odissea Mentale

Ripensandoci ora, con il senno di poi e una buona dose di autoironia, mi rendo conto di quanto fossi... **melodrammatico**. Già, quello che vivevo come il momento più cruciale della mia vita – *il test di ammissione* – non era altro che un passaggio insignificante, gonfiato dalle mie paure. All'epoca, credevo che quel test avrebbe deciso il mio destino, il mio futuro, forse persino il mio essere. Ma sai qual è la verità? Non valeva **nulla**. Non misurava le mie capacità, né il mio vero potenziale. Alla fine dei conti, quel test aveva tanto a che fare con la professione che sognavo quanto una moneta lanciata in aria ha a che fare con la sorte. Se avessimo alcun potere decisionale sulla questione, potremmo tranquillamente sostituirlo con un **lancio di moneta**, e l'esito sarebbe accomunabile. E allora, adesso mi chiedo... **perché mi preoccupavo così tanto?**

La risposta è semplice: una voce interna, quella voce che forse conosci anche tu, sussurrava incessantemente: «Se non passi l'esame», «Se non inizi il corso», «Se non ti laurei per tempo...», «Se...», «Se...», «Se...», ... Un crescendo di ansia, paura per l'ignoto, timori ingigantiti dalla mia mente. Ed infine, la grande verità che ho imparato: **non c'è nessun conto alla rovescia finale**. Non è un film d'azione in cui l'orologio si azzera e tutto esplode. Non passare il test non è una sentenza di condanna, non chiude alcuna porta, anzi...

Immagina di vedere il test come un crocevia: **non passarlo è un'opportunità, non una fine.** É una strada diversa che si apre. Un'opportunità per scoprirci, per cambiare direzione, per esplorare nuovi orizzonti. Non sapresti come fare? Ti fornirò qualche idea. Forse, passato un anno, torneremo a provare materie sanitarie con maggiore consapevolezza. Più **risoluti** e **competenti.** Oppure no: chissà.

Ecco cosa direi al me stesso di qualche anno fa, quel ragazzo impaurito di fronte all'esame, e cosa vorrei dirti oggi: «**Dacci dentro. Preparati al meglio delle tue possibilità. Ma...**» – e qui arriva il punto cruciale – «**la sera prima dell'esame, chiudi il libro.** Oh, Sì. Proprio così. Fai un respiro profondo, guardati allo specchio e ripeti a te stesso: «Ho fatto tutto ciò che potevo fare. Ora non dipende più da me».

Da quel momento in poi, accetta **qualsiasi** risultato come un'opportunità. **Non passi al primo tentativo?** E allora? Magari scoprirai che il tuo sogno è un altro, o forse che il cammino era solo leggermente più lungo del previsto.

Pesa più un chilo di quiz

É il momento della pratica. Il mio consiglio? **Metti da parte la teoria.** Lo so, sembra controintuitivo, ma fidati. La prima volta che ho affrontato il test, ero completamente alla cieca. La seconda volta -eh, sì, c'è stata una seconda volta!-, avevo già una strategia: quiz, quiz e ancora quiz. Mi ero talmente immerso nei test che, arrivato al giorno fatidico, non mi sembrava solo un altro quiz da completare, come quelli che svolgevo comodamente nella mia cameretta. Ero... addirittura annoiato. Ti auguro lo stesso. Non voglio che tu ti imponga obiettivi irrealistici.

Il test andrà come deve andare, e la cosa più importante è che tu possa dire: "Ho fatto tutto ciò che potevo fare, ed è abbastanza." Il resto... non dipende da te. Infine, un consiglio che sembra banale, ma è forse il più importante: **rilassati.** Questo esame non definisce chi sei, non misura il tuo valore, né predice il tuo futuro. **Tu sei molto di più di un test.** Sii gentile con te stesso, fai del tuo meglio e, qualunque cosa accada, sappi che le opportunità ti troveranno sempre.

Da portare con Te

- → **Materie del Test:** Il test include matematica, fisica, biologia, chimica, logica e cultura generale, spesso dando l'impressione di richiedere una memoria formidabile.
- → **Consapevolezza:** Il test può sembrare una montagna da scalare, ma non è necessario essere geni. È più importante l'allenamento e la persistenza.
- → **La Miniera d'Oro:** I test degli anni precedenti sono una risorsa preziosa per prepararsi, aiutando a riconoscere le trappole e misurarsi con il livello richiesto.
- → **Esperienza del Primo Test:** Spesso il primo test sembra un salto nel vuoto, con dubbi e poche speranze. Iscriversi a più test può sembrare una buona strategia per esplorare diverse opzioni.
- → **Superare la Paura:** Non passare il test non è una condanna, ma un'opportunità per scoprire nuovi percorsi o affrontarlo di nuovo con maggiore consapevolezza.
- → **La Realtà del Test:** Con il senno di poi, il test non ha il peso che sembra avere in quel momento. Non determina il tuo futuro né il tuo valore. Il miglior approccio è prepararsi il più possibile, ma accettare qualsiasi risultato come un'opportunità.
- → **Metti da Parte la Teoria:** Concentrati sui quiz piuttosto che sulla teoria. Più quiz fai, più sarai preparato il giorno del test.

Prova a rispondere

- ★ Quali sono le mie motivazioni per voler entrare nel campo della sanità?
- ★ Posso affrontare il test come un'opportunità di apprendimento e non come un giudizio definitivo sulle mie capacità?

Frequentare Infermieristica □ *@ciuffoelinfermieristica*

★ Mi sento in grado di affrontare la pressione e l'ansia che possono derivare dall'affrontare un test di ammissione?
★ Sono aperto a esplorare strade alternative se non dovessi passare il test al primo tentativo?

4 Come si Studia all'Università

Lo ammetto con un pizzico di imbarazzo: il mio primo approccio allo **studio universitario** è stato come lanciarmi in una corsa **contro il tempo**, senza sapere nemmeno da che parte cominciare. Mi ero diplomato in un liceo artistico, abituato all'espressione creativa, ma quando ho messo piede nel mondo dell'università, la musica suonava una ritmo completamente diverso. Improvvisamente, mi sono trovato faccia a faccia con **Mr. Rigore** e **Miss. Disciplina**. Ecco che i miei primi sforzi sembravano piccoli, timidi tentativi di scalare una montagna gigantesca.
Ogni pagina di appunti, o di un libro, ogni parola sembrava urlarmi: «Non sei preparato!».
Ma questo è il bello: **nessuno** lo è davvero. Almeno, all'**inizio**. Anche tu senti di non essere preparato? Non preoccuparti, è naturale. Tutti iniziano così: con passi incerti e domande incessanti. Non ho iniziato con la concentrazione e la capacità di memorizzazione che, magari, un mio coetaneo proveniente da un liceo classico o scientifico avrebbe avuto. Ma nonostante tutto, qualcosa di importante è accaduto lungo la strada.

Partire da Zero

Immaginami: primo anno di infermieristica, con la cronologia di Google intasata da ricerche frenetiche su metodi di studio. Li ho provati tutti, credimi. Ogni guida sembrava promettere la chiave

del successo. «Il segreto è qui!» dicevano, e io ci credevo. È stato un percorso di tentativi e aggiustamenti. Ho testato, fallito, e ritentato. Fino a quando, alla fine, non ho trovato **il metodo giusto. Per me. Qual è il tuo?**
Te li propongo tutti: lo scoprirai solo **provandoli**. Ti invito a farlo senza paura: i **tentativi** sono il terreno fertile su cui **sbocciano nuove conoscenze**. Qualcosa funzionerà meglio di tutto il resto, e quando lo troverai, il percorso sarà in discesa.

Ogni Passo Conta

Studiare per i primi esami? La tela di Penelope: un giorno cucivo un argomento, il giorno successivo... dovevo ricucirlo da capo. Te lo confesso: mi sembrava di correre una maratona senza un allenamento adeguato. Ogni appello mi stremava. Eppure, dopo ogni passo, sentivo il percorso farsi un po' più lieve, e la fatica un po' meno opprimente. È come se, dopo ogni esame, avessi guadagnato un frammento in più di capacità e di fiducia in me stesso.
Diventa più facile. Ogni appello, ogni esame ci rende più forti, più preparati. Non siamo mai gli stessi studenti dopo aver affrontato un esame. La prossima volta, abbiamo qualcosa in più nel nostro arsenale. Fidati di questo processo. Non è immediato, ma funziona. Ogni anno universitario porta con sé un **modulo** che sembra insormontabile. Sai di cosa parlo? Quei momenti in cui guardi il materiale di studio e ti chiedi: «Come entreranno tutte queste slide nella mia testa?». Quella sensazione di avere davanti una montagna invalicabile, dove ogni cima sembra più alta della precedente. Eppure, io sono qui: le montagne alle mie spalle, a dirti che **si può fare**. Posso garantirti che la fatica, quella che ci fa dubitare di noi stessi, sarà ripagata. Ogni sforzo, ogni notte insonne, a ripetere e ripetere... tutto sarà ripagato. Ogni passo in salita ci avvicina alla vetta.

Non Sei Solo

Non importa da quale scuola superiore tu provenga. Sia che tu arrivi da un liceo classico, scientifico o artistico, la **fatica** iniziale è una compagna fedele per tutti. E ciò che è ancora più bello, è che **non sarai solo** in questa avventura, che potrai condividerla con persone fra cui troverai amici per la vita.

Non ci conosciamo, ma sono sicuro che se adesso guardi indietro solo per un istante, potrai notare quanta strada hai fatto, quanto sei maturato rispetto a te stesso di tempi lontani. Allora guarda avanti, con la consapevolezza che il viaggio, anche se difficile, ti porterà avanti. Sarai più **forte**, più **sicuro**, e avrai la certezza che la vetta, un giorno, sarà tua. Alla fine del percorso, quando avrai superato ogni esame, guarderai indietro e vedrai non solo la fatica, ma anche tutti i momenti che hanno fatto sì che ne valesse la pena. Ogni sforzo che fai oggi, ogni argomento studiato, ogni appello affrontato, sarà ripagato con una sensazione di **realizzazione indescrivibile**. E in quel momento, converrai con me che, sì, **ne è valsa la pena**. Perché la vetta non è solo il traguardo, ma il risultato di ogni passo che hai fatto per arrivarci.

Sei pronto per a prepararti per il **prossimo appello**? So che lo sei.

Da portare con Te

- → Indipendentemente dalla scuola da cui provieni, la fatica iniziale è un'esperienza condivisa da tutti.
- → Il **metodo giusto** lo scoprirai solo attraverso tentativi. Ogni tentativo è una possibilità di apprendimento.
- → Ogni anno universitario porta un **modulo** che sembra insormontabile.
- → Ogni fatica sarà ripagata.
- → Troverai amici lungo il percorso, persone con cui condividere le sfide.
- → **La vetta vale la fatica.**

Prova a rispondere

- ★ Ho la determinazione di affrontare la fatica iniziale e le difficoltà che accompagnano l'inizio di un percorso universitario?
- ★ Sono disposto a sperimentare diversi metodi di studio fino a trovare quello che funziona meglio per me?
- ★ Come reagisco di fronte agli insuccessi o alle difficoltà: mi arrendo o cerco di imparare da essi?
- ★ Mi sento a mio agio nell'affrontare la pressione di esami e scadenze, e sono disposto a chiedere aiuto quando ne ho bisogno?
- ★ Sono aperto a costruire relazioni significative con compagni di studio, anche in un ambiente competitivo?
- ★ Riconosco il valore di ogni piccolo progresso e sono pronto a celebrare le mie conquiste lungo il cammino?

Fase 1: Raduniamo il materiale

La **primissima cosa** da fare, è radunare tutto il **materiale** che hai a disposizione: *slide*, *pdf*, appunti (presi a mano o su *Word*), dispense, libri, file audio ancora da trascrivere, *et cetera*. Ecco: ora abbiamo tutto sotto controllo. Se si tratta di un esame impegnativo, come **Anatomia**, ti conviene iniziare ben due mesi prima del primo appello. «Due mesi? Ma è così tanto tempo?»

Sì, e fidati di me: ti serviranno tutti. Non sottovalutare la potenza del **tempo ben organizzato**, che ci porta dritti alla prossima fase...

Fase 2: Organizziamo il tempo

Dopo aver raccolto tutto il materiale (sì, non saltare nessun passaggio), prendi un calendario: **decidi ogni giorno quante ore dedicare allo studio**. Non farti illusioni: alcuni giorni ti sentirai una macchina da guerra, mentre in altri... beh, nemmeno una tazza di caffè sembrerà sufficiente.

È qui che arriva il segreto: **programma le pause**. Quei momenti "sacri" che ci permettono di ricaricare le batterie. Quando sarai in tirocinio, ad esempio, avrai meno tempo ed energie da dedicare allo studio. Quindi, cosa farai? Pianifica già in anticipo gli **appelli** che ti permetteranno di prepararti più serenamente. Studiare **poco ma ogni giorno** è il vero trucco. Fidati: anche le materie più **monumentali** diventeranno meno spaventose, spezzettate in bocconi giornalieri.

Un errore che commettevo spesso era **strafare** i primi giorni e... ritrovarmi a pochi giorni dall'appello **completamente prosciugato**. Forse è meglio il contrario: **inizia con dolcezza**, con l'argomento più interessante. Lascia gli argomenti più ostici per quando sarai un oliata "macchina da studio".

Fase 3: Scegliamo l'ambiente

Il nostro piccolo **rifugio di concentrazione**. Potrebbe essere la tua cameretta, oppure l'aula studio dell'università. Deve avere una caratteristica fondamentale: **privo di distrazioni**. Se, come me, all'inizio del tuo percorso, non riesci a studiare troppo a lungo nello stesso luogo... non preoccuparti, è normale! A volte **cambiare stanza**, o **addirittura edificio**, può fare miracoli.

E, fondamentale: metti lo *smartphone* in **silenzioso**. Anzi, fai di più: allontanalo fisicamente dalla tua vista. Ogni volta che guardi lo schermo, **rompi la tua concentrazione**. Ricostruirla... beh, richiede un sacco di tempo. Il tempo perso non è tempo ben organizzato.

Fase 4: Costruiamo il metodo di studio

Ora viene la parte divertente: lo studio non è solo rigore e costrizione. Possiamo dare sfogo alla **creatività**. Ecco il mio consiglio: prova, sperimenta, cambia metodo fino a trovare quello che funziona per te. Affrontando i vari moduli (gruppi di esami accomunati per affinità), ho sperimentato diversi approcci. Il primo anno scrivevo appunti dettagliati al pc. Un processo -per me!- lento, noioso, e... inefficace. Ho quindi adottato uno stile più schematico, **colorato**, e un po' folle: **tabelle**, **frecce**, **quaderni**

dai **colori brillanti**.
Ecco un'idea stravagante: usa quaderni **strani**, pelosi, fosforescenti! Sembra infantile? Forse. Ma rende tutto più **stimolante**. Il trucco è usare ogni strumento a tua disposizione: la memoria **visiva** (appunti colorati), la memoria **auditiva** (ripeti ad alta voce), e la memoria **cinestetica** (movimento).

Fase 5: Ripassiamo

E ora... il ripasso. Finito lo studio, non devi ripetere tutto dall'inizio alla fine come un *robot*. Sai già quali sono gli **argomenti complessi**. Prendili di petto! Potresti usare una tecnica che ho sempre trovato utile: scrivere i titoli degli argomenti su *post-it* e spargerli per la stanza. Ogni volta che ne incroci uno, ripeti l'argomento nella tua testa.
E se trasformassi tutto in un **gioco**? Se riesci a rendere il ripasso stimolante, non è più una fatica.
Ora sei pronto. Non sarà una marcia inarrestabile verso il traguardo, ma piuttosto una danza: a volte fluida, a volte impacciata. Ma, in fondo, ciò che conta è che continuare a ballare. Balliamo.

La tua memoria predominante

Forse, come me, sei il tipo di persona che **dimentica** i nomi degli altri a pochi secondi dall'introduzione -per poi doverli richiedere con imbarazzo-, ma conosce a memoria tutte le ultime canzoncine che sono saltate fuori su tiktok. Strano, vero? Eppure succede a molti.
Perché è così facile ricordare quei tormentoni, ma è uno strazio fissare nella mente il ciclo di **Krebs** o le fasi della **farmacocinetica**? La risposta è tanto semplice quanto illuminante: **la mente non ama essere costretta.** Non risponde bene alle imposizioni. Ripetere fino allo sfinimento, strofinarsi la fronte mentre si cerca disperatamente di ricordare, non funziona.

Frequentare Infermieristica □ @ciuffoelinfermieristica

Ma c'è una buona notizia: possiamo giocare con il nostro cervello, aggirando il blocco con qualche trucco creativo.

Il potere del contesto

La nostra mente ama i contesti. Ama le **emozioni**, le immagini, lo **spazio**. Perché? Perché il nostro amico **ippocampo** – la piccola ma potente regione cerebrale che si occupa delle emozioni e della navigazione spaziale – è anche la sede in cui la memoria a breve termine è processata. Ecco perché riesci a citare tutte le battute short che hai visto mille volte: la tua mente ha legato le parole a immagini, emozioni e, forse, anche al suono della risata di un amico. «Come posso sfruttare questa caratteristica per lo studio?»
Se hai predominante la **memoria uditiva**, studiare ascoltando musica può diventare una strategia vincente. Prova una playlist Lofi. Se invece hai una **memoria visiva**, potresti beneficiare del famoso "**palazzo virtuale**": un luogo immaginario in cui disponi le informazioni in modo che ti appaiano ben ordinate e accessibili.

Costruiamo il nostro palazzo virtuale

Immagina di dover studiare **farmacologia**. Come memorizzare le fasi della **farmacocinetica**: **assorbimento, distribuzione, trasformazione, eliminazione**? Entra nel tuo palazzo immaginario. Fingiamo sia architetturalmente identico a quello della tua università. Apri il portone e trovi delle **sabbie mobili** sul pavimento. Ti stanno inghiottendo, ma resisti: quello è l'**assorbimento**. Ci sono delle liane a cui ti puoi aggrappare, e riesci su terreni più solidi. Cammini per un corridoio stretto, dove uno studente ti piazza davanti cercando di metterti in mano un volantino per Lotta Comunista. Distribuisce... **distribuzione**! Passi davanti all'aula di informatica e noti che l'hanno rimpiazzata con un aula studio. **Trasformazione!** Ora sei davanti al bagno dei professori, e senti lo scroscio dello sciacquone... **eliminazione**. Dal bagno esce il professore di farmacologia, e si complimenta con te: hai passato il suo esame! Le sue mani però sono asciutte... «Se l'è lavate, prima di uscire?»

Ecco, hai appena memorizzato un concetto complesso, unendo due tecniche mnemoniche: palazzo virtuale, e narrazione. Semplice e divertente.

Parole chiave

Semplice ma potentissima: trova le **parole chiave** che ti ricordino i **concetti più complessi**. Prendi una definizione complicata e cerca di ridurla a **uno o due termini massimo** che riassumano il concetto. Per esempio, se devi ricordare la definizione di **"osmosi"**, puoi pensare a **"sposta-acqua"**. Semplice, diretto, fatto!

Flashcards

Scrivi una **domanda** o un **concetto** su un **lato** della carta, e la **risposta** sull'**altro**. Poi, sfidati: gira le carte e cerca di rispondere. È una **tecnica attiva**, quindi non stai solo leggendo, ma anche mettendo alla prova il tuo cervello, il che migliora la ritenzione.

Memoria a ripetizione spaziata

Ripetendo le informazioni in **determinati intervalli** di tempo, le **memorizzi meglio**. Invece di ripetere tutto all'infinito nello stesso giorno, prova a **ripassare** lo stesso argomento il **giorno successivo**, poi dopo **tre giorni**, **una settimana**, e così **via**. Ogni volta che riprendi l'argomento, lo ricorderai **meglio** e più a **lungo**. Funziona soprattutto se sei una persona dalle mille attività ed impegni.

Memoria dei rumori assurdi

Trasforma le informazioni che devi memorizzare in suoni o rumori. Se hai una lista di cose da ricordare, associa a ciascun termine un suono che puoi riprodurre con il tuo corpo o con oggetti che hai intorno. Per esempio, se devi ricordarti "**istamina**", puoi associarla ad uno **schiocco di lingua**. L'idea è che il nostro cervello ricorda meglio ciò che gli "suona" strano o inusuale.

Funziona benissimo, soprattutto se hai sviluppata la memoria uditiva.

La memoria narra che...

Cosa succede quando devi affrontare **termini** ancora più intricati? Il famoso ciclo di **Krebs**, ad esempio. Si può imparare attraverso una storia: immagina un ragazzino di nome Piero che è stato privato - **Piruvato** - della sua bottiglia di aceto - **AcetilCoa** -, con cui intendeva condire l'insalata. Sua madre gli propone di condirla con il limone - **Citrato** -. L'idea porta al Piero al riso -**Isocitrato**-. La mamma, già un po' provata dall'afa - **Alfa**- non comprende l'ilarità: «Che ti ho detto? -**Keto**- Allora: fanne una spremuta!» Lui spreme il limone, e beve tutto d'un fiato -**Glu-**... **Alfaketoglutarato**! E voilà, hai già appreso una buona parte del ciclo. Non sembra più così ostico, vero?

La memoria cammina e mangia

Non dimentichiamo chi di noi ha una memoria **cinestetica**. Se ti riconosci in questa categoria, probabilmente sarai uno di quelli che passeggia su e giù per la stanza mentre ripete, gesticola animatamente, o – perché no – si mette in posizioni **stravaganti**. É proprio quello che ci serve. Muoversi attiva il corpo e la mente. E se ti viene fame mentre studi? Non sentirti in colpa: una caramella ogni pagina studiata può essere una motivazione in più. Certo, non è la strategia più salutare, ma ogni tanto un piccolo compromesso ce lo dovremo pur concedere, no?

Studio di gruppo con il gruppo di studio

C'è un ultimo trucco che voglio condividere con te: **lo studio di gruppo**. Seppur sia convinto che rallenti molto la nostra tabella di marcia, se hai difficoltà a ricordare da solo, ascoltare gli altri non solo ti permette di vedere gli argomenti sotto nuove prospettive, ma anche di scoprire su quali punti si sono concentrati i tuoi compagni. A volte, basta una frase detta nel modo giusto per far scattare quella scintilla nella tua mente e... *puff!* **Il concetto è fissato.** Potresti riconoscerti in molti atteggiamenti che ho descritto, e associati a diversi tipi di memorie. Le tecniche che ti ho presentato sono plasmabili e combinabili in base alle tue necessità. La prima domanda da porti, è: **qual è la tua memoria predominante?**

Come sono organizzati gli esami?

Ti avranno già presentato gli **esami a moduli** come l'incubo di ogni studente, eppure, se guardi da vicino, ognuno di loro è... parecchio interessante - certo: non se li vivi con stress! - . Ogni anno affronti nuovi argomenti: si parte con il vasto mondo dell'**anatomia**, per poi scendere nei dettagli più intriganti, come la **chirurgia maxillo-facciale** o l'**oculistica**. La struttura degli esami cambia da facoltà a facoltà, ma l'essenza rimane: hai tra le mani il potere di plasmare il tuo percorso di studi, una tappa alla volta.

I **moduli** che comprendono diverse materie legate da una sottile ma fondamentale affinità tematica. Ogni modulo è un po' come una matrioska: dentro un grande contenitore si celano piccole materie, ognuna con il suo peso, la sua importanza. Il risultato finale è una **media ponderata**: le materie più pesanti prendono per mano quelle più leggere, e il voto che ne esce è il frutto di un complesso calcolo.

Ogni esame muta forma

Alcuni li affronterai anche solo sfogliando rapidamente slide e appunti, altri ti sembreranno sfuggenti come acqua, da rincorrere tra le pagine dell'**Atlante di anatomia**. Potresti scoprire di dover adattare il tuo metodo in base ad ogni esame, come un camaleonte cambia colore. Ogni professore aggiunge il suo tocco personale, strutturando l'esame a immagine e somiglianza delle sue aspettative. Quelli che potresti trovare più frequenti sono gli esami a **risposta multipla**, un terreno su cui dovrai imparare a muoverti con cautela. Ma non sempre sarà così semplice. Esistono esami in cui l'approccio cambia: nel mio caso, è stato **oncologia**: un piccolo esempio di ingegno e tensione. Trentacinque domande, venti minuti, un'occhiata al foglio e... il destino è segnato. Se il voto è inferiore a 23? Si apre la porta dell'esame **orale**: tre domande che potevano elevarmi al paradiso dei voti alti o farmi precipitare nella bocciatura.

Ma non preoccuparti troppo: ogni corso ha i suoi trucchetti. Gli **appelli** sono la tua ancora di salvezza, e se organizzarsi diventa complesso, puoi sempre affidarti ad un appello parziale. Ricorda: se non già sono previsti nel programma, puoi richiederli formalmente grazie ai **rappresentati di classe**. Con questi eviti di rifare tutto da capo e ti concentri solo su ciò che non hai ancora superato.

Lo spettro dello sbarramento

Gli ultimi mesi dell'anno arriva il momento che tutti temono: lo **sbarramento**. Non preoccuparti, non è la fine del mondo! Se ti mancano solo un paio di esami, sei ancora in gioco. E se tutti si trovano nella tua stessa situazione, c'è speranza: spesso, basta una lettera all'amministrazione per strappare un appello aggiuntivo. Non aspettare l'ultimo minuto, però. Agisci con anticipo e mostra di avere il controllo della tua situazione. Non temere il sistema: gli **esami propedeutici** posso sembrare un ostacolo, ma sono solo un passaggio obbligato per prepararci ad affrontare meglio prove più ardue

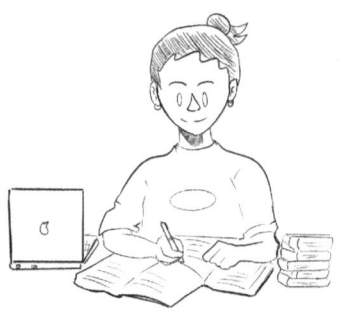

Si studia tanto a infermieristica?

Questa è la domanda fatidica, che pongono tutti prima iniziare. La risposta più onesta è: dipende. Dipende da te, dalla tua memoria, dal tuo metodo. Certo, ci sarà sempre qualcuno che si presenterà all'esame dopo aver letto gli appunti il giorno prima e passerà con facilità. Ma il confronto con gli altri, in questo contesto, c'è poco d'aiuto. Ricorda solo che c'è una grossa differenza fra studiare tanto, e studiare bene. Non tutti i **voti** sono equi, e non tutti riflettono il nostro reale valore. Forse ti ritroverai con un brutto voto che non meritavi, o con un bel voto che non senti di aver guadagnato. È frustrante, lo so. Ma ricorda, i voti non definiscono il tuo futuro.

La vera valutazione

E se fallisci un esame? **Non è la fine**. Succederà, ma non permettere che ti abbatta. Ogni esame non superato è solo un'opportunità per ripassare e ripresentarti più competente.
Credo fermamente che il vero **successo** ad infermieristica non si misura in voti, ma nelle **vite su cui avrai un impatto**. Non c'è voto più alto dei ringraziamenti di un utente o di un familiare che ti cerca alla fine di una lunga degenza solo per dirti «grazie». Questi sono i momenti che contano, le pagine della tua carriera che rimangono impresse.
Un giorno, un utente mi ha invitato al suo **compleanno**, nella stanza di degenza. I famigliari hanno insistito per avermi in tutte le foto di gruppo dell'evento. Considero questi momenti come la **vera valutazione** del mio percorso.

Da portare con Te

- → Disponi tutto il materiale a portata di mano.
- → Pianifica il tempo di studio, comprese pause ben distribuite, per evitare il sovraccarico.
- → Scegli il luogo ideale per concentrarti, libero da distrazioni come il telefono.
- → Sperimenta vari approcci e trova ciò che funziona meglio per te, come schemi, colori o tecniche mnemoniche creative.
- → Focalizza il ripasso sugli argomenti più complessi, cercando sempre di includere un elemento di "gioco".

→ Riconosci il tuo stile di apprendimento, che può essere visivo, uditivo o cinestetico, e sfruttalo a tuo vantaggio.
→ Alcune tecniche Mnemoniche:
  ◆ **Contesto**: Usa musica o immagini per legare le informazioni alla tua memoria uditiva o visiva.
  ◆ **Palazzo Virtuale**: Crea un luogo immaginario dove associare i concetti a immagini strane.
  ◆ **Narrazione**: Trasforma concetti complessi in storie per ricordarli facilmente.
  ◆ **Parole Chiave**: Riduci le definizioni a 1-2 parole chiave.
  ◆ **Flashcards**: Usa *flashcards* per un ripasso attivo.
  ◆ **Ripetizione Spaziata**: Ripeti le informazioni a intervalli di tempo crescenti.
  ◆ **Rumori Assurdi**: Associa suoni strani ai concetti per fissarli.
  ◆ **Memoria Cinestetica**: Muoviti mentre ripeti per migliorare la concentrazione.
  ◆ **Ricompense**: Premiati con piccole ricompense durante lo studio.
  ◆ **Studio di Gruppo**: Ascoltare i compagni aiuta a vedere le cose da nuove prospettive.
→ Limita il confronto con i compagni sul voto degli esami.
→ Evita di dare eccessivo peso ad un numero.
→ **Non temere il fallimento**: è un'opportunità.

Prova a rispondere

★ Quale fase del processo di studio ritengo più difficile da applicare e perché?
★ Quali strategie posso utilizzare per gestire l'ansia prima di un esame?
★ Come posso organizzare un gruppo di studio efficace senza disperdere le energie?
★ In che modo il mio approccio allo studio è cambiato nel

corso degli anni?

Mamma e Papà ad infermieristica

Il mio **primo anno di infermieristica** era come salire su una nave ancorata al porto. Mi guardavo intorno e vedevo compagni di viaggio di ogni tipo: giovani freschi di scuola, indecisi, sognatori convinti, e... poi c'era **Guglielmo**.
Guglielmo non era il classico studente che ti aspetteresti in un'aula universitaria. **OSS di professione**, due figli a casa, e una moglie che, sorpresa delle sorprese, aveva deciso di seguirlo nell'impresa titanica di laurearsi in una professione sanitaria. Sì, proprio così! Una **coppia** di genitori, lavoratori, che insieme si erano buttati in questo percorso.
Una mattina, poco prima dell'inizio del tirocinio, Guglielmo mi avvicina e con un sorriso mi consegna un paio di **forbici da medicazione** e un **laccio emostatico**. «Per te» mi disse, «Usali bene, ti accompagneranno» Quelle forbici hanno visto decine di reparti, tantissime medicazioni, e mi hanno fatto compagnia fino a quando il mondo non è cambiato con la pandemia.

Il peso di un sogno condiviso

Ma come si fa a essere genitori, lavoratori e portare avanti un corso di laurea così impegnativo? Ogni volta che pensavo di essere sopraffatto dai libri, dalle consegne, o dai turni in ospedale, mi tornavano in mente Guglielmo e la sua famiglia. Come trovavano il tempo? La forza? La risposta la troverai anche tu, se hai il coraggio di cercarla. L'università può venire incontro agli studenti lavoratori, dando loro il **doppio del tempo** per superare gli esami, senza la paura di finire fuori corso. E non è tutto: se già lavori in ospedale, c'è la possibilità che alcune ore di lavoro ti vengano **riconosciute come tirocinio**. Un bel respiro di sollievo, no?
Se ti riconosci in Guglielmo, posso garantirti che sarà faticoso, senza dubbio. Ma **si può fare**. Le notti insonni, i momenti in cui ti senti diviso tra il mondo accademico e la tua vita personale,

sembreranno non finire mai. E invece, la conclusione esiste, ed è un lieto fine. Da allora, ho dialogato via messaggio con decine di genitori che hanno mollato la propria carriera per perseguire infermieristica, oppure per approfondire con un Master. Alcuni hanno accettato anche di farsi intervistare, per raccontare quali trucchi hanno usato per trovare un equilibrio fra tutte le attività che intraprendono. Il segreto può essere riassunto così: **parla delle tue necessità** al partner, al datore di lavoro, agli organizzatori del corso di studi. Insieme, potete elaborare un piano. Ad infermieristica esistono regole che potrebbero sembrare escludenti, ma **le regole trovano eccezione**, in situazioni eccezionali.

Non sei solo: c'è chi, come Guglielmo e sua moglie, affronta il tuo stesso cammino a pari passo, anche se non ci conoscete.

Da portare con Te

- → Comunica le tue necessità al partner, datore di lavoro e organizzatori del corso.
- → Le regole possono sembrare escludenti, ma ci sono eccezioni per situazioni **eccezionali**.

Prova a rispondere

- ★ Ho una rete di supporto, come amici, familiari o colleghi, che possa aiutarmi?
- ★ Quali strategie posso adottare per gestire lo studio e il lavoro?
- ★ Posso affrontare i cambiamenti nel mio programma di studi o nel mio lavoro senza sentirmi sopraffatto?

Frequentare Infermieristica ▫ *@ciuffoelinfermieristica*

5 Come scrivere ai docenti

Sostenere un esame strutturato a **moduli** (quindi un raggruppamento di materie fra loro complementari), mi faceva sentire è un po' come camminare su un campo minato: non sapevo mai quale materia avrebbe potuto farmi... diciamo "**inciampare**". Se l'organizzazione della tua facoltà assomiglia un poco a quello che ho frequentato io - che preferisco rimanere **innominata** -, una materia non superata si poteva tradurre nella **ripetizione** dell'intero **blocco** all'**appello successivo**, ovviamente con domande diverse. Comprese le materie il cui voto superava la sufficienza.

Quindi: la metafora del campo minato. Il mio primo anno di infermieristica, la "mina" che più temevo, prendeva il nome di **fisica**.

Avevo passato ore a ripetere esercizi, cercando di memorizzare formule come fossero *mantra*. Poi è arrivato il giorno dell'esame. Ansia. Sudore. E finalmente, i risultati. Ho scorso i voti di materia per materia: «Superata...», «Superata...», «Superata...», avevo superato tutte le materie del blocco!

«Non superata»... tranne **fisica**.

Il morale mi è crollato a picco, come un castello di carte all'accensione di un ventilatore. Ho scritto immediatamente al docente per chiedere di poter vedere insieme a lui l'esame, comprendere gli errori compiuto, sapere quali argomenti avrei dovuto integrare.

Qualche ora dopo, è arrivata la risposta che non mi aspettavo: «Ah, scusa, ho sbagliato a caricare i risultati. L'hai passato!»

E qui c'è la prima grande lezione: **non dobbiamo mai aver paura di scrivere ai docenti**.

Poi, a degna conclusione: anni dopo, mi sono sposato con una ricercatrice e insegnante di fisica.

La "Mail Perfetta"

Scrivere una mail a un docente può sembrare un'impresa epica, vero? Quali sono le parole giuste? Troppo lunga? Troppo corta? Tranquillo, ti guido io.

- **Accesso alla mail universitaria**: fondamentale! I docenti ricevono decine di mail al giorno. Se usi la tua personale, rischia di finire nello *spam*.
- **Oggetto della mail**: breve e chiaro. Non serve includere nome e cognome, il docente li vede già. Esempi?
  - "Richiesta chiarimenti appello 6/9"
  - "Tirocinio medicina: qualche perplessità"
- **Saluti formali**: comincia con «Egregio Professor Cognome Nome». Non saltare titoli come **"Professore"** o **"Dottore"**: alcuni si offendono.

Vai al punto

Dopo i saluti, sii **conciso** e **diretto**: «Sono **Enrico Ciuffo**, al primo anno di infermieristica. Le scrivo per...» Se c'è un problema, **offri una possibile soluzione**. Esempio: «Ho avuto incomprensioni con il tutor XX nel tirocinio. Chiedo, se possibile, la sua partecipazione ad un colloquio in reparto. Una mediazione potrebbe risolvere la situazione.»

Saluti e ringraziamenti

Chiudi sempre con un saluto formale: «Cordiali saluti, **Enrico Ciuffo**, I° anno di Infermieristica.» E se la risposta è utile? Ringrazia! «Egregio Professor Cognome, la ringrazio per il suo aiuto, l'ho molto apprezzato.»

Non avere paura

La mail è uno strumento potente. **Non avere paura di usarla**, ma fallo con **rispetto e diplomazia**. Le tue **opinioni contano**, le tue **esigenze sono importanti**, e i **docenti** sono lì per **aiutarti**... o almeno, dovrebbero esserlo. Ma ricordati sempre: la **parola finale** ce l'hanno loro!

Da portare con Te

- → Usa l'email universitaria.
- → Oggetto breve e chiaro.
- → Saluta con formalità e non dimenticare i titoli.
- → Se la risposta è utile, ringrazia.
- → Scrivere una mail è un tuo diritto: fallo con rispetto e diplomazia.
- → Evita errori grammaticali: sono interpretati come scarsa considerazione.
- → Chiedi l'opinione sullo scritto a un tuo compagno.
- → Se non ricevi risposta entro 7 giorni, invia una seconda mail per accertati abbiano ricevuto la prima.
- → Usa le espressioni "per cortesia", "per favore", "la ringrazio": la cordialità è sempre apprezzata.
- → Cerca di non dare l'impressione di star avanzando pretese: solo suggerimenti.
- → Se hai delle lamentele, usa la mail solo per anticipare l'argomento e fissa invece un colloquio.
- → Non rimanerci male se ricevi come risposta solo: "Va bn".

Prova a rispondere

- ★ Mi sento a mio agio a comunicare con i docenti e a chiedere chiarimenti?
- ★ Mi sento motivato a chiedere aiuto quando ne ho bisogno?
- ★ Qual è la mia percezione delle comunicazioni formali, come le mail, con i docenti?

Frequentare Infermieristica □ *@ciuffoelinfermieristica*

★ Sono pronto a supportare i miei compagni e a condividere le mie esperienze per aiutarci a vicenda?

6 Consigli per i Primi Tirocini

Il **primo tirocinio**. Ah, l'emozione di mettere finalmente piede in reparto, con la **divisa** fresca di bucato e il *badge* che brilla come una medaglia d'onore! Questo è solo l'inizio di un'avventura che potrebbe rivelarsi tanto affascinante quanto… destabilizzante. Qui ho radunato alcuni **consigli** che ti aiuteranno a vivere l'esperienza nel miglior modo possibile.

È la Tua Palestra

Il tirocinio è il momento in cui smetti di essere uno studente sui libri e inizi a muovere i primi passi nella realtà del reparto. Lì non ci sono simulazioni sui manichini: ti troverai di fronte a utenti in carne e ossa, con i loro bisogni reali. Il trucco? **Ascoltare**. La capacità di cogliere le necessità, espresse o meno, di chi hai di fronte sarà la tua arma segreta. E se ti sembra banale, sappi che sono davvero davvero pochi gli infermieri che ascoltano.

Prima Impressione

Una regola: la **divisa** è la tua **armatura**, e dev'essere immacolata. Il *badge* è la chiave per accedere a questo mondo. In alcuni reparti, dovrai indossarlo in bella vista, insieme a **zoccoli chiusi** e **occhialini protettivi**. Alcuni di questi strumenti potrebbero essere forniti direttamente dall'azienda. Consigli di stile: **capelli lunghi** possibilmente **raccolti**, **unghie corte** e **senza smalto**, **niente gioielli**. Sì, lo so: avrai già incontrato infermieri che non seguono queste regole. Ma quello è privilegio che non ti è ancora garantito.

Una maratona, non uno sprint

Il tirocinio è lungo, e con buone ragioni. Rappresenta circa **un terzo dei crediti formativi** necessari per ottenere la laurea. Inizia dal primo anno, e ci accompagna fino al terzo, crescendo in complessità man mano che acquisiamo nuove **competenze**. Ogni ora passata in reparto è una tessera del mosaico che costruiamo.

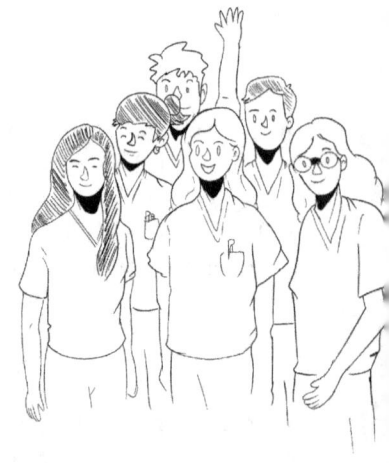

Retribuzione

Punto dolente. No, **non verrai pagato** per il tuo lavoro. In alcune facoltà adottano **programmi sperimentali** di **rimborsi spese**, finanziati da fondi italiani o europei. Richiedono più *scartoffie* di quanto vorresti immaginare e le cifre sono irrisorie. In data in cui ri-scrivo questo testo, non esiste ancora alcun programma di retribuzione per il lavoro che gli studenti in tirocinio svolgono.

Un'idea: perchè non adottare un sistema di retribuzione che parte da un **quarto dello stipendio** previsto dal CCNL[1] per il **primo anno**, metà per il di **rimborsi spese,**, tre quarti per il **terzo**? Non sarebbe, oltre che giusto, estremamente **formativo** educare all'idea che "**il lavoro deve essere sempre retribuito**"?

Ricordati: **con la divisa addosso, impari e lavori**. Se non ricevi alcun insegnamento e nemmeno una retribuzione monetaria, si chiama sfruttamento.

---

[1] Contratto Collettivo Nazionale del Lavoro

Voto

Alla fine del tirocinio, arriva il **giudizio**. Molte facoltà adottano anche una valutazione intermedia, per fornirci indicazioni su dove concentrare i nostri sforzi di apprendimento. Il tuo operato sarà valutato dal **tutor universitario**, e dall'infermiere o infermieri che ti hanno seguito in reparto. Insieme, stabiliranno se hai acquisito tutte le *skills* necessarie e decideranno un voto. É un momento per alcuni **controverso**: ricevo spesso **messaggi** di **studenti** che in questo frangente hanno subito **ingiustizie**. Ti parlerò di come **prevenirle**, e di come **comportarti** nel caso capitasse anche te.

Da portare con Te

→ **Impressione**: divisa impeccabile e *badge* visibile. Rispetta regole di abbigliamento (zoccoli, occhialini, no unghie, niente gioielli).
→ Il tirocinio copre un terzo dei **CFU** necessari per la laurea e cresce in complessità.
→ Rispondi prontamente ai campanelli;
→ Impara i piani di emergenza e le vie di fuga;
→ Visita il sito della struttura ospedaliera: troverai preziose informazioni sul reparto e sui pazienti che ospita.
→ Presentati con tutti i documenti stampati e ben organizzati.
→ Conosci i tuoi diritti e doveri da studente in tirocinio.
→ Non farti sfruttare o trattare male.
→ **Retribuzione**: non prevista (per ora!).

Prova a rispondere

★ Come mi sento all'idea di lavorare con utenti reali?
★ Ho la capacità di ascoltare e cogliere le necessità degli altri?

Frequentare Infermieristica □ *@ciuffoelinfermieristica*

★ Accetto di conformarmi agli standard professionali, anche se inizialmente possono sembrare rigidi?
★ Come mi sento riguardo al concetto di lavorare senza ricevere una remunerazione?
★ Sono aperto a ricevere feedback e critiche costruttive dai miei tutor e colleghi?
★ Ho il coraggio e le risorse per difendermi e gestire eventuali ingiustizie che potrebbero sorgere?
★ Sono pronto a riconoscere il valore dell'esperienza pratica come parte fondamentale della mia formazione?

Obiettivi dei Tirocini

Livello Base

Questi obiettivi sono **fondamentali** per garantire un'**assistenza di qualità**. Qui ho raccolto le **competenze essenziali** che dovrai acquisire, preparandoti a diventare un professionista **attento** e **consapevole**.

Applicazione delle Precauzioni Standard

La prima regola da seguire è **applicare le precauzioni standard** per la prevenzione del **rischio biologico**. Non vedere queste pratiche come procedure da imparare "a filastrocca"; sono il tuo scudo protettivo. Immagina di essere un guerriero che si prepara alla battaglia. Il tuo avversario? Agenti patogeni **invisibili**. Ricorda che ogni volta che ti prepari ad assistere un utente, stai investendo nella **tua sicurezza** e in quella di chi **ti circonda**.

Gestione degli Isolamenti

Un altro aspetto cruciale è la **gestione degli isolamenti**. Dovrai imparare a riconoscere e gestire le diverse tipologie di isolamento: contatto, aereo, droplet e protettivo. Creare le giuste **condizioni ambientali** è essenziale. Sarai il custode di una **zona filtro**, dove ogni strato di protezione contribuisce a garantire un ambiente sicuro. Nel capitolo sul reparto di Malattie Infettive, esploreremo come allestire questi spazi e quali comportamenti pertinenti adottare.

Conoscenza delle Emergenze

«E se succede qualcosa? Chi chiamo?». Questa conoscenza ti darà **sicurezza** e **preparazione** in **situazioni critiche**.

Accertamento Infermieristico

Un altro pilastro del tuo lavoro sarà l'**accertamento infermieristico**. Utilizzando **scale** di **valutazione**, potrai rilevare i **fattori** di **rischio** di ciascun utente. Siamo un po' come dei *detective* quando, di fronte all'utente, analizziamo come evitare possibilità di **eventi avversi** come le **cadute** o le **lesione** da **pressione**. Imparerai ad attuare **interventi** volti a mitigare questi rischi.

Collaborazione e Comunicazione

Riconoscere le **figure professionali** coinvolte è fondamentale, ma non è così immediato. Ogni membro del *team* ha un ruolo **cruciale** e insieme formiamo una **sinergia** efficace. Trasferire le **responsabilità** degli utenti al *team* richiede una compilazione della **documentazione accurata**, ma soprattutto capacità di discernere le priorità e saperle comunicare. Non ti nascondo, che dietro le consegne infermieristiche, beh... c'è un po' di teatro. La collaborazione durante le **consegne orali** (preferisco chiamarle *handovers*) è un momento cardine.

Garanzia della Qualità della Degenza

Questo è il tuo obiettivo principale. Creare un **ambiente terapeutico** e **personalizzare** l'**assistenza** in base ai bisogni dell'utente richiede **empatia** e **attenzione**. Ogni utente è unico, e tu sarai la chiave per aiutarlo a sentirsi al meglio.

Obiettivi Intermedi

Questi non solo rafforzano le tue **competenze**, ma ti preparano a gestire situazioni complesse con **sicurezza** e **professionalità**. Iniziamo!

Diluizione, Somministrazione, Monitoraggio

Il primo passo è **garantire la somministrazione sicura** della terapia farmacologica. Che si tratti di terapia **orale, endovenosa, sottocutanea, topica, transdermica, intramuscolare** o **inalatoria**, ogni modalità ha le sue specificità. Imparerai a gestire con attenzione e precisione la somministrazione dei farmaci, assicurandoti che ogni utente riceva la terapia giusta, nel modo giusto. Preparati a esplorare le tecniche di somministrazione e i protocolli di sicurezza.

Sui banchi imparerai le 10 G:

1. Giusto utente: controlla il braccialetto d'identità, confronta i dati riferiti con quelli in cartella.
2. Giusto farmaco: non somministrare mai un farmaco non etichettato.
3. Giusta dose: verificare che il dosaggio sia corretto.
4. Giusto orario: controlla il periodo di tempo che intercorre tra le somministrazioni.
5. Giusta via di somministrazione: controlla che la via di somministrazione prescritta corrisponda a quella indicata per quel farmaco.
6. Giusta informazione/educazione: informare sugli effetti desiderati e collaterali.
7. Diritto di rifiuto: informare sulle conseguenze di salute che il rifiuto potrebbe comportare.
8. Giusta valutazione: valuta la sicurezza e l'appropriatezza del farmaco.
9. Giusta valutazione dell'utente: dopo la somministrazione, monitora l'efficacia oppure la comparsa di effetti collaterali.
10. Giusta documentazione: non firmare la terapia prima di averla somministrata.

In reparto imparerai l'11 G:

11. Le regole devono per forza piegarsi alla pratica. Non tutte le regole sono applicabili in tutti i contesti.

Un aspetto fondamentale è la **diluizione della terapia**, in particolare quella antibiotica. Qui, il rispetto dei criteri di **asepsi** è di vitale importanza. Non è solo una questione di tecnica, ma anche di responsabilità nei confronti dell'utente. Imparerai le *best practice*[2] per la diluizione dei farmaci, garantendo che ogni passaggio sia eseguito con la massima cura. Gestire le **infusioni** richiede attenzione alle tipologie di farmaci, interazioni, e velocità di infusione.
Un'altra sfida importante è **favorire l'aderenza terapeutica**. Dovrai imparare a identificare i pazienti con scarsa compliance e a mettere in atto strategie che li incoraggino a seguire la terapia.
Sarai un attento osservatore, capace di riconoscere le reazioni ai farmaci **cardiovascolari**, **respiratori**, **anticoagulanti**, **chemioterapici** e molti altri.
«Cosa devo osservare?». Scoprirai quali segnali tenere d'occhio e come agire tempestivamente per garantire la sicurezza dell'utente.
La **gestione della somministrazione di stupefacenti** richiede attenzione e responsabilità. Con supervisione, apprenderai le **normative** e le **tecniche** per gestire questi farmaci in modo sicuro e **conforme**.
Educare l'utente per una **terapia domiciliare** è un compito che richiede pazienza.
«Come posso aiutarli a comprendere terapia ed orari?». Scoprirai tecniche di comunicazione efficace che renderanno la tua educazione comprensibile e accessibile, promuovendo la collaborazione dell'utente nel proprio percorso di cura.

Riconoscere gli utenti fragili

Riconoscere i **pazienti fragili** richiede sensibilità e attenzione. Questi pazienti possono presentare vulnerabilità specifiche, e il tuo compito sarà quello di comprenderle e adattare l'assistenza di conseguenza, dando loro priorità. Sarai guidato su come sviluppare una mentalità critica, affinché ogni esperienza sia un'opportunità di apprendimento
Individuare i **fattori di rischio** e **protettivi** legati all'utente, al

---

[2] Letteralmente "pratiche migliori" individuate nella letteratura.

team e all'organizzazione è essenziale per prevenire eventi avversi. **Ti dico la verità**: temo saranno pochi gli ambienti che ti permetteranno di **agire** nei confronti delle criticità che noterai.

Esiti delle cure

Riconoscere i possibili **esiti attribuibili alle cure infermieristiche** è parte del tuo sviluppo professionale. Imparerai a favorire gli esiti **positivi** e prevenire quelli **negativi**, come il rischio di **lesione da pressione** o **caduta**. Ogni **decisione** che prendi avrà un impatto significativo sul tuo utente. Per esempio: assicurare una **corretta mobilizzazione** è essenziale per prevenire complicazioni come la sindrome da allettamento. Imparerai come favorire la mobilizzazione precoce e scegliere i presidi più idonei per ogni situazione. Non solo: in questo, puoi far riferimento al **Fisioterapista**. Gli infermieri lo chiamano per brevità **FKT**[3], gli utenti più "pigri" "fisioterrorista".
Imparerai ad assicurare un adeguato **apporto nutrizionale**, considerando le esigenze specifiche in base alle patologie, nonché le differenze culturali e religiose. Rilevare l'*ingesta* attraverso la **diaria alimentare** e collaborare con la dietista saranno competenze preziose nel tuo bagaglio professionale.

Obiettivi da Pro

Ti aiuteranno a sviluppare competenze avanzate per gestire situazioni complesse e garantire un'assistenza di alta qualità. Sei pronto a scoprire come diventare un infermiere di riferimento per i tuoi assistiti? Iniziamo!

Identificazione dell'unità letto

Un passo cruciale è **identificare l'unità letto** più idonea in base alla **complessità assistenziale**, al **quadro clinico** e ai rischi. Ogni utente ha esigenze specifiche, e tu avrai il compito di valutare quale ambiente sia più adatto per favorire il loro recupero.
Dopo aver scelto l'unità letto, dovrai **predisporre e adattare l'ambiente** in base alle necessità e ai fattori di rischio. Imparerai

---

[3] Fisiokinesiterapista.

a creare uno spazio sicuro e confortevole, dove ogni dettaglio conta.

Gestione di situazioni ad alta complessità

Adottare un **modello comportamentale adeguato** in situazioni ad alta complessità assistenziale, come nei casi di pazienti critici o di emergenze cliniche, può fare la differenza tra la vita e la morte.

Gestione del percorso assistenziale

La gestione del **percorso assistenziale** è un processo complesso che include l'accertamento, la partecipazione all'**iter diagnostico-terapeutico**, e la gestione delle **complicanze**.

La **personalizzazione dell'assistenza** in base all'evoluzione clinica è una competenza chiave. Dovrai saper intensificare o ridurre la sorveglianza, monitorare i parametri vitali e rivalutare l'unità letto. Adattare l'**attività infermieristica** in base al carico di lavoro e alle condizioni organizzative è fondamentale per una gestione efficace. Scoprirai come pianificare le attività in modo flessibile, mantenendo sempre la priorità sull'assistenza all'utente.

Sostenere le **capacità residue** degli utenti parzialmente autonomi è un compito gratificante... che non viene a tutti automatico. Molti utenti tendono a "deprimersi fisicamente", trasformandosi in manichini e lasciandosi trasportare nel tran-tran delle giornate in ospedale. Il nostro compito è invece quello di assicurarci costruiscano una nuova *routine* e trovino la loro autonomia, per esempio alimentandosi da soli, oppure partecipando attivamente (per come possono) alla loro stessa igiene.

Scoprirai che sono pochi professionisti a farlo: è più "rapido" sostituirsi all'utente. Ricordati invece che stimolando l'utente ad auto-gestirsi stai favorendo il suo recupero. Scoprirai che questo ti aiuterà anche a creare un legame di fiducia e rispetto.

Riconoscere i pazienti che necessitano di **continuità assistenziale** a domicilio è essenziale: attivando il **distretto** e **segnalando** nei **tempi giusti**, sarai parte integrante della **rete di supporto** per i tuoi pazienti.

Relazione con Assistiti e Familiari

Il momento più temuto da molti infermieri, è l'orario visita dei parenti. Forse così non sarà per te: potresti invece diventare un

punto di riferimento per i familiari, che ti vedranno come una figura amichevole, un ponte "di fiducia" con il medico. Sai che garantire una **relazione efficace** è essenziale per il successo dell'assistenza. Dovrai considerare le **barriere fisiopatologiche, cognitive, situazionali** e **culturali**.
Relazionarsi con pazienti di **nazionalità, cultura, lingua** e **religione** diverse è una delle sfide più affascinanti. Instaurare una relazione efficace, anche in presenza di barriere linguistiche, richiede creatività e apertura mentale. Imparerai a instaurare un legame **empatico** e di **fiducia**. Imparerai ad attivare figure come il **Mediatore Culturale**, nonché **Educatori Professionali** e **Psicologi**.
Più avanti, ti presenterò anche alcune **tecniche** poco conosciute per calmare l'**ansia** e sedare possibile **aggressività** da parte dei parenti.

Medicazioni Avanzate

Valutare le lesioni ed eseguire **medicazioni avanzate** è un'abilità che richiede pratica e precisione. Imparerai a utilizzare i presidi più idonei per trattare ulcere infette e lesioni cutanee.

Esami Strumentali e Interventi Chirurgici

Dovrai preparare l'utente e la **documentazione necessaria**, garantendo che tutto sia in ordine prima dell'intervento. Scoprirai come gestire procedure come **biopsie vertebrali** e posizionamento di **drenaggi**, sempre con un occhio attento al *comfort* e alla **sicurezza** dell'utente.
La **gestione dell'utente post-operatorio** o sottoposto a procedure invasive è un momento delicato. Valuterai le condizioni dell'utente al rientro in reparto, monitorando tutti gli aspetti vitali.

Esecuzione autonoma di procedure

Essere in grado di **eseguire in autonomia** procedure infermieristiche è un segno di crescita e sicurezza. La pratica ti preparerà a svolgere attività come **prelievi ematici** e posizionamento di *device*, affinché tu possa affrontare ogni situazione con competenza.
Sviluppare il **ragionamento clinico** è essenziale per ogni infermiere. Non preoccuparti: con l'esperienza, lo vedrai sbocciare da solo. Imparerai a riflettere sulle **motivazioni** delle **procedure**

o le variazioni della **terapia**. Infine, saprai **proporre e attuare interventi infermieristici** adeguati. Sarai in grado di eseguire **emocolture** quando necessario, gestire il **dolore** e monitorare la **curva termica**.

Da portare con Te

→ **Livello Base**
- Protezione contro il rischio biologico: applica le precauzioni come uno scudo.
- Riconosci e gestisci tipi di isolamento: contatto, aereo, *droplet* e protettivo.
- Utilizza scale di valutazione per identificare fattori di rischio e prevenire eventi avversi.
- Comprendi il ruolo di ogni membro del *team*; la comunicazione è chiave nelle consegne (*handovers*).
- Crea un ambiente terapeutico personalizzato.

→ **Obiettivi Intermedi**
- Gestisci la somministrazione sicura di farmaci.
- Identifica pazienti con scarsa *compliance* e sviluppa strategie per migliorare l'aderenza.
- Adatta l'assistenza alle vulnerabilità specifiche degli utenti.
- Previeni complicazioni come lesioni da pressione.

→ **Obiettivi da Pro**
- Scegli l'unità letto più idonea in base a complessità e rischi.
- Adotta un modello comportamentale efficace in situazioni critiche.
- Personalizza l'assistenza in base all'evoluzione clinica e ai bisogni dell'utente.
- Stimola gli utenti parzialmente autonomi a partecipare attivamente alla propria cura.
- Instaura relazioni efficaci, anche in presenza di barriere culturali e linguistiche.
- Esegui valutazioni e medicazioni avanzate.

- Prepara l'utente e la documentazione necessaria per interventi ed esami.
- Pratica procedure come prelievi ematici e posizionamento di device in autonomia.
- Rifletti sulle procedure e proponi interventi adeguati per ogni situazione.

Prova a rispondere

- ★ Quali sono le precauzioni standard e perché sono così importanti nell'assistenza infermieristica?
- ★ Come riconosco e gestio i diversi tipi di isolamento in un contesto ospedaliero?
- ★ In che modo comunicazione e collaborazione con il *team* influenzano la qualità dell'assistenza percepita dall'utente?
- ★ Quali sono le principali responsabilità dell'infermiere nella somministrazione dei farmaci?
- ★ Quali strategie puoi utilizzare per riconoscere i pazienti fragili e adattare l'assistenza?
- ★ Come posso garantire un ambiente terapeutico personalizzato per ogni utente?
- ★ Qual è l'importanza della documentazione accurata nelle attività infermieristiche?
- ★ Quali sono le sfide nel relazionarsi con pazienti di diverse culture e come posso superarle?

Medicine e Cliniche Mediche

É il reparto dove vedrai *di tutto*, ma proprio di tutto. É giungla ospedaliera, dove ti imbatterai in pazienti con ogni tipo di patologia cronica. **ipertensione**, **dislipidemia**, **BPCO**[4], **cardiopatie**, **insufficienza renale cronica**, **ipotiroidismo**... e potrei andare avanti per ore. Queste parole diventeranno parte del tuo vocabolario quotidiano, un po' come vecchi amici che incontri ogni mattina nelle consegne.

Medicina è il reparto dove imparerai a conoscere le patologie croniche, le basi della relazione, la natura del corpo umano e la sua complessità.

---

[4] Bronco-Pneumopatia Cronico-Ostruttiva

Così tanti pazienti, così tanti farmaci e così tante procedure potrebbero finire per confonderti? Forse. Un blocco appunti nelle tue tasche, o un'agenda, potrebbero essere il più prezioso alleato in un reparto come questo.

Farmaci

Quali farmaci potranno mai essere più comuni nel reparto-giungla? Tutti i farmaci. Ecco un assaggio dei tuoi nuovi compagni di battaglia: **Bisoprololo, Ramipril, Pantoprazolo, Furosemide, Levo-Tiroxina, Atorvastatina,** etc… Non dimentichiamo le immancabili **benzodiazepine: Delorazepam, Diazepam, Lorazepam, Bromazepam, Alprazolam,** e avanti.
Al termine del tirocinio, ne saprai di farmaci cronici molto di più degli infermieri che lavorano in reparti specialistici.

Procedure

Avrai occasione di metterti alla prova con tutte le procedure: Misurare **PV**[5], usare **scale di valutazione**, fare **ECG**[6] e prelievi venosi sarà il tuo pane quotidiano. Imparerai a **cateterizzare**, a medicare le **lesioni da pressione** e, ovviamente, a maneggiare i **DPI**[7] come un esperto.

Il mio Primo Tirocinio in Medicina

Me lo ricordo bene. Mi sembrava di essere scaricato di colpo in un campo di battaglia, senza il fucile né addestramento. Avevo solo il mio stetoscopio (che poi ho scoperto essere poco più di un giocattolo) e un quadernetto pieno di punti di domanda. Ma lì ho avuto la fortuna di incontrare **Giulia**, una delle **migliori tutor (ce ne sono state di peggiori!)** che abbia mai avuto. Si è sempre **premurata comprendessi tutto**, indipendentemente dalla

---

[5] Parametri Vitali.
[6] Elettrocardiogramma.
[7] Dispositivi di Protezione Individuale, come guanti, mascherine, schermi facciali, camici, …

confusione che ci circondava e dall'alto **carico assistenziale**. L'ultimo giorno mi ha raccontato che mi vedeva come il suo "banco di prova" perché non seguiva studenti da molto tempo. Ci ha messo l'**anima**, e ha fatto la **differenza**.

Consigli

Quando, nel cuore della notte, un utente normalmente orientato si disorienta, prima di allarmarti, pensa a queste tre possibilità:

1. **Feci in ampolla?** = Clistere.
2. **Globo vescicale?** = Cateterismo.
3. **Effetto paradosso da Benzodiazepine?** = Somministra **Flumazenil** e osserva la magia[8].

Queste semplici manovre possono salvarti da notti insonni e pazienti in preda alla confusione mentale.

Da portare con Te

- Conoscerai le patologie croniche, la relazione terapeutica e la complessità del corpo umano.
- Un *block notes* o un'agenda saranno alleati preziosi per organizzare tutte le informazioni nel caos del reparto.
- **Farmaci comuni: Bisoprololo, Ramipril, Pantoprazolo, Furosemide, Levo-Tiroxina, Atorvastatina, Benzodiazepine.**
- **Procedure comuni:** Misurazione dei **PV**, Uso di **scale di valutazione,** esecuzione di **ECG** e **prelievi venosi, cateterizzazione,** Medicazione di **LdP**[9].
- **Consigli utili: disorientamento notturno?** Verifica: **Feci in ampolla, Globo vescicale, Effetto paradosso.**

---

[8] Il Flumazenil è l'antagonista delle Benzodiazepine, "scalza" la molecola dal recettore.
[9] Lesioni da Pressione

Prova a rispondere

- ★ Come mi sento all'idea di lavorare con pazienti affetti da malattie croniche e diverse condizioni?
- ★ Ho le capacità di mantenere la calma e la lucidità in situazioni stressanti?
- ★ Sono disposto a investire tempo e impegno per diventare competente nel riconoscere e gestire i farmaci?
- ★ Sono aperto a mettermi alla prova con compiti come misurare parametri vitali, fare ECG e gestire i DPI?
- ★ Ho un buon spirito di osservazione e capacità di *problem solving*?
- ★ Ho strategie per affrontare momenti di incertezza o confusione?
- ★ Sono pronto a scrivere e organizzare le mie note per facilitare l'apprendimento?

Chirurgie e Cliniche Chirurgiche

Questo è uno dei reparti più affascinanti di tutto l'ospedale, dove ogni giorno sembra una scena da un film (deciderai poi tu di che genere!), dove tu sarai il protagonista. Sei pronto a scoprire di cosa sto parlando? Fidati di me, ne vale la pena!

Patologie più Comuni

Nel reparto di chirurgia, non ci si annoia mai. Dai una sbirciata al **menu -degli orrori o meraviglie?- delle patologie**: qui si spazia dalle **mastectomie** alle **prostatectomie**, dalla sostituzione di **valvole** alla ricomposizione di **fratture**. Se questo non fosse abbastanza, aggiungiamo anche le **resezioni di intestino** e chirurgia della **cataratta**. Sarai tu, con divisa e fonendoscopio, a essere testimone di questi piccoli miracoli della medicina.

Farmaci Più Utilizzati

Antibiotici per prevenire infezioni, **Eparina** per evitare che si formino **trombi**, e un assortimento di **antidolorifici** che va dai semplici FANS[10] agli **oppiacei**. La tua missione? Assicurarti che ognuno riceva ciò di cui ha bisogno: gli antibiotici siano ricostituiti e somministrati per tempo, gli antidolorifici siano pronti su chiamata.

La **NRS**[11] è uno strumento semplice e veloce per valutare l'intensità del dolore percepito dall'utente. Consiste in una scala numerica da **0 a 10**, dove:

- 0 indica **assenza di dolore**.
- 10 rappresenta il **peggior dolore immaginabile**.

l'utente viene invitato a scegliere un numero che descriva il proprio livello di dolore attuale. Un consiglio: cerca di individuare subito quali utenti **sovrastimano** il proprio dolore, e chi lo **sottostima**.

Procedure Più Comuni

Ora che hai capito su cosa lavorerai, scopriamo **come** lavorerai. La chirurgia non è solo l'operazione chirurgica: è anche monitoraggio e assistenza pre e post-operatoria. Prima dell'intervento, dovrai aiutare l'utente a essere pronto, sia **fisicamente** che **psicologicamente**. E dopo? Dovrai vigilare sulla **ripresa neurologica**, monitorare la funzionalità degli arti, gestire i **drenaggi** e, se necessario, rimuovere i punti di sutura.
Un *flash*: che bella, quella sensazione di **vittoria** quando vedi l'utente alzarsi dopo un lungo allettamento!

---

[10] Anti-infiammatori non Steroidei.
[11] *Numeric Rating Scal*e, scala di valutazione numerica.

Frequentare Infermieristica □ *@ciuffoelinfermieristica*

Il mio primo tirocinio in una chirurgia

Ero in una **chirurgia breve**, quella che in gergo chiamiamo *week surgery*, dove le operazioni sono rapide e la degenza non supera i cinque giorni. Mi sentivo come un pesce fuor d'acqua all'inizio. **TURP**[12], **TURV**[13], una valanga di sigle e protocolli. C'erano intere checklist per il **pre** e il **post operatorio**, e io avevo un quaderno pieno di domande. «Ricordati di controllare la sensibilità degli arti inferiori nel post-operatorio!» mi diceva il mio tutor. «E occhio alla ripresa della minzione!»

Quello che mi ha colpito davvero è stata la prevenzione dei **trombi**. Sai quanto sia importante evitare che si formino quei maledetti coaguli dopo un intervento? Ecco perché, ogni giorno, somministravamo **eparina** e infilavamo le **calze anti-trombo**. La maggior parte delle persone che conosco sottostima l'importanza della prevenzione antitrombotica. Molti utenti vivono questi interventi come supplizi. Ah, se sapessero quali supplizi ben più seri stiamo loro evitando! E a proposito di calze, ecco un trucco: taglia la confezione di plastica e usala per infilare la calza. La plastica è scivolosa e rende tutto più facile. *Pro tip*: assicurati che non si formino pieghe dietro il ginocchio, nel famoso "cavo popliteo". Il rischio: fastidio iniziale, e poi... lesione da pressione. Ma ne parliamo dopo, ok?

Consigli

Molte operazioni chirurgiche sono routinarie, ma questo non significa che tu debba fare le cose a occhi chiusi. Chiedi sempre della **check-list** operatoria. Non è detto il reparto ne sia dotato... ma nel caso ci fosse, sarà anche per di gran aiuto per comprendere il percorso di ogni utente. Alcuni adottano uno strumento ancora superiore, le *clinical pathway*[14]: ti diranno

---

[12] Resezione chirurgica della prostata.
[13] Resezione chirurgica della vescica.
[14] Piano di cura standard: semplicemente, un elenco di obiettivi e interventi da compiere prima e dopo la specifica chirurgia.

esattamente cosa fare, passo dopo passo.

Ah, e: non lasciarti sfuggire l'occasione di passare un turno in **sala operatoria**: non c'è niente di più affascinante. Anche se l'idea può suscitare un po' di ansia, vedrai che ti sentirai come in un altro mondo. Un'esperienza che non dimenticherai mai!

E ricorda: i tuoi interventi in chirurgia non saranno solo solo medicazioni e valutazione dei drenaggi (e del drenato!). Questi reparti sono popolati fatto da persone, con le loro storie, le loro battaglie in corso e le loro piccole vittorie quotidiane. Se puoi -se vuoi- ascolta le loro storie, evidenzia la progressione del recupero post-operatorio.

É un tirocinio: sei qui per **imparare**. Soprattutto quando ti senti **sopraffatto**, **fermati** un attimo, **respira**, e ricordati che, anche o soprattutto con la **divisa** da **studente**, puoi fare la **differenza** per tante persone che vivono in questo reparto alcuni fra i **momenti più delicati della loro vita**.

Da portare con Te

- **Patologie**: rimozioni di piccoli tumori (**mastectomie, prostatectomie**), **ricomposizioni di fratture, protesi, resezioni di intestino**, etc....
- **Farmaci più utilizzati**: Antibiotici (profilassi per evitare infezioni), **Eparina** (per prevenire **trombi** post-operatori), **Antidolorifici**: dai **FANS** fino agli **oppiacei**;
- **Procedure**: preparazione **fisica** e **psicologica** all'intervento, monitoraggio post-operatorio: funzionalità **neurologica**, ripresa **minzione**, medicazione **ferite chirurgiche**, gestione **drenaggi**, rimozione di punti, **trasfusioni**, ...
- Per infilare le **calze anti-trombo**, usa la plastica della confezione per facilitare l'operazione. Evita pieghe, specialmente sul cavo popliteo.
- *Check-list* e *clinical pathway*: informati sempre sulla presenza di queste per seguire le azioni predefinite nel reparto.

- **Sala operatoria**: Prova a chiedere un turno. Non tutti la amano, ma è un'esperienza straordinaria!

Prova a rispondere

★ **Ho interesse nel lavorare con pazienti che affrontano procedure chirurgiche?**

★ Mi sento motivato a supportare i pazienti durante i momenti critici della loro vita?

★ **Sono disposto a imparare e memorizzare una varietà di procedure e protocolli chirurgici?**

★ Posso gestire le esigenze di assistenza e monitoraggio durante il periodo di recupero?

★ Ho strategie per mantenere la professionalità e il supporto emotivo verso i pazienti e le loro famiglie?

★ Sono disposto a chiedere chiarimenti e approfondimenti quando ho dubbi o incertezze?

Terapie Intensive e Semi-Intensive

Patologie più comuni

Benvenuto nella **Terapia Intensiva**, dove ogni respiro è monitorato e ogni istante conta. Qui troverai utenti con condizioni **acute** e **instabili** che richiedono un **monitoraggio continuo** e cure **tempestive**. Non c'è spazio per esitazioni. Ma se pensi che sarà solo un luogo di disperazione, ti sbagli: a volte la speranza si nasconde dietro ogni curva, e tra un *beep* e l'altro dei monitor, troverai momenti di pura umanità.

Farmaci che salvano vite

Alcuni **farmaci** sono i tuoi alleati più preziosi. Sentirai parlare di potenti **stimolanti cardiaci** e **sedativi** che mantengono l'equilibrio tra vita e morte. Prepara la tua mente a familiarizzare con nomi come **Adrenalina**, **Amiodarone**, **Fentanyl**, **Morfina**, **Dobutamina**, **Dopamina**, **Noradrenalina**, **Midazolam**, **Propofol** e **Tiopentale**. Ognuno di questi farmaci ha una missione chiara e precisa: sostenere ciò che il corpo non può più fare da solo. Sarai testimone dell'incredibile potere della farmacologia, ma ricorda, c'è sempre qualcosa di più grande in gioco: l'umanità dietro ogni infusione.

Procedure

In terapia intensiva, non c'è spazio per l'improvvisazione. Imparerai a gestire i **dispositivi per l'ossigeno**, conoscere i parametri della **ventilazione meccanica**, e mettere mani su **cateteri venosi centrali** come se fosse routine. Ah, e non dimentichiamoci dei **cateteri vescicali**, dei **sondini naso-gastrici** e delle **tracheostomie**. Ti suona come un lungo elenco? Fidati, c'è molto molto di più rispetto alle pennellate che ti sto fornendo. La chiave è: quando nuoterai in questo reparto, sembrerà tutto più logico e consequenziale. Quando invece qualcosa è poco chiaro: domanda. Hai una guida a disposizione per queste situazioni.

Ti troverai a fare **emogas arteriosi** e valutare parametri che all'inizio sembreranno complessi, ma che diventeranno familiari come il caffè del mattino. Non ti preoccupare, li approfondiremo meglio nel capitolo dedicato.

L'incontro che cambia tutto

Ti confesso che non mi aspettavo molto dal mio tirocinio in terapia intensiva. O meglio, pensavo l'avrei subito come si subisce un lungo intervento fastidioso ma necessario (che ne so, un drenaggio gastrico...).
Sorpresa! È stato tra i migliori, e non per le affascinanti tecnologie, come i ventilatori, C-PAP, macchine per dialisi, pompe siringa, o per l'adrenalina delle emergenze. Ma per la tutor-guida che mi ha seguito: Eva, un'infermiera piena di passione, che mi ha guidato con dedizione. E ha fatto tutta la differenza. Mi aspettavo un tirocinio tecnico e arido, in cui l'umanità è congelata e tenuta in vita da macchine complesse: la vera sorpresa è che nonostante

tutta l'avanzata tecnologia, persino in questo reparto quello che mi ha riempito il cuore è stato il contatto umano, la relazione. Anche in un reparto così tecnico, ho avuto un momento di profonda connessione con una persona che stava morendo. Senza poter comunicare, se non con gli occhi... si è creata una **complicità**?

Non è una storia felice, ma la **terapia intensiva** è anche questo: un luogo sorprendentemente silenzioso, in cui storie di vita si intrecciano nel ronzio delle macchine.

Una sala tutta per me

In un turno come tanti altri, un'emergenza ha travolto il reparto adiacente. Tutti gli infermieri sono corsi lì. E io? Rimasto il solo infermiere -studente!- in una **terapia intensiva** intera. Per un'ora, ero il **padrone della sala**: dosavo farmaci, prendevo i parametri, regolavo i ventilatori, rendevo conto di ogni utente agli anestesisti. Il cuore mi batteva forte, ma... è andato tutto bene. A volte, potresti trovarti a gestire situazioni similari, e quelle saranno le occasioni in cui ti accorgerai di quanto hai imparato. E che forse, sì: con qualche aggiustamento necessario -c'è sempre qualcosa da imparare-, nonostante la divisa da studente, sei già un infermiere.

Incubi da sedazione

É sottile il confine tra sogno e realtà, negli intenti sotto sedazione in terapia intensiva. In un reparto in cui ho lavorato durante l'emergenza **Covid**, ho conosciuto un trentenne che mi ha raccontato di aver vissuto un lungo **sogno coerente** durante i suoi venti giorni in **terapia intensiva**. Era stato fra i primi contagiati di quella che poi sarebbe diventata una pandemia. Aveva "vissuto" gli inizi e le rapide trasformazioni dell'emergenza dall'interno dell'ospedale. Nella finestre di coscienza che intervallavano il sonno profondo della sedazione, aveva visto comparire muri di cartongesso, separazioni, aveva visto apparire le bardature, gli isolamenti. La sua mente, provata dalla malattia e dai pochi momenti di lucidità, aveva trovato questa spiegazione: era convinto di essere stato rapito da una **società criminale** che espiantava i suoi organi. Gli infermieri, bardati con le protezioni, erano per lui i suoi rapitori. E quando si svegliava per i controlli neurologici, chiedeva conferma delle proprie convinzioni.

Più avanti nel ricovero, recuperata completa lucidità, mi ha raccontato tutta la storia e mi ha confessato di voler scrivere un libro a riguardo. Sono in trepida attesa!

Seppur il luogo comune è che la sedazione profonda tramite propofol provochi spesso sogni piacevoli, o addirittura erotici, in quel contesto non è stato l'unico ad aver vissuto incubi, in combinazione a questa infezione. Un'altra utente mi ha raccontato che il suo incubo era che il marito la tradisse. Un altro si vedeva come ambasciatore in una terra straniera, ma senza sapere come svolgere il suo lavoro, umiliato pubblicamente. Sembrava esserci una **strana correlazione** tra **propofol**, e **Covid**: incubi terrificanti o imbarazzanti, che mantenevano una linea narrativa coerente per tutto il periodo della sedazione.

Consigli

Porta con te un **blocco appunti**, un quadernetto o un'agenda. Ti servirà. In **terapia intensiva** ci sono tante cose pratiche da imparare, e informazioni tecniche a supporto. Sono nozioni che non incontrerai in altri tirocini. Scrivi tutto, annota in ordine ogni dettaglio. Non sai mai quando tornerà utile. E ti garantisco che, ovunque sia il reparto a cui stai lavorativamente puntando, prima o poi necessiterai conoscere come comportarti durante un'emergenza.

Da portare con Te

→ **Terapia Intensiva**: Ambiente aperto, monitor, pompe siringhe per somministrazione continua di farmaci e ventilatori.

Frequentare Infermieristica □ *@ciuffoelinfermieristica*

- → **Patologie più comuni:** condizione patologiche acuta con grande instabilità; necessità di monitoraggio continuo e cure tempestive.
- → **Farmaci più utilizzati:** Sostegno pressione e stimolazione cardiaca: **Adrenalina, Dobutamina, Dopamina, Noradrenalina.** Sedativi e analgesici: **Fentanyl, Morfina, Midazolam, Dexmedetomidina, Propofol, Tiopentale.** Farmaci specifici: **Amiodarone.**
- → **Procedure più comuni:** Utilizzo dispositivi per ossigeno ad alti flussi. Gestione parametri ventilazione. Gestione **cateteri venosi centrali, cateteri vescicali, sondini naso-gastrici.** tracheostomie, esecuzione **emogas arteriosi.** Valutazioni **neurologiche.**
- → **Consigli pratici:** Porta sempre un quadernetto vuoto o la mia *Agenda per il Tirocinio*. In terapia intensiva imparerai molto e ci sarà tanto da annotare.

Prova a rispondere

- ★ Come posso prepararmi a gestire le emozioni di fronte a pazienti in condizioni gravi o terminali?
- ★ Posso dedicare tempo allo studio della farmacologia e delle tecniche di monitoraggio?
- ★ Sono in grado di riconoscere segnali di deterioramento e agire di conseguenza?
- ★ Ho le competenze comunicative per interagire con pazienti che possono confondere realtà e percezioei?
- ★ Come mi sento riguardo al contatto umano con i pazienti, anche in contesti così tecnici e scientifici?
- ★ Sono pronto ad affrontare storie di vita e morte, e a trovare momenti di umanità anche in situazioni difficili?

Medicine specialistiche: Malattie infettive

Ho messo piede per la prima volta in questo reparto già indossando la divisa da infermiere. Sotto le luci fluorescenti, nell'afa estiva -no condizionatori: c'è la pressione controllata![15]- esiste un cuore pulsante di storie e di esperienze umane che attendono di essere raccontate.

Patologie più comuni

Dall'HIV e delle sindromi correlate (AIDS) in età pediatrica e nell'adulto, Malattie Tropicali, malattie a trasmissione sessuale (MST, o all'inglese: STD), del sistema nervoso centrale e periferico, dell'apparato muscolo-scheletrico e dei tessuti molli; dell'apparato uro-genitale nel sesso maschile e femminile; zoonosi ed in particolare infezioni da B. Burgdorferi, West-Nile, TBE e molte altre.

La **tubercolosi** è causata dal batterio *Mycobacterium Tuberculosis*. Colpisce principalmente i **polmoni** ma può interessare anche altri organi. Si trasmette attraverso le **goccioline respiratorie** *(droplets)* e può causare sintomi come tosse persistente, febbre, perdita di peso e affaticamento.

L'**HIV**, virus dell'immunodeficienza umana, è un virus che attacca il sistema immunitario, compromettendo la capacità del corpo di combattere le infezioni e le malattie. Si trasmette attraverso i **fluidi corporei infetti**, come il **sangue**, il **liquido seminale**, i **fluidi vaginali** e il **latte materno**. L'HIV può portare all'**AIDS** (sindrome da immunodeficienza acquisita), una condizione che rende il corpo vulnerabile a infezioni gravi.

L'**endocardite** è un'infezione dell'endocardio, il rivestimento interno del cuore e delle sue **valvole**. Colpisce solitamente le valvole cardiache danneggiate o protesi.

La **spondilodiscite** è un'infezione delle vertebre e dei dischi intervertebrali. I **sintomi** includono dolore alla schiena, rigidità, febbre e perdita di peso. La diagnosi coinvolge esami radiografici,

---

[15] **Stanze a pressione negativa:** per pazienti con patologie infettive (es. tubercolosi). Impediscono la fuoriuscita di agenti patogeni, proteggendo il personale e gli altri pazienti.
 Stanze a pressione positiva: Utilizzate per pazienti immunodepressi (es. in chemioterapia). Mantengono aria pulita e filtrata all'interno, prevenendo l'ingresso di contaminanti esterni.

scansioni TC o risonanza magnetica.

La **meningite** è un'infiammazione delle membrane che avvolgono il cervello e il midollo spinale, spesso causata da infezioni batteriche, virali o fungine. I sintomi includono **febbre, mal di testa intenso, rigidità del collo** e **confusione mentale**. La diagnosi coinvolge la raccolta di **campioni** di **liquido cerebrospinale** tramite la **puntura lombare**.

La **fascite necrotizzante** è una grave infezione dei tessuti molli che provoca rapida necrosi e morte del tessuto circostante. Può diffondersi rapidamente e richiede un trattamento urgente, spesso con intervento chirurgico e lunghi periodi di terapia.

La **malaria umana** è causata da protozoi parassiti del genere *Plasmodium* (più comune e mortale: *Falciparum*), trasmessi all'uomo da zanzare femmine infette, del genere *Anopheles*. I plasmodi invadono e distruggono i globuli rossi, causando anemia. I **sintomi** compaiono dopo 7-15 o più giorni dalla puntura: **febbre, mal di testa, vomito, diarrea, sudorazione, brividi scuotenti**. La diagnosi è effettuata tramite **emoscopie**[16] (colorazione: *"Giemsa*[17]*"*). Quando l'emoscopia, dopo precedente **positività**, diventa **negativa**, è dichiarata la **guarigione**.

La **sepsi** è causata da una risposta **disregolata** del **sistema immunitario** all'infezione. Lo **shock settico** è una riduzione critica della **perfusione** dei **tessuti** che può condurre a uno stato di **insufficienza multiorgano** (polmoni, reni, fegato...). Sintomi: **febbre, ipotensione, oliguria** e **stato confusionale**. Trattamento: somministrazione precoce di **antibiotici, rimozione chirurgica** del **tessuto infetto** o **necrotico, drenaggio** del **pus**.

---

[16] Procedura per analizzare campioni di sangue. Permette di valutare la **composizione** ematica e diagnosticare diverse **patologie**.
[17] É una tecnica di colorazione istologica utilizzata per evidenziare i **cellule** e i **microrganismi** nei preparati e nei campioni.

Farmaci più utilizzati

La terapia più comune è **antibiotica, antivirale, antiretrovirale, antifungina,** ... immagina di entrare in una **farmacia** che assomiglia a una biblioteca. Ogni scaffale è colmo di **antibiotici** e farmaci di ogni tipo. È qui che ho imparato a conoscere e rispettare i nostri alleati invisibili: **Amoxillina, Ampicillina, Azitromicina,** e tanti altri, ognuno come *serial-killer* con una vittima-pategeno designata. Il nostro compito è scovare il nome (e il cognome) del **patogeno**, e subito avremo la prescrizione del farmaco corretto. A quel punto entra in gioco l'arte della diluizione e della ricostituzione del farmaco. E non uso la parola "arte" a sproposito: ogni farmaco ha le sue esigenze e sapere come ricostituirlo correttamente è fondamentale.

Dalla **Piperacillina/Tazobactam** (affettuosamente chiamata *pip/tazo*) fino agli altri citati prima, le loro peculiarità diventano parte del tuo **arsenale**. Il tuo obiettivo sarà imparare quando e come somministrarli.

Alcuni richiedono specifico diluente, altri tempi di diluizione dilatati, altri ancora si surriscaldano se agitati (Fosfomicina!), alcuni sono fotosensibili.

«Cosa significa *fotosensibile*?» ti starai chiedendo.

Un passo alla volta. Un'anticipazione: scoprirai come la corretta somministrazione di un farmaco può cambiare il corso della terapia e in molti casi salvare letteralmente una vita. Non è così "scenografico" come rianimare una persona in arresto cardiocircolatorio, ma in fin dei conti è sempre dare una *chance* in più a chi, senza il nostro intervento, non ce l'avrebbe.

La "sfilata" della prevenzione

Ogni volta che indossiamo i DPI, è come prepararsi per una sfilata. «Quanto è scomodo questo doppio paio di guanti! Ho perso completamente il senso del tatto». Ricorda, ogni strato che aggiungi è una barriera tra te e il rischio. **Proteggersi** non è solo una necessità; è quasi— un atto d'amore verso te stesso e verso i tuoi pazienti. Persona il romanticismo: sono un romantico. E sì, indossare una tuta in piena estate è un'**agonia**, ma è anche fondamentale.

Il nostro camerino si chiama **zona filtro**. In questo reparto non si entra direttamente nella stanza di degenza. C'è prima la zona filtro pulito, dove indossiamo i dispositivi necessari in base all'isolamento specifico per quell'utente.

- Per gli utenti in isolamento da contatto, indosseremo camice e guanti.
- Per l'isolamento da *droplets*: mascherina chirurgica o ffp2, camice, guanti.
- Per quello respiratorio: maschera ffp3, camice, guanti.
- Per quello protettivo: mascherina chirurgica o ffp2, camice, guanti.

In tutti i casi, se abbiamo i capelli lunghi, indosseremo una cuffia. Non tutti i reparti sono dotati di calzari, ma nel caso i nostri interventi ci richiedano di soggiornare nella stanza per un tempo prolungato... non sono una cattiva idea!

Attenzione: queste regole sono in continuo aggiornamento. Informati su quelle adottate nel reparto in cui fai tirocinio in base alle indicazioni dell'OMS.

Dopo la vestizione, entriamo nella stanza con l'utente. Eseguiamo gli interventi che ci eravamo prefissati, e poi usciamo dal filtro detto "sporco". Qui ci "spogliamo" dei DPI, igienizzare le mani, in alcuni casi disinfettiamo dispositivi e gli zoccoli con Alcool 70° o Amuchina (dipende dal patogeno), poi finalmente usciamo in corridoio.

In assenza del filtro sporco, ci spoglieremo nelle stanza di degenza, così da mantenere il filtro pulito.

Procedure più comuni

Emocolture: fondamentale strumento diagnostico utilizzato per identificare la presenza di **batteri**, **funghi** o altri agenti patogeni nel flusso sanguigno di un utente. É stata da rinnovata e semplificata dalle più recenti evidenze. Te ne parlerò in un capitolo successivo.

Rachicentesi: nota anche come **puntura lombare** o **spinale**, è una procedura medica utilizzata per prelevare campioni di liquido cerebrospinale dallo spazio subaracnoideo intorno al midollo spinale. Questo liquido è cruciale per diagnosticare diverse condizioni neurologiche e può essere esaminato per la presenza di infezioni, emorragie, tumori e altre anomalie. Il nostro compito è assistere l'infettivologo come strumentisti.

Aspirato gastrico: indagine invasiva -e fastidiosa!- che consiste nella raccolta di 10-20 ml di materiale gastrico tramite posizionamento di SNG [18] e iniezione di SF 0.9% (20 ml circa). Può essere eseguito sull'utente che non è in grado di espettorare e in cui c'è un sospetto di TBC polmonare. l'utente deve essere a digiuno e se in terapia antibiotica non deve assumere la terapia.

Biopsia osteo-midollare: è un procedimento medico in cui si preleva un campione di tessuto osseo e midollare per analizzare le condizioni di salute delle ossa e del midollo osseo. Viene spesso utilizzata per diagnosticare e valutare le malattie ematologiche, le infezioni ossee e le patologie tumorali.

Da portare con Te

→ **Patologie frequenti:** Tubercolosi, HIV, Epatiti, Encefaliti, Scabbia, Endocarditi, Infezioni di ogni organo o tessuto.
→ **Terapie**: antibiotiche, antivirali, antiretrovirali, antifungine.
→ **DPI**: Fondamentali per tutelarsi dalle patologie in base alle necessità di isolamento degli utenti.

Prova a rispondere

★ Hai difficoltà ad affrontare l'idea di interagire con pazienti infetti?

---

[18] Sondino Naso-Gastrico.

★ Ti mette disagio l'idea del contatto (sempre con DPI) con liquidi organici?

Centro di Salute Mentale (CSM)

Ti avviso, non è per tutti: è un luogo unico all'interno del vasto panorama dell'assistenza ospedaliera. Qui, la pratica clinica si intreccia con il supporto relazionale, creando un ambiente in cui la cura va oltre il farmaco e la procedura. È un mondo dove la presenza e l'ascolto diventano strumenti di guarigione.

Immagina un **giardino** rigoglioso, **villette** ordinate, un **ristorante** accogliente e **attività estive** che coinvolgono utenti e operatori. È un luogo che, a prima vista, potrebbe sembrare lontano dall'idea comune di un contesto clinico. Eppure, è proprio in questa atmosfera serena che possono svilupparsi momenti di grande intensità e soddisfazione professionale.

Le patologie più comuni

Frequentando il **CSM**, ti troverai a confrontarti con una varietà di disturbi psichiatrici. Tra questi, i più comuni sono:

- **Disturbo d'ansia generalizzato.**
- **Disturbo Depressivo maggiore.**
- **Disturbo bipolare.**
- **Disturbo ossessivo compulsivo.**
- **Disturbo Schizofrenico.**

Ogni diagnosi è un mondo a sé, con le proprie complessità e sfide. Ma non scoraggiarti. Con il tempo, imparerai a riconoscere i segni e a intervenire con efficacia.

Farmaci più utilizzati

Nel trattamento di queste patologie, la farmacologia svolge un ruolo fondamentale. Durante il tuo tirocinio, potresti imbatterti nei seguenti **farmaci**:

- **Sedativi antipsicotici** come Aloperidolo, Olanzapina, Quetiapina.
- **Ansiolitici** come Lorazepam, Diazepam, Lormetazepam.
- **Antidepressivi** come Vortioxetina, Venlafaxina, Sertralina, Paroxetina, Escitalopram.

Procedure più comuni

Una delle procedure più tipiche del **CSM** sono i **depots**. Questi depositi di farmaci psichiatrici in formulazione **oleosa** vengono somministrati tramite un'**iniezione intramuscolo** e **rilasciati lentamente** nel flusso sanguigno. Solitamente un'iniezione garantisce un'efficacia terapeutica di 30 giorni. È una pratica unica nel suo genere, che si aggiunge alle procedure che accomunano tutti i reparti, ma con la particolarità di essere svolte in un contesto meno clinico e più relazionale.

Relazione al centro di tutto

Lavorare in un **CSM** non è come lavorare in un reparto. Qui, gran parte del tuo compito sarà entrare in relazione con persone che spesso trascorrono le loro giornate nel centro. Non c'è una formula universale, non ci sono regole fisse. Ogni utente è diverso, e tu dovrai trovare la chiave giusta per aprire quel **"forziere"** che custodisce le loro storie.

Come ci riuscirai? **Con ascolto, pazienza e la giusta dose di empatia.** So che questa risposta potrebbe causare frustrazione: ricordo di averla provata, assistendo alle lezioni dedicate alla relazione all'università. Ero con le orecchie tese, costantemente in attesa del momento in cui i docenti avrebbero finalmente rivelato *"IL SEGRETO"*, le tecniche, le linee guida per entrare in contatto con ogni persona. Quel momento non è mai avvenuto, perchè vere e proprie tecniche non esistono.

O meglio: sentirai parlare di **tecnica specchio**, **riformulazione**, **domande chiuse**, etc... Te ne parlerò anch'io, in questo libro, più avanti. Però, da sole, non **garantiscono** nessun risultato. Perchè vere **tecniche universali** non esistono: esiste come **tu** impari a relazionarti con l'altro, soprattutto quando l'altro ha una patologia che influisce sulla sua capacità di relazionarsi. Ricapitolando: approcciati con **dolcezza, calma** e **ascolto**.

All'inizio, non porti obiettivi: la pratica di mostrerà la via -o meglio: **le vie**- per comunicare realmente con tutti, **indipendemente dalla condizione**. Ogni conversazione, ogni interazione sarà **il punto di partenza** per una **connessione significativa**.

Molti infermieri vedono il **CSM** come un luogo in cui «**non si fa nulla**». Ma attenzione: questo atteggiamento è la premessa per fallire nel proprio lavoro. Questo è un ambiente dove lavori se decidi di lavorare. Qui, le iniziative, soprattutto quelle **relazionali**, dipendono molto da noi.

Non è per tutti. Se ami l'adrenalina del reparto o dell'emergenza, potresti annoiarti. Ma se accetti la sfida, scoprirai un lato dell'infermieristica che va oltre le cure fisiche, un mondo dove la relazione con l'altro è al centro di tutto.

Piccoli frammenti di tempo

Se sei fra le persone che si innamorano questo reparto, ci sono momenti che ricorderai per sempre. Come quella volta in cui ho offerto un **caffè** a una utente a cui offrivano solo una bevanda d'orzo[19]. Con il permesso della tutor, l'ho accompagnata al distributore di bevande più vicino: un edificio in cui somministrano il metadone. Abbiamo sorseggiato il caffè, seduti nella sala d'attesa spalla spalla con tossicodipendenti che sembravano usciti da un film.

All'improvviso, uno si è alzato di scatto e si è contrapposto ad un altro, che si è alzato avvicinando la sua faccia a quella dell'altro: «Mi stai fissando? Che c@770 hai da fissare?» É calato il silenzio.

«PERÒ, SONO SIMPATICI QUESTI DROGATI» ha esclamato la

---

[19] Anche se non c'è incompatibilità con diversi farmaci depressivi del Sistema Nervoso Centrale, è controproducente assumerli con la caffeina, che è invece uno stimolante.

mia assistita, lasciandosi sfuggire una risata genuina. I due ragazzi l'hanno guardata, hanno guardato me, e si sono riseduti al loro posto.

Consigli

Prima di immergerti nel tirocinio al **CSM**, ricorda:

1. **Non avere fretta**. Le relazioni si costruiscono nel tempo.
2. **Cerca di capire** le persone e non giudicarle.
3. **Sperimenta**. Anche se non c'è una formula precisa, l'iniziativa personale è la chiave.

Almeno una volta

Il **CSM** è un luogo che potrebbe lasciarti un segno profondo, soprattutto se ti approcci con il giusto spirito. Vale la pena provare questa esperienza, magari a inizio carriera o a metà del tuo percorso. Potresti uscirne indifferente, deluso o innamorato. In ogni caso, è un'esperienza che vale la pena provare almeno una volta nella carriera, perché in qualsiasi reparto avrai a che fare con pazienti con patologie psichiatriche e necessiterai di competenze per entrare in contatto con loro.

Malattia mentale: uno sciocante laboratorio

Il terzo anno di infermieristica è stato un punto di svolta per me, soprattutto quando hanno organizzato un **laboratorio sulla malattia mentale**. Non mi aspettavo che quell'esperienza mi avrebbe segnato così profondamente, ma, a distanza di anni, ripensandoci, mi lascia ancora... sconvolto.

Immagina la scena: una classe affollata, con cento studenti, in un pigro pomeriggio invernale. Fuori, il buio aveva già avvolto tutto, e noi eravamo stanchi, pronti a tornare a casa. La lezione era appena terminata, quando la **prof di infermieristica psichiatrica** è entrata in aula.

«Servono tre volontari per un laboratorio di infermieristica

psichiatrica», ha detto. Il solito, classico silenzio ha riempito l'aula. Quel silenzio imbarazzante che mette a disagio, quel momento in cui ti senti costretto ad alzare la mano solo per farlo sparire. E così ho fatto io.
Mi sono unito ad altre due persone. Non sapevamo cosa aspettarci. La docente ci ha spiegato che avremmo avuto un'ora per recarci in un grosso ospedale in città, dove un **reparto vuoto** ci aspettava. Era un luogo che già conoscevo: lì avevo affrontato gli esami di tirocinio nei miei tre anni di infermieristica. Ma quel giorno, sapevo che sarebbe stato diverso.
Una volta arrivato, ho trovato le altre volontarie in una piccola sala d'attesa. Nessuno ci aveva dato ulteriori indicazioni, il che aumentava solo la tensione. Finalmente, sono arrivati la prof e il vero organizzatore del laboratorio: un **tutor didattico** conosciuto per i suoi modi tronfi, la sua leggera vena sadica e la pessima abitudine di fissare appuntamenti per le valutazioni e presentarsi con ore di ritardo... o non presentarsi affatto.
Quando ci ha visti, ha subito chiarito che non sarebbe stato un semplice laboratorio. «Adesso avrete un colloquio con tre pazienti affetti da tre diverse patologie psichiatriche», ha annunciato, con un ghigno. «Uno alla volta, sarete soli nella stanza con l'utente. Vi diremo la patologia di cui soffre un attimo prima di entrare. Ah, e potrebbe essere un po' pericoloso. Se diventano violenti, ricordatevi che c'è una porta dietro di voi. Usatela per scappare. Da fuori, sigilleremo la stanza».
La descrizione suonava come l'inizio di una candid camera, ma noi non ridevamo. Ero l'ultimo a dover affrontare la prova. Seduto in quella sala d'attesa che lentamente si svuotava, il silenzio era rotto solo da qualche **urlo** occasionale proveniente dalla stanza dove i miei compagni stavano affrontando i loro "colloqui". Il che non faceva altro che aumentare la mia **ansia**.
Finalmente, è arrivato il mio turno. Davanti a me, un uomo robusto, seduto su una sedia. Un tavolo fra noi, e un'altra sedia vuota, per me. Prima di entrare, la docente mi aveva sussurrato all'orecchio: **disturbo bipolare**. Ho cercato di mantenere la calma, nonostante il cuore che batteva a mille. Sapevo che avevo

di fronte una persona, e il mio obiettivo era avere una conversazione normale, nonostante tutto ciò che ci avevano detto.
«Ciao, mi chiamo Enrico, sono uno studente di infermieristica. Ti hanno spiegato perché siamo qui?»
Lui ha annuito, ma sembrava perso nei suoi pensieri. La conversazione ha presto preso una piega strana: parlava di trasferirsi in **Argentina** per produrre vino frizzante, senza soldi, senza conoscenze. Ogni volta che cercavo di riportarlo sul terreno della realtà, lui tornava ai suoi sogni. La sua eccitazione era palpabile, ma io cercavo di mantenere il focus sul presente: «Cosa fai di lavoro? Dormi? Mangi?». Rispondeva, poi ripartiva, travolgendo il discorso con sproloqui su politica, economia, industria. Ero esausto.
A un certo punto, in preda alla confusione e alla stanchezza, mi è scappata una domanda: «Ma tu come vai di corpo?». Lui, sorprendentemente, ha interrotto il suo flusso di coscienza e mi ha risposto come se gli avessi chiesto il meteo: «Oh sì, ogni giorno. Feci formate, nessun problema».
È stato in quel momento che ho realizzato: «**Lui... non poteva... ma era forse... ma certo! Era un attore. Erano tutti degli attori!**»
Ci siamo stretti la mano, e lui ha rivelato la sua identità: faceva parte di una **compagnia teatrale**. Quando sono uscito dalla stanza, ho scoperto che anche ai miei compagni era andata male. Una delle volontarie aveva avuto un'esperienza ancora più inquietante: l'attore le aveva messo le mani al **collo**!
Hanno proiettato i nostri colloqui di fronte alla classe senza che ci fosse stata richiesta alcuna autorizzazione. Più ripenso a quell'esperienza, più mi rendo conto di quanto fosse **irrispettosa**. Ci avevano presentato le persone affette da patologie mentali come **bestie feroci** di cui avere paura.
Dopo tutto, ho chiesto un **colloquio** con la **docente** di **infermieristica** psichiatrica, esprimendo tutto il mio disagio. Lei ha ammesso i **limiti** del laboratorio, promettendo che l'anno successivo lo avrebbero **migliorato**. Ma sapevo già che non sarebbe cambiato nulla. **Lo stigma** era ben radicato, e

quell'esperienza non aveva fatto altro che rafforzarlo.

Considerare le persone affette da **malattie mentali** come **animali pericolosi** è uno dei peggiori **insegnamenti** che si possa dare. E quella lezione, purtroppo, mi ha insegnato proprio questo.

Da portare con Te

- → **Patologie più comuni**: Disturbo d'ansia generalizzato, depressione maggiore, disturbo bipolare, disturbo ossessivo compulsivo, schizofrenia.
- → **Farmaci più utilizzati: antipsicotici** (Aloperidolo, Olanzapina, Quetiapina), **ansiolitici** (Lorazepam, Delorazepam, Lormetazepam), **antidepressivi** (Sertralina, Paroxetina, Escitalopram).
- → **Procedure comuni**: Iniezioni intramuscolari mensili di farmaci a rilascio lento (*depot*) come antipsicotici in formulazione oleosa.
- → Creare fiducia richiede tempo, pazienza e l'abilità di adattarsi a ogni persona con empatia e creatività.
- → **Turni nel territorio**: Visite a case famiglia, con incontri settimanali per risolvere tensioni e favorire la comunicazione tra i residenti.

Prova a rispondere

- → Credo esista una differenza tra le **patologie psichiatriche** e quelle **fisiche**?
- → Quali **competenze** e **inclinazioni personali** potrei mettere in gioco in un reparto come questo?

Tirocinio sul territorio

Difficile racchiudere tutto ciò che questa versione del tirocinio rappresenta in poche parole. È un po' come una medicina: c'è di tutto, e per questo ti servirà sapere e padroneggiare *di tutto*. Avrai bisogno di acquisire dimestichezza con ogni tipo di **presidio**, con una gamma variabile di **procedure** e di **farmaci**. La maggior parte delle volte ti troverai a gestire pazienti **cronici**, persone che necessitano di continuità assistenziale dopo la dimissione ospedaliera.

Ma non si tratta solo di clinica: questo tirocinio ti mette anche in contatto con una realtà che va oltre il semplice intervento infermieristico. Entrerai in contatto con molti **casi sociali**, persone che, oltre alle cure fisiche, hanno bisogno di una profonda comprensione umana. Questo aspetto è fondamentale, e presto ne capirai il perché.

Oltre la medicazione

Ricordo bene un **utente con lesioni diabetiche** gravi ad entrambi i piedi. Nonostante il suo stato, camminava scalzo per le strade della città. Un caso come questo ti mette di fronte a domande che vanno oltre la tecnica infermieristica. Cosa fare quando un utente non sembra avere cura della propria salute? Quando il dolore, le ferite, e persino la consapevolezza della patologia gli scivolano addosso?

In quella situazione, ho fatto ciò che era in mio potere -poco-: ho disinfettato le lesioni e ho realizzato la miglior **medicazione** possibile, consapevole che, causa la sua noncuranza, si sarebbe presto disfatta. Ma, cosa ancora più importante, **abbiamo parlato**. È qui che l'assistenza territoriale dimostra il suo lato più complesso e profondo: capire che talvolta il dialogo può essere l'intervento più significativo. Sicuramente, di tutto il mio intervento, l'aver stabilito una piccola connessione con quella persona è l'unica parte efficace.

Non era interessato a parlarmi delle sue ferite, del dolore o della malattia. No, abbiamo parlato di **fumetti**. Il suo disinteresse per la cura di sé era lampante, ma dietro non ho sentito rassegnazione, depressione, masochismo o disinteresse, quanto più: accettazione. In quel breve scambio, ho ricevuto qualcosa di inaspettato: mi ha regalato un volume della sua collezione.

Tempo dopo ho mio malgrado dovuto sbarazzarmi di quel fumetto:

emanava un odore così forte di sigaro da rendere impossibile conservarlo. **Sul territorio, l'abilità tecnica è indifferente, se non creiamo prima una connessione e un rapporto di fiducia.** E tutto ciò che la tecnica richiede, beh, dobbiamo farlo stare in uno zaino.

Episodio esemplare

Immagina questa scena: per le strade della città, la tutor infermiera alla guida, e io a fianco, con la divisa da studente. L'**auto bianca** con il logo dell'azienda sanitaria regionale ci portava velocemente verso la prossima visita. C'era un **assistito** che aveva bisogno del nostro intervento: un uomo di 76 anni, portatore di **PEG**[20] per disfagia totale, in **ossigenoterapia** continua a bassi flussi. La moglie e la figlia, non sapendo "che pesci pigliare" avevano chiamato l'assistenza territoriale quando forse una scelta più consona sarebbe stata il servizio di emergenza.

Appena arrivati, ci hanno informato che la sera precedente avevano di fatto chiamato il **112** a causa di un episodio di tosse secretiva, che aveva comportato un preoccupante calo della saturazione, scesa fino al **78%**[21]. Eppure, nonostante il rischio, i familiari hanno deciso di non ricoverarlo: temevano che un ricovero in **medicina** potesse peggiorare le sue condizioni, e condurlo al decesso. L'intervento programmato per quel giorno era semplicemente rinnovare la **medicazione della PEG**, ma c'era già nell'aria la sensazione che ci aspettasse qualcosa di più.

Abbiamo trovato l'uomo disteso, responsivo alla chiamata ma non

---

[20] Gastrostomia Endoscopica Percutanea, dispositivo per somministrare alimenti, liquidi e farmaci direttamente nello **stomaco** di pazienti che non sono in grado di alimentarsi per via orale.

[21] Nota come SpO^2, misura la quantità di ossigeno nel sangue legata all'emoglobina, espressa in percentuale. ***Range*: normale** (95-100%), **leggera ipossiemia** (90-94%), **moderata** (75-89%), **grave** (sotto il 75%).

orientato. Non lamentava dolore, ma il suo eloquio era impastato, segno che qualcosa non andava. Il saturimetro portatile segnava **85%**. Il polso era alto, **100 bpm**[22], apiretico. La tosse era produttiva e la moglie ci ha dimostrato di essere ben addestrata nell'uso dell'**aspiratore**, rimuovendo con perfetta tecnica sterile ingenti quantità di muco. Nonostante questo, la **saturazione** continuava a scendere, fino a toccare il **78%**.

Abbiamo ipotizzato una possibile perdita nel sistema che somministrava l'ossigeno, ho verificato gli occhialini: erano in posizione, e l'ossigeno fluiva correttamente. Eppure, i valori già critici erano in peggioramento.

Mentre la situazione si faceva più critica, ho avuto un *déjà-vu* preoccupante: un episodio simile avvenuto pochi mesi prima, durante il mio tirocinio in medicina. Anche in quel caso, un utente aveva registrato un rapido calo della saturazione, ed era poco dopo deceduto. Questo ricordo si è mescolato all'ansia del momento, rendendomi più consapevole del tempo che scorreva.

La saturazione del nostro assistito è calata ulteriormente: **72%**. Al contempo, l'uomo aveva perso in lucidità e responsività. Anche aumentando l'ossigeno a 3 Lt/min, il miglioramento è stato minimo. Non avendo alcun tipo di strumentazione sanitaria con noi, non potevamo verificare che il valore fornito dal pulsossimetro fosse affidabile, oppure se i suoi polmoni stessero trattenendo anidride carbonica. Questa incertezza ci impediva di aumentare l'ossigeno oltre il valore già impostato.

La tensione nella stanza era palpabile. La figlia dell'uomo ha di nuovo espresso chiaramente la sua decisione: «Non vogliamo chiamare di nuovo il 112. Un ricovero peggiorerebbe la sua salute.»

In quel momento, ho visto il ruolo rivestito dalla mia tutor, **infermiere sul territorio**, diventare il centro dell'assistenza. Eravamo non solo di fronte ad una situazione clinica delicata, senza un'immediata reperibilità di un medico, senza strumenti diagnostici che potevano permetterci di prendere decisioni o

---

[22] Battiti al minuto, unità di misura della Frequenza Cardiaca.

comprendere meglio la situazione, ma anche di fronte ad una famiglia spaventata. La mia tutor, in quel momento, era il fulcro delle decisioni assistenziali. Ha provato a chiamare il **medico di base**, ma non ha ricevuto risposta. La saturazione è scesa a **50%**.
Di fronte al rifiuto della famiglia di far intervenire il servizio di emergenza, e al contempo la non accettazione e consapevolezza della gravità della condizione, la tutor ha optato per chiamare il **112**. I volontari sono arrivati, e l'infermiere del servizio ha proceduto con una nuova aspirazione e somministrato un aerosol con un broncodilatatore e un cortisonico. Finalmente, la saturazione è lentamente salita a valori più stabili. Alla proposta del ricovero, la moglie ha nuovamente rifiutato, come era suo diritto. Essere un **infermiere sul territorio** richiede più delle competenze tecniche: necessita la capacità di affrontare **situazioni d'emergenza** con **sangue freddo** e prendere decisioni **rapide**, ma anche la capacità di essere un punto di riferimento per i **caregivers**. Non si è tratta solo di intervenire, ma di guidare le famiglie attraverso scelte difficili e cariche di emozioni. In quei momenti, siamo noi l'ancora, e il loro sollievo dipende da quanto siamo in grado di trasmettere sicurezza, soprattutto in situazioni fuori controllo. **Essere infermieri sul territorio significa diventare il sostegno emotivo e pratico di chi convive con la malattia, con tutto il peso che comporta.**

Da portare con Te

→ Il tirocinio sul territorio è simile a una medicina, in cui per raggiungere le stanze di degenza è necessario Google Maps.

→ Richiede di gestire principalmente utenti che necessitano di **continuità assistenziale** dopo la dimissione.

→ Oltre alle competenze cliniche, interagirai con **casi sociali** che richiedono una **comprensione umana** profonda.

→ Essere un infermiere sul territorio richiede **sangue freddo**, decisioni rapide e la capacità di **sostenere** emotivamente i familiari.
→ La nostra presenza è fondamentale per guidare i *caregivers* attraverso scelte difficili, diventando un **punto di riferimento** anche in situazioni d'emergenza.

Prova a rispondere

★ Come interverresti su un utente con una patologia cronica che non mostra interesse per la propria salute?
★ Quali strategie potresti adottare per stabilire una connessione con gli utenti, nel loro domicilio?

Sala Operatoria

La mia esperienza in **sala operatoria** è durata circa sei ore. Sei ore impegnative, ma innegabilmente anche di **crescita**. Voglio condividere con te ciò che ho vissuto, con la premessa che la tua esperienza potrebbe essere completamente diversa -e te lo auguro!-. Ma c'è una cosa che posso garantirti: almeno un giorno in sala operatoria vale la pena essere speso: ognuno porta a casa qualcosa di prezioso.

Nella facoltà che ho frequentato, il tirocinio in sala operatoria non è obbligatorio. Io ho **insistito** per parteciparvi, e, come spesso accade, ho imparato che la **determinazione** può aprire porte inattese. Nonostante nessuno avesse avvisato del mio arrivo, tutto il personale è stato gentile e accogliente.

Appena varcata la soglia, sono rimasto affascinato dall'**organizzazione**: ogni oggetto ha un posto specifico, così ogni persona ha un ruolo. **Precisione** è la parola d'ordine, e tutto e tutti paiono muoversi come ingranaggi di un orologio. **L'infermiere strumentista?** Un vero maestro della coordinazione: sa esattamente di cosa il chirurgo avrà bisogno, spesso ancor prima che lo chieda. Anzi: molto spesso il chirurgo ha solo allungato la mano, senza chiedere di cosa necessitava. Questo tipo di **anticipazione** è frutto di una comprensione non solo dell'intervento, ma anche delle preferenze del professionista che opera, e si impara solo con il tempo, l'esperienza e un'enorme passione per questo ambito.

L'intervento

L'operazione a cui ho assistito era un'applicazione di una **placca di titanio** su una frattura bilaterale di mandibola. Un caso complesso, reso ancora più difficile dalla conclamata **osteoporosi** del paziente. Ti assicuro, vedere una mandibola osteoporotica dal vivo mi è sembrato molto diverso che studiarla sui libri. Ricordo le illustrazioni del tessuto osseo bucherellato come un formaggio svizzero. Beh, nella realtà: hanno inciso seguendo la linea del mento, hanno aperto il tessuto come se sfogliassero la copertina di un libro ed è allora che, al posto della classica mandibola, ho scoperto una versione molto più diminuita e smussata.

Su essa, è stata applicata una soluzione cremosa creata dal midollo prelevato sul momento dell'anca dell'utente, mescolato a un farmaco che favorisce l'osteosintesi.

Uno dei momenti più rimarchevoli è stato quando la **placca di titanio** è stata modellata piegandola in base alla mandibola del paziente proprio, utilizzando una riproduzione in plastica, creata probabilmente con una **stampante 3D,** della mandibola fratturata. **Vedere qualcosa** è stata una vera faticaccia, specialmente per chi, come me, era lì per osservare, privo di un ruolo. Mi sono ritrovato a passare sei ore sulle punte dei piedi, cercando di vedere qualcosa tra i corpi di chi operava davanti a me. Nonostante questa difficoltà, ho imparato molto.

Ho avuto poi modo di seguire nel **post-operatorio** lo stesso utente: ho apprezzato il suo rapido recupero e la sua dimissione (con date per i controlli di *follow-up*) solo 3 giorni dopo.

Conta delle garze

Uno dei momenti più delicati di ogni intervento è la **conta delle garze**. Queste, imbevute di sangue, possono diventare indistinguibili dal tessuto corporeo e, se dimenticate all'interno del corpo, possono trasformarsi in vere e proprie **bombe infettivologiche**. È fondamentale che ogni garza usata sia contata e smaltita nei **contenitori appositi**. Se il numero non torna, tutta la sala operatoria viene "messa sottosopra" finché non si trova la garza mancante. La **sicurezza del paziente** è sempre la priorità assoluta.

Un fatto poco noto, è che le garze in uso hanno almeno un striscia di tessuto radiopaco: nel caso di forte sospetto un garza sia rimasta dentro la cucitura, può essere vista con i raggi, prima di riaprire.

Relazioni in sala

Un'altra sensazione che ho portato via con me riguarda i rapporti interpersonali tra il personale in sala. Ci tengo a premettere che sono **osservazioni circostanziali**,e riguardano specificatamente l'ambiente in cui ho fatto tirocinio. Tu, potresti avere un'esperienza molto diversa dalla mia. Francamente, **te lo auguro**. Spesso, i **chirurghi** e gli specializzandi si comportano da principi, trattando lo staff con distacco e, a volte, con **irritazione**. Ho assistito a diverse imbarazzanti **scenate e maltrattamenti gratuiti** durante quell'operazione, il che mi ha fatto riflettere su quanto sia importante mantenere un **clima collaborativo** in un ambiente così delicato.

Consigli

In sala operatoria, c'è una regola d'oro che non puoi permetterti di dimenticare: **NON TOCCARE I CAMPI STERILI**. Mai: non avvicinarti nemmeno. Tieni il campo sterile il più lontano possibile, perché una contaminazione può avere conseguenze **gravi** sulla salute del paziente: l'accidentale perdita della sterilità potrebbe richiedere un totale riallestimento dell'intera sala.

Farmaci più utilizzati

L'**anestesia generale** è composta da tre gruppi di farmaci principali: uno per togliere la coscienza (ovvero, per addormentare), uno per eliminare il dolore (**analgesia**), e uno per rilassare i muscoli (**miorisoluzione**). Alcuni nomi che sentirai spesso sono **propofol, ketamina, tiopentale**. Per l'anestesia locale, invece, i più comuni sono **benzocaina, lidocaina,** e **bupivacaina**.

Procedure più comuni

Se mai sceglierai di diventare **infermiere strumentista**, sarai responsabile della preparazione e gestione degli strumenti chirurgici, anticipando le necessità del chirurgo in ogni fase dell'intervento. **Precisione** e **tempismo** saranno le tue migliori alleate. Ma importante sarà anache avere un buon rapporto con i medici chirurghi.

Ogni esperienza in sala operatoria è diversa, ma una cosa è certa: anche solo un giorno lì ti darà una prospettiva **nuova** e un maggiore rispetto per il lavoro che si svolge dietro le quinte. Preparati al meglio delle tue capacità e, come sempre, affronta ogni situazione a mente aperto e con gli occhi attenti.

Da portare con Te

- → **Tirocinio in sala operatoria** spesso non è obbligatorio, ma si può richiedere su base volontaria.
- → L'**infermiere strumentista** deve anticipare le necessità del chirurgo, conoscendo nel dettaglio ogni procedura.
- → La **visibilità in sala** è ridotta per chi non partecipa all'operazione: sei ore sulle punte dei piedi.
- → Gli interventi possono essere **impressionanti**, ma sono grandi occasioni per apprendere l'**anatomia**.
- → La **conta delle garze** è fondamentale: una garza mancante può causare infezioni.

- → Anestesia generale: **sedazione, analgesia** e **miorisoluzione.**
- → Anestesia locale: **lidocaina, bupivacaina, ropivacaina,** tra gli altri.
- → Regola fondamentale: **non toccare i campi sterili.** Mantieniti a distanza per evitare contaminazioni.

Prova a rispondere

★ Mi interessa l'idea di spendere un **tirocinio,** oppure anche solo una **giornata** in sala operatoria?

Hospice

Il **terzo anno** il tirocinio diventa il cuore pulsante della tua esperienza. E c'è una sorpresa per te: in molte facoltà, puoi richiedere un tirocinio aggiuntivo, una **scelta personale** che ti permetterà di ottenere punti extra per il voto finale di laurea. Ma la scelta è tua. Il luogo è tuo. Il percorso è tuo. Io ho scelto l'*hospice*. Trai da questa nozione quello che ritieni, riguardo la mie personalità, o le mie scelte di vita!

Ripensandoci, non sapevo ancora come mi sarei sentito alla fine del terzo anno: **esausto**, emotivamente provato. Nella mia facoltà erano previsti sette tirocini di fila, in sette ambienti completamente differenti. Non tanto diverso da **cambiare professione** una volta al mese. Quello era il mio ottavo. Ero stanco ma **affascinato**. Perché? Perché l'hospice porta l'aspetto relazionale ad un diverso livello di complessità, qualcosa che non avevo mai incontrato in nessuna delle esperienze precedenti. Immagina dover comunicare con persone che stanno affrontando l'ultimo capitolo della loro vita. **Probabilmente ne sono coscienti**, ma non è detto. Tu, infermiere, diventi una guida, un assistente, o una presenza, insomma: qualcuno che deve rispondere ai loro bisogni. E poi ci sono i **famigliari**... oh, sì, la famiglia!

Ambiente diverso, diverso modo di pensare

L'*hospice* in cui mi trovavo era sorprendentemente simile a un **hotel**. **Camere ampie**, una **biblioteca**, persino una macchina per fare i **ghiaccioli**. Un giorno, abbiamo festeggiato il compleanno di una paziente con tutta la sua famiglia. Era un momento di grande dolcezza, immortalato nelle loro foto, dove compaio anch'io, **incluso nella famiglia**, circondato dai figli e dai nipoti. Davanti a noi, una **sacher**. Sì, una torta al cioccolato per una paziente diabetica. Ma, con **cure palliative**, si ragiona in maniera diversa.
Non si cerca di prolungare la vita a tutti i costi, ignorando la qualità di vita.
Invece, si cerca di **rendere ogni minuto degno di essere vissuto**. Un concetto potente, che richiede un vero cambio di mentalità, soprattutto per alcuni medici che hanno passato anni a combattere patologie, considerando il decesso dell'assistito come una **sconfitta personale**.

Il ruolo dell'infermiere in hospice

Ogni utente è **diverso**. Alcuni vogliono un rapporto **personale**, cercano **conversazione**, **attenzione**. Altri preferiscono essere lasciati **soli**. Mi **adattavo** alle esigenze del paziente: se desideravano parlare, mi fermavo ad **ascoltare**; se volevano **solitudine**, eseguivo le mie attività e uscivo.
Alcuni utenti hanno dolori inimmaginabili, ad insorgenza improvvisa. Algie **talmente acute** che l'idea di poterle avere crea loro panico. Ma poi, con un piccolo **bolo di morfina** o **diazepam**, il volto si rilassa e, spesso, emerge un sorriso. Una degenza in questo reparto può durare qualche settimana, ma alcune durano addirittura mesi. E poi, quando il loro corpo decide che è arrivata la fine, la morte: ho visto persone morire **serenamente**, felici, in pace con se stesse e con il mondo che stavano lasciando. Questo è il dono della terapia palliativa: dare alle persone la possibilità di una **morte dignitosa**, **senza dolore**.
Purtroppo, in altre esperienze, ho visto persone affrontare la

morte in modo diverso: con **agitazione**, con **dolore**, con quel **respiro affannoso** e **rumoroso**, gorgogliante, che riempie la stanza e fa male anche a chi sta vicino. È stato in *hospice* che ho capito quanto sia fondamentale garantire a tutti l'accesso a cure palliative adeguate. E, purtroppo, in Italia, è ancora molto difficile.

Vorrei aver avuto più energie. Alla fine del **terzo anno**, ero stremato. Il mio giudizio finale, che mi sono compilato da solo -Era il tirocinio opzionale-, diceva: «Avrei voluto fare di più, ma sono stanco». Ho sperimentato, ricercato, ma non potevo fare più. Mi ero svuotato. Ero così stanco che, l'ultimo giorno di tirocinio, mi sono persino **sbiancato i capelli**. Un piccolo gesto folle, che mi dava un briciolo di energia e mi faceva vedere le cose con occhi nuovi. Forse ricordi qualche video sul canale, di quei giorni. Quando la tutor mi vide, mi prese da parte: «Ma stai bene?».

Chi vive fuori dall'ospedale spesso ha **paura della morfina**. È vista come una droga pericolosa, che crea subito **dipendenza** o usata per **uccidere**. È un **preconcetto assurdo**. Ma tu, che lavori in ospedale, sai che la morfina, se combinata con un farmaco sedativo, è la scelta d'**eccellenza** per trattare dolori intensi e agitazione, anche per persone che non hanno una patologia incurabile.

Patologie comuni

In hospice, incontrerai soprattutto **patologie oncologiche**. I farmaci più utilizzati? **Morfina, Diazepam, Midazolam**. Questi saranno i tuoi alleati nel garantire il massimo comfort possibile ai pazienti che stai assistendo.

Da portare con Te:

- → In alcune facoltà, è possibile richiedere un **tirocinio aggiuntivo** per ottenere CFU
- → Le cure palliative richiedono un **cambio di mentalità**, soprattutto per i medici che vedono la morte come una sconfitta.

→ La **terapia palliativa** può donare serenità a pazienti con dolori inimmaginabili tramite piccoli boli di **morfina** o **diazepam**.
→ Consiglio per l'hospice: molte persone temono la **morfina**, ma è un farmaco eccellente se usato correttamente.
→ **Patologie più comuni**: principalmente patologie oncologiche.
→ **Farmaci più utilizzati**: **morfina**, **diazepam**, **midazolam**.

Prova a rispondere:

★ Quali sono le principali sfide emotive nel lavorare con pazienti terminali?
★ Qual è l'importanza del supporto ai familiari in un ambiente di cure palliative?
★ Come viene percepita la morfina fuori dall'ospedale e perché suscita così tante paure?
★ Qual è l'impatto emotivo di vedere una persona morire in serenità grazie alle cure palliative?

RSA e Casa di Riposo

L'**RSA** rappresenta spesso un periodo di **transizione** per l'utente anziano, un **ponte** tra il reparto ospedaliero e il tanto agognato ritorno a casa. Dopo la fase acuta della patologia, inizia un percorso di riabilitazione e terapia che è fondamentale per il recupero. In queste strutture c'è sempre una combinazione di **riabilitazione** fisica e **terapie farmacologiche** croniche.

É un reparto dove la cura è lieve ma molto diversificata: dalle **medicazioni** di lesioni da pressione, alle **ulcere venose**, fino alla gestione di farmaci la cui assunzione proseguirà a domicilio.

L'utente anziano, tipicamente, necessita **ascolto**, **attenzione**, **tenerezza**. A volte l'apertura è immediata. In altri casi, è necessario scavare lentamente una dura scorza di protezione, che potrebbe manifestarsi con **scontrosità**, a volte anche **maniere aggressive**. Quasi sempre, quando riusciamo ad arrivare al

nocciolo, scopriamo persone che sotto la **superficiale durezza**, si sentono **sole, abbandonate, spaventate** di fronte ad una linea vitale che sentono vicina alla conclusione e l'**enorme incertezza** di quello che sarà.

Il mio tirocinio

Il mio primo incontro in l'RSA è avvenuto il primo anno. È lì che ho imparato le basi, ho commesso primi **errori**, ho fatto **esperienze** che ancora oggi porto con me. Quando ci sono tornato il terzo anno (seppur in un'altra struttura), ho avuto modo di confrontarmi con i ricordi del passato, scoprendomi più abile e maturo. Questo si rifletteva nel modo in cui mi approcciavo ai pazienti, alla terapia, alle cure. L'esperienza fa una differenza enorme: vedrai che lo stesso accadrà anche a te.

Accompagnare al fine vita

Le **RSA** non sono solo riabilitazione. Spesso, sono anche un luogo di **accompagnamento al fine vita**. Questo avviene per l'età avanzata dell'utente medio, che spesso è ricoverato già con una diagnosi terminale. Alcune RSA si sono attrezzate con reparti adiacenti o stanze dedicate esclusivamente alle cure **palliative**, simili quindi a degli **hospice**, dove l'orientamento riguarda la gestione dei sintomi, non il trattamento della causa (diagnosticata già come incurabile). La gestione del dolore e del conforto diventa la priorità, e tu avrai l'onore -lo considero- tale di accompagnare le persone negli ultimi passi del loro cammino.
«Le **cure palliative** sono molto di più di una stanza designata in un RSA!» dirà qualcuno. Ed è vero. Ma in questo contesto, mi concentro su quello che esiste, perché già in quello che c'è, ho trovato molto da imparare.

Patologie e procedure comuni

In questi reparti, imparerai nomi e funzioni dei **farmaci più comuni**, gestirai **medicazioni di base** e svilupperai una

relazione terapeutica con pazienti che hanno bisogno di empatia e comprensione.
Gli ospiti di queste strutture convivono spesso con **ipertensione, dislipidemia, problemi cardiaci, diabete**, e altre condizioni croniche. Le **procedure** sono molteplici: dal **cateterismo** ai prelievi, dalla gestione di **peg** alle **medicazioni** più complesse.

Farmaci tipici

«Per ogni problema c'è una pastiglia!»
La medicina moderna fa sì che le gli utenti anziani si accompagnino quasi sempre a lunghe liste di terapia cronica. Aspettati di gestire: **anti-ipertensivi, anticoagulanti, insulina, Furosemide, Quetiapina**, la "cardioaspirina del mezzodì" e non dimenticare la famosa triade del destino: **Macrogol, Lattulosio** gli **Olii** (insieme a qualche occasionale pastiglia di **Senna**).

Realtà dura, ma "insegnativa"

Mio malgrado -lo dico "alla luce del poi"- non ho mai svolto tirocinio in **casa di riposo**. È stato il mio primo lavoro, come per molti neolaureati. Questa esperienza apre gli occhi su realtà che all'università spesso non sono presentate. Nessuno mi ha mai detto che avrei avuto 100 pazienti in carico. Capirai che la promessa di un'assistenza infermieristica, con tale carico assistenziale, è una vile menzogna. Nessuno mi ha mai spiegato come affrontare **turni massacranti**: 15 ore, spesso mattina e notte nello stesso giorno.
Se c'è una cosa che la **casa di riposo** mi ha insegnato, è lavorare **in fretta, "tagliare gli angoli"**. Spesso "lavorare in fretta" non è sinonimo di "**lavorare bene**". Per affinare la mia professionalità ho dovuto "disimparare" molte abitudini prese in questo primo contesto lavorativo, proseguendo nella carriera. In alcuni aspetti, mi rendo tristemente conto, la mia pratica ne è ancora inquinata.
Fondamentale credo sia parlarne: queste realtà **esistono** e vanno **affrontate**. Se le vediamo, se le viviamo, possiamo iniziare a cambiare le cose per il meglio.

Frequentare Infermieristica □ *@ciuffoelinfermieristica*

Ricorda sempre: ogni esperienza, ogni turno, ogni difficoltà ti renderà più forte, più consapevole. Sei sulla strada giusta, e io sono qui per accompagnarti in questo viaggio.

Da portare con Te

- → RSA è un contesto di riabilitazione post-ricovero prima del ritorno a domicilio. Pazienti dimessi dopo la fase acuta, necessitano di terapia e medicazioni.
- → **Farmaci comuni:** terapia anti-ipertensiva, anticoagulanti, insulina, furosemide, quetiapina, cardioaspirina, vitamina D, macrogol, lattulosio, senna, e benzodiazepine.
- → **Medicazioni frequenti:** lesioni da pressione, ulcere venose.
- → L'RSA è anche coinvolta nell'accompagnamento al fine vita, spesso in collaborazione con l'*hospice*.
- → In casa di riposo, il carico di pazienti è spesso elevato, anche con più di 100 degenti.
- → È un ambiente utile per imparare a lavorare rapidamente, gestendo le cure infermieristiche di base.
- → **Patologie comuni:** ipertensione, dislipidemia, problemi cardiaci, diabete, iperplasia prostatica, fratture saldate, lesioni da pressione.
- → **Procedure comuni:**, ricerca di accessi venosi, prelievi, medicazioni, cateterismi, gestione di pe,.

Prova a rispondere

- ★ Quali potrebbero essere i rischi che comporta lavorare in reparti con carichi di lavoro elevati?
- ★ Quali nozioni posso imparare provando a lavorare in un reparto con alto carico assistenziale?

Pediatria e nido

Il **tirocinio in pediatria**, nella mia facoltà, era quasi interamente osservazionale. Ovvero: **"Fatto poco e visto molto"**, come si suol dire. Ma non sottovalutare l'importanza di ciò che si **osserva**. Ogni gesto, ogni decisione, si trasforma in un'occasione per imparare. Ecco il bello di essere uno studente: abbiamo il privilegio di osservare professionisti all'opera. Così, possiamo costruire un'immagine mentale sempre più **realistica** dei professionisti che vogliamo diventare.

Immagina questa scena: sei accanto a un infermiere o un medico che, con pazienza, cerca di eseguire un **prelievo** su un **bimbo spaventato,** che ha meno di un anno di età. Il tuo compito? Distrarre il piccolo, **tranquillizzarlo**. E mentre fai questo, osservi ogni movimento degli operatori. Ecco: ricordo chiaramente un episodio in cui, per mezz'ora, il mio unico ruolo era distrarre un bambino mentre diversi infermieri pediatrici cercavano di effettuare un prelievo. **Mezz'ora.** Questo è il tirocinio in pediatria.

Colpa e lezione

Sono contento di aver svolto un tirocinio anche in questo ambito, anche se di pratico ho **perlopiù giocato** con i bambini per diverse ore. C'è una buona ragione se, per lavorare in pediatria, sono richiesti **requisiti diversi e specifici**. Mi si è palesato, nel momento in cui ho colto l'occasione per attuare qualcosa di pratico, qualcosa in cui pensavo di essere perfettamente competente: somministrare una **supposta** di Paracetamolo. Il paziente era un bambino di circa dieci anni. E lui... ha vissuto l'esperienza come una violenza, ha **pianto** tantissimo. Ho messo in gioco tutte le tecniche che conoscevo per prepararlo all'esperienza, spiegandogli la modalità, le necessità... ma non ha funzionato. Per lui è stato un vero trauma, un trauma che, causa la mia incompetenza a relazionarmi con lui, gli ho inflitto. Mentre piangeva in braccio al papà, tutte le tecniche che avevo appreso per relazionarmi con gli adulti **fallivano miseramente**. Mi sono sentito terribilmente in **colpa**, come se avessi fatto qualcosa di sbagliato, come se avessi arrecato a quel bimbo un imperdonabile torto. Lui sicuramente l'ha vissuta così.

La curiosa figura del pediatra

Nel reparto, c'era un pediatra particolarmente singolare. Aveva un occhiale tondo e uno quadrato, un dettaglio che colpiva subito chiunque lo incontrasse. Al di là di questa **stravaganza**, incuteva un certo timore, specialmente quando si trovava a discutere di **diabetologia** con i genitori dei piccoli pazienti. Ricordo una scena molto intensa: durante una visita di controllo, il medico esaminava la **curva glicemica** settimanale di un bambino, rilevata grazie ad un *device* di monitoraggio continuo. A un certo punto, ha notato un **picco glicemico** alle due di notte. Il bambino intimidito dal pediatra, a quel punto, è arrossito.

La madre, visibilmente preoccupata, ha tentato di giustificare il figlio, ma il medico continuava a fissare il bambino, muto. Alla fine, il piccolo ha confessato: si era alzato di nascosto per mangiare una merendina. La madre si è irrigidita: odore di tempesta per quel giovane utente. Il pediatra allora, fiutando la situazione, è intervenuto prontamente: «Hai tutto il diritto di mangiare una merendina. Però non farlo di nascosto: avvisa tua mamma prima, così potrà somministrarti un po' più di insulina».

Indimenticabile nido

Il mio rifugio era il **nido**. Ogni volta che potevo, correvo lì. Ero d'accordo con un giovane pediatra, e ogni volta che lo chiamavano per un parto, lui mi dava una soffiata. Non perdevo l'occasione: salivo subito con lui. Quei momenti, la nascita dei neonati e le prime cure che venivano loro somministrate, sono stati tra i più belli del mio tirocinio. So che non piace a tutti: alcuni lo trovano noioso, altri ne sono terribilmente impressionati. Te ne parlerò più nel dettaglio in un capitolo successivo, perchè penso sia un'esperienza arricchente, e meriti almeno essere presentata.

Consigli pratici

In questo tirocinio osserviamo i movimenti degli **infermieri esperti**, il modo in cui **interagiscono** con i piccoli pazienti. E nel frattempo, giochiamo con i bambini, perché il gioco ha un valore più grande di quello che di solito gli è associato.

Il ruolo dello studente in **pediatria** è principalmente quello di intrattenere i bambini. Giocare con loro quindi non è solo un passatempo: è un modo per guadagnare la loro fiducia e permettere agli infermieri pediatrici di lavorare con tranquillità. Non dimenticare che **le procedure che abbiamo imparato sugli adulti, nei bambini diventano più complesse** e spesso richiedono abilità completamente diverse.

Patologie e farmaci più comuni

Una delle difficoltà più comuni in pediatria non sono solo le malattie dei piccoli pazienti, ma anche i **parenti ansiosi**. Rassicurare una madre o un padre preoccupato è un'abilità cruciale da sviluppare, per infermiere in questo ambito. In questo caso, la **pazienza** è il miglior farmaco disponibile.

Quando si tratta di bambini, spesso, il rimedio più efficace è un sorriso, una parola gentile. É la nostra presenza, la nostra capacità di calmare e rassicurare, che farà davvero la differenza.

I principi attivi usati sono gli stessi che usiamo per gli adulti, solo a dosi molto molto inferiori. La forma farmaceutica è soprattutto sciroppo dolcificato. Che ti piaccia o meno l'esperienza, non ho dubbi che il tuo percorso in pediatria sarà unico. E nel nido... beh, preparati a vivere momenti che ti rimarranno nel cuore per sempre.

Frequentare Infermieristica □ *@ciuffoelinfermieristica*

Da portare con Te

→ **Tirocinio in pediatria**: prevalentemente osservazionale, con poche attività pratiche.
→ Le procedure sugli adulti diventano più complesse nei bambini; richiedono **abilità diverse** e pratica.
→ **Farmaci utilizzati**: rassicurazione, pazienza e gioco.

Prova a rispondere

★ Quali caratteristiche personali puoi mettere in gioco per calmare i genitori **in preda all'ansia**?
★ In che modo potrai renderti utile in reparto se il tirocinio è prevalentemente **osservazionale**?

Come ci vedono gli infermieri?

Voglio **scostare la tenda** e offrirti un **punto di vista privilegiato** su quello che succede **dietro le quinte** del tirocinio. Questo capitolo ti aiuterà a comprendere le emozioni che condizionano gli atteggiamenti di molti infermieri. Forse questo ti aiuterà ad associare un'**interpretazione** a situazioni che ti sono capitate o potrebbero capitarti, ed **evitare malintesi**.

In ogni reparto vige un **ordine**, una catena di **rapporti sociali** ben consolidati. L'ingresso dello studente **scombina** lo *status quo*: inizialmente, siamo accolti con **interesse generale**. Sotto la superficie, però, aleggia spesso un pizzico di **diffidenza**. Alcuni infermieri ci percepiscono infatti come "esseri giudicanti". In nostra presenza, si sentono **messi in discussione** sulla loro professionalità. La radice di tale diffidenza nasce totalmente dalla loro **insicurezza**.

Mi è capitato di notare che alcuni fra questi infermieri, quando **osservati** da noi studenti, erano in **difficoltà** nell'esecuzione di **pratiche elementari**, nonostante fossero professionisti con **decenni di esperienza**!

In un'occasione, mi hanno addirittura **cordialmente invitato a lasciare la stanza**, perché l'infermiera continuava a mancare la vena in un inserimento di CVP[23]. Avevo osservato la scena **in silenzio**. Ora mi realizzo che avrei potuto **sdrammatizzare**, magari **coinvolgendo l'utente** in una **conversazione**, e l'esito probabilmente sarebbe stato diverso.

In questo modo, oltre a garantire **l'efficacia** dell'operato dell'infermiera e **migliorato l'esperienza** per l'utente, avrei garantito un buon *upgrade* alla **mia formazione**!

La **paura del giudizio** è una reazione normale, però, questa "parete elastica" può essere **forzata** e **abbattuta**, con alcuni semplici **accorgimenti**.

Come fare una buona impressione?

Non serve sorbirsi un manuale di *etiquette*: basta un **sorriso** per fare la differenza. Se la mattina, mentre beviamo il caffè, **salutiamo** tutti gli infermieri chiamandoli per nome, faremo un'ottima **impressione**.

Quando siamo in pausa (rigorosamente accordata con il tutor), scambiamo **due chiacchiere** con il personale.

All'inizio il dialogo può risultare **imbarazzante**, forse perché ci sentiamo **intimoriti**. Non dobbiamo sostenere una conversazione di alto spessore: basta fornire alcune **informazioni basilari** sul percorso di studi, sugli interessi, sulla famiglia, ecc.

Possiamo anche **porre qualche domanda**, sempre discreta, **dimostrandoci interessati** e **memorizzando le risposte** per conversazioni future.

Se risulteremo ben disposti e accettanti, scavalcheremo la diffidenza inconscia di alcuni infermieri, **abbassando le loro difese**. Questo avrà una **ripercussione positiva** sulla nostra intera esperienza di tirocinio: quando gli operatori sanitari non ci sentono come "figure giudicanti", possono coinvolgerci nelle loro **azioni quotidiane**, **aiutandoci** ad accrescere le nostre abilità ben oltre l'ordinario.

C'è un'altro fattore fondamentale da tenere a mente: la **prima**

---

[23] Catetere Venoso Periferico, l'accesso venoso di base.

impressione. Quando entriamo per la prima volta in un reparto, il personale cerca inevitabilmente di catalogarci: "**Studente buono**" o "**Studente cattivo**"?

Come puoi ben intuire, è una **valutazione imprecisa**: è **impossibile** definire realisticamente le capacità di una persona, dai primi passi impacciati che muove in un mondo così vasto e sconosciuto.

Se qualcuno ci giudicasse negativamente solo per una sbagliata prima impressione, è meglio **non soffermarci** troppo su questo **giudizio approssimativo**.

È bene, invece, curare i **piccoli aspetti** dell'impressione che forniamo, per farci guardare subito di buon occhio. È brutto da dire, eppure è vero: chi non ci conosce, ci definisce in base alla sua prima sensazione.

Per esempio: molti mi ritengono **calmo** e **rilassato**, ed evidentemente questa è la prima impressione che do. Però, **io non mi definirei mai così**: mi tremavano le mani ai primi prelievi, provavo tensione prima di un esame oppure, successivamente, prima di un colloquio di lavoro. Tuttavia, **il mio atteggiamento visibile** dall'esterno, suggerisce indubbiamente qualcos'altro.

Una persona che cammina di fretta, ci dà **l'impressione** di essere indaffarata. Chi sostiene lo sguardo, sembra sicuro di sé. Chi parla scioltamente e con sicurezza, dà l'idea di sapere il fatto suo.

Ma queste sono solo... impressioni: **non sempre corrispondono al vero**.

L'esperienza di A

> *(...) Spesso noto studenti che prendono il tirocinio in maniera superficiale, come un gioco. Sfruttate al massimo i tirocini: solitamente i tutor e gli infermieri sono disponibili al confronto e all'insegnamento (...).*

Da portare con Te

→ Alcuni infermieri si sentono spesso giudicati e insicuri in presenza degli studenti.

Frequentare Infermieristica □ *@ciuffoelinfermieristica*

→ La paura del giudizio può essere superata con piccoli accorgimenti.
→ Un sorriso e salutare gli infermieri per nome aiutano a fare una buona impressione.
→ Durante le pause, scambiare chiacchiere informali migliora il rapporto con il personale.
→ Porre domande discrete e memorizzare le risposte rafforza la connessione.
→ Superare la diffidenza facilita l'integrazione nelle attività quotidiane del reparto.
→ La prima impressione è fondamentale: il personale tende a classificare gli studenti in "buoni" o "cattivi".
→ Le impressioni iniziali non riflettono sempre la vera personalità o competenze dello studente.
→ Un atteggiamento calmo e sicuro viene spesso percepito come indice di competenza, anche se non corrisponde alla realtà.

Prova a rispondere

★ Perché un infermiere "fatto e formato" può sentirsi messo in difficoltà dalla mia presenza?
★ Come posso superare la diffidenza che alcuni infermieri potrebbero manifestare?

Aggiustare i propri atteggiamenti può sembrare una pratica artificiosa, quasi **manipolatoria**. Ma non lasciarti fuoriviare da questo pensiero! Tutti quanti adattiamo il nostro atteggiamento in base alle circostanze.
Prova a pensare: assumi gli stessi atteggiamenti, lo stesso linguaggio, addirittura lo stesso tono di voce quando parli con i tuoi genitori, e quando parli con tua amici? "Indosseresti la tua personalità" del *"week-end"* davanti ad un docente o a un superiore? Guai se lo facessimo!
Nel percorso che abbiamo scelto, indossare la divisa da infermiere significa anche indossare la "personalità dell'infermiere". Ora: non sto dicendo che dobbiamo comportarci tutti allo stesso modo. Anzi:

è fondamentale che indossare questi panni metaforici risulti per ognuno di noi in una personalità diversa. Io, per esempio, sono timido e riservato. Mi piace la privacy, mi piace la tranquillità. Da infermiere: sono iperattivo, molto ordinato e previdente, mi piace passare più tempo con gli utenti. Soprattutto quelli che manifestano necessità emotive. Sono bizzarro, ovvero: mi piace trovare soluzioni creative a problemi reali, piuttosto che alzare le mani al cielo e dire: "Non è un problema mio." Mi piace tanto anche fare scherzetti, perchè penso tolgano serietà in un ambiente che rischia di soffocare nel "dramma" tutti quelli che lo popolano.

Sembrano caratteristiche in contraddizione, ma in realtà sono solo parti ed esigenze diverse della mia persona, che hanno trovato un diverso momento per manifestarsi.

Te lo immagini, se indossando la divisa, fossi timido e riservato e me ne stessi sempre per conto mio? Non sarei un infermiere un po' fallace. Allo stesso modo, è **indispensabile** imparare a **mettere da parte i propri sentimenti** personali per essere aperti e disponibili alla sofferenza degli altri. Non intendo dire sia facile: anzi, è difficilissimo. Però provarci, e provarci costantemente, è indispensabile per vivere serenamente questa professione.

Essere un professionista della salute significa anche saper offrire **accoglienza**, capace di trasmettere sicurezza e serenità, a prescindere da ciò che ci passa per la testa.

Crea lo spazio

Possiamo definire questo spazio come «**identità professionale**». Si tratta di un'area protetta, isolata dalle nostre esperienze extra-lavorative, dove possiamo dedicare tutto il nostro impegno e la nostra empatia a chi ne ha più bisogno. Ma come si fa? Il primo passo, è capire **quale immagine proiettiamo** sugli altri.

Immagina di chiedere a un amico fidato: «Quali aspetti del mio comportamento posso migliorare per apparire più **affidabile** -nel senso di "persona a cui affidarsi"-, **sicuro, rispettoso**?». Non è una domanda semplice, vero? E non tutti gli amici sono in grado di rispondere con sincerità. Un *genitore*, forse, non è la persona giusta per fornirti queste informazioni, così come un amico con cui hai un rapporto non molto profondo potrebbe esitare a dirti tutta la verità.

Ma non preoccuparti, ho alcuni suggerimenti che vanno bene per tutti, indipendentemente dalla personalità!

Adatta il tuo stile

Se sei introverso, prova a lavorare sul contatto visivo. Non fissare il pavimento mentre l'infermiere tutor o guida ti parla, ma annuisci e poni **domande mirate**. Partecipare alle discussioni in classe è un altro ottimo modo per farti notare. Magari proponiti come volontario per rispondere alle interpellanze del professore. Ricordati che fornire una risposta errata non è motivo di vergogna: se conoscessi già tutte le risposte, non staresti frequentando un corso di laurea.

Non dico nemmeno di metterti sempre in prima linea -che tortura!-, ma dimostra di essere presente e attento.

Se invece sei naturalmente estroverso, dovrai fare attenzione a non sovrastare gli altri. Limita il numero di domande, evita di monopolizzare la discussione e lascia spazio anche agli interventi dei tuoi compagni. La chiave è l'**equilibrio**: devi imparare a gestire la tua energia in modo che sia costruttiva per tutti.

Blocco appunti

Dal primo giorno, porta sempre con te **un'agenda, un blocco appunti tascabile**. Sarà il tuo compagno fedele per annotare tutte le informazioni cliniche che dovrai memorizzare. Ce ne saranno molte, e arriveranno tutte "alla rinfusa". Sarà necessario un po' di lavoro extra, a casa, per metterle in ordine. Ma non solo: ti servirà anche per segnarti gli orari del tirocinio, i nomi e i ruoli del personale, la gerarchia, una mappa del reparto, i farmaci più comuni e il loro calcolo, le procedure e qualche appunto su come funziona la struttura e il team. Il blocco appunti ti aiuterà a evitare quei momenti imbarazzanti in cui non sai cosa fare o dove trovarti. Immagina questa scena: la tutor ti manda a prendere un catetere da 14CH, e tu... resti via mezz'ora perché non sai dove trovarlo. In alternativa: tiri fuori il blocco appunti, lo apri nella sezione dove ti sei disegnato la mappa, e ti indirizzi in corrispondenza della voce "magazzino". Qui, alla tua destra, c'è uno scatolone con i cateteri. La misura è scritta sulla confezione. C'hai messo un minuto! Ah, e: prendine sempre uno di scorta, che non si sa mai.

Come affrontare i "momenti morti"

All'inizio del tirocinio, potrebbero esserci molti "**momenti morti**". Questo perché le tue competenze sono poche, e ci sono quindi poche cose che puoi fare. In realtà, un infermiere tutor abile dovrebbe essere sempre in grado di indicarti qualcosa da fare, sia anche ripassare determinate procedure più frequenti in reparto dai protocolli in uso. Però, sai: molto spesso dovrai **rimboccarti le maniche** e riempire il tempo da solo.

L'immagine degli studenti del primo anno che ciondolano per i corridoi è un un brutto stereotipo, ma non si allontana troppo dalla realtà. E sai cosa? Molti infermieri potrebbero interpretare questa apparente **inattività** come **pigrizia**. Non lasciare che questo accada! Un'etichetta di questo tipo applicata alla tua persona, rischia di danneggiare l'intera esperienza.

Quando non sai cosa fare, chiedi alla tutor se ha un incarico per te. Se risponde negativamente, chiedi il permesso di imparare la collocazione dei vari presidi. Potrà sembrare un compito noioso, ma ti assicuro che **conoscere il magazzino** (come nello scenario che ti ho presentato in precedenza) sarà il tuo asso nella manica nei momenti cruciali. Se sei già preparato, non dovrai mai preoccuparti di non trovare ciò che ti serve.

Conosci i diari infermieristici

Un altro modo per impiegare il tempo in maniera utile è leggere i **diari infermieristici e medici**. Sono davvero affascinanti e ti permetteranno di conoscere a fondo i pazienti attualmente in reparto. Anche se la documentazione burocratica può sembrare ostica e differente da reparto a reparto, studiarla attentamente ti renderà molto più sicuro nel caso in cui ti venga chiesto di utilizzarla. Inoltre farai esperienza con "il lingo": tutte le parole complesse che fanno subito comprendere all'uditore che hanno di fronte un professionista. Tutti questi vocaboli scientifici potrebbero essere annotati con relativa definizione sul tuo blocco appunti. Quando sarà il tuo turno di descrivere un evento sul diario infermieristico, saprai quali parole usare.

Non lasciarti abbattere

Il tuo obiettivo, soprattutto quando inizi in un nuovo reparto, è **presentarti** con **amichevolezza** e **giovialità** a tutto il personale. Non aspettarti che la tua **dedizione** venga sempre **corrisposta**. Alcuni infermieri non saranno gentili, e forse questo già lo sai. L'ambiente di lavoro può essere logorante a causa della **ripetitività**, della (percepita!) **mancanza di obiettivi**, o per i **cattivi rapporti** fra colleghi. Ma soprattutto: per **esperienze difficili** che questa professione inevitabilmente comporta. **Non scoraggiarti!**

Se hai letto fin qui, vuol dire che hai la stoffa per andare avanti. Nei prossimi capitoli esploreremo come gestire queste difficoltà emotive e come trovare il tuo equilibrio, affinché tu possa essere un infermiere non solo competente, ma anche sereno e realizzato.

Da portare con Te

- → **Aggiustare i propri atteggiamenti** può sembrare artificioso, ma è essenziale per essere infermieri efficaci.
- → Bisogna essere **aperti alla sofferenza altrui**, mettendo da parte il proprio vissuto e le esperienze quotidiane.
- → Chiedi a un amico fidato quale immagine proietti agli altri e quali aspetti del comportamento migliorare.
- → Se sei introverso, evita di guardare il pavimento e annuisci durante le spiegazioni del tutor.
- → Se sei estroverso, limita le domande e critica in modo *delicato*, dando spazio ai compagni.

Frequentare Infermieristica ☐ *@ciuffoelinfermieristica*

- → **Blocco appunti tascabile**: fondamentale per prendere nota di informazioni cliniche, orari, nomi, ruoli e struttura del reparto.
- → **Conosci i magazzini**: familiarizza con i presidi per essere pronto in qualsiasi momento.
- → Riempi i carrelli e ripassa mentalmente la funzione dei presidi; annota tutto nel tuo blocco appunti.
- → Studia i **diari infermieristici e medici** per conoscere i pazienti e la documentazione burocratica del reparto.
- → L'ambiente lavorativo può diventare logorante a causa di **cattivi rapporti** o **esperienze difficili**: attento ai "campanelli d'allarme" e corri ai ripari prima che la situazione degradi.

Prova a rispondere

- ★ Quali parti della mia personalità sono più adatte per essere "traslocarsi" nella mia identità di infermiere?
- ★ In che modo posso migliorare l'immagine che proietto sugli altri nel contesto lavorativo?
- ★ Quali caratteristiche del mio comportamento dovrei perfezionare per apparire più affidabile e sicuro?
- ★ Come posso evitare di sentirmi scoraggiato dalle risposte negative o dall'indifferenza di alcuni colleghi?

L'esperienza di R

"Domani riprendo il tirocinio dopo 3 anni, visto che ho dovuto temporaneamente lasciare gli studi per vari motivi. Essendo ormai un pluri-fuoricorso, ho il timore devastante di essere criticato dagli altri infermieri, per la mia impreparazione e per l'anno d'iscrizione che risulta dal mio cartellino. Spero di viverlo al meglio!"

Lo studente e lo status quo

Entrare in reparto come studente, ha sul team l'effetto di un **vento fresco** che attraversa le stanze, portando **novità** e

scombussolando lo *status quo*. L'ho accennato in precedenza. Ma non temere: questo non significa che il tuo arrivo sia percepito come un **evento negativo**. Anzi! Se ti trovi in un ambiente dove *stanchezza* e routine hanno preso il sopravvento, la tua presenza può fare una **differenza straordinaria**.
Immagina un infermiere che, dopo una sequela di lunghi turni, incontra uno studente **allegro, gentile** e desideroso di **imparare. Che boccata d'aria fresca!** È proprio la tua **energia**, la tua **curiosità** e il tuo **desiderio** di crescere che possono fare la **differenza**. Non solo per i pazienti, ma anche per tutto il personale che lavora in reparto. Le tue azioni e la tua buona volontà possono invertire la tendenza **scoraggiante** che talvolta pervade alcuni ambienti di lavoro. L'inizio del tuo tirocinio può diventare un grande passo verso un ambiente più **sereno** e **collaborativo**.

Infermiere intellettuale

«L'infermieristica è una professione intellettuale».
Ricordo ancora quando la docente ha pronunciato questa frase durante uno dei primi giorni di lezione. Mi sono immaginato un infermiere che guarda un tramonto, perso nei suoi pensieri filosofici. Ma la realtà che ho incontrato sin dai primi tirocini era in **netto contrasto** con questa **affermazione**. I professionisti sanitari forse potrebbero filosofeggiare nel loro tempo libero, ma in servizio si rimboccano le maniche e affrontano la realtà sanitaria in prima linea.
Eppure, col tempo, ho compreso meglio un'altra sfumatura che quella frase poteva intendere: infermieristica, come medicina, è una professione che evolve costantemente, basata su **evidenze scientifiche**. Studi e ricerche portano a **nuovi risultati**, e questi a loro volta **influenzano** la **pratica quotidiana**. L'infermiere non è solo un esecutore di **mansioni** -ricevo commenti minacciosi da infermieri agguerriti ogni volta che uso questo vocabolo!-, ma un **professionista** che **pensa**, **riflette** e **applica** nuove conoscenze per migliorare il benessere dei pazienti.

Frequentare Infermieristica □ *@ciuffoelinfermieristica*

Prima di infermieristica, ho svolto qualche turno come cameriere. Ne ho ricavato uno smisurato rispetto per chi lavora nella ristorazione. É passato molto tempo da allora, ma immagino che se mi capitasse di ri-approcciarmi a questa professione, la troverei esattamente come l'ho lasciata.

Infermieristica non è così: tempo di sbattere le palpebre, e si parla già di **infermieri prescrittori specialisti in epilessia.** Non ci credi? É il lavoro che svolge mia sorella da anni. Infermieristica è un percorso di crescita continua, un cammino che ti porterà a scoprire un **pensiero critico** e **professionale. Se, e solo se...** il **carico assistenziale** ce lo permette.

Perché: se oggi assistiamo dieci pazienti, non avremo tempo per applicare alcun pensiero critico, e il nostro esercitare questa professione non sarà molto diverso da una catena di montaggio.

Ed è qui che l'infermiere intellettuale smette di esistere.

Il tirocinio fa ingrassare?

Per alcuni forse sì. Per me, essere in reparto è allenamento per mente e corpo. Le ore di sonno sono contate (letteralmente). Agli inizi, nella frenesia dei reparti peggio organizzati, mi dimenticavo di mangiare e di bere. Confrontandomi ora con colleghi, so che è un'esperienza comune, in cui potresti riconoscerti.

«I primi tirocini, pisciavo sabbia» mi ha detto qualcuno (è una metafora, non è fisiologicamente compatibile con la vita). Non è un segreto che il tirocinio riempia la vita, ma è anche vero che può diventare un'occasione per migliorare il proprio benessere fisico e mentale.

Il tirocinio ti distrugge la vita sociale?

Niente di più falso! È vero che infermieristica richiede tempo e dedizione: lavoro-trasporti-studio-cibo-doccia-sonno... e poi ripeti da capo. Ma questo non significa rinunciare ai tuoi amici o ai tuoi momenti di svago. Anzi, potresti scoprire che avere poco tempo ti aiuterà a coltivare relazioni più autentiche, a scegliere di vivere solo i momenti più significativi. È un'opportunità per "potare" tutte quelle attività che forse non sono poi così necessarie.

Infermieri, medici e OSS: chi fa cosa?

C'è ancora molta confusione sul ruolo dell'infermiere, del medico e dell'OSS. Un giorno, mi sono trovato a spiegare cosa faccia un infermiere a due persone che suonavano alla porta -Testimoni di Geova-. Dopo essermi sforzato al meglio delle mie possibilità, hanno ribattuto così: **«Quindi sei l'assistente del medico?»**. Se acuisci l'orecchio, potresti sentire ancora l'eco delle mie fragili speranze schiantarsi sul pavimento.
Mi sono arreso: «Sì, una cosa del genere».
In realtà, il ruolo dell'infermiere è **piuttosto diverso** rispetto a quello di un'assistente, ed è una figura professionale indipendente da quella del medico. É vero che c'è promiscuità fra i corsi di laurea. Però, le comunanze si fermano lì. Per chiarire, ti racconto una metafora: immagina un campo pieno di fiori, dove ogni fiore rappresenta un utente. Il medico è la **farfalla** che passa di fiore in fiore, un esperto che ha studiato un decennio per diventare tale. L'infermiere, invece, è il **giardiniere** che si prende cura di ogni singolo fiore, decidendo la collocazione, osservando la crescita, intervenendo quando necessario. Se c'è un problema, insieme al medico, prepara un piano e lo attua. Non dimentichiamoci dell'OSS: è colui che semina, scava, trapianta nuovi fiori. Passa tanto tempo tra i fiori, spesso più di ogni altra figura. È essenziale per garantire il **benessere** del giardino. Senza di lui, le piante **non crescerebbero** bene.
Senza **cooperazione** tra ruoli, il "giardino" si **deteriora**: inizierebbero ad apparire le prime erbacce, che poi prenderebbero il sopravvento sulle piante seminate, fino a **soffocarle**. E questa, sarebbe una triste conclusione per il nostro Sistema Sanitario.

La "Faida" tra le professioni

Purtroppo, questa **chiara divisione** di ruoli non è sempre **compresa** o **rispettata**. Ricordo uno dei miei primi tirocini, dove infermieri e OSS lavoravano in due *team* separati, **sparlando** e **maledicendosi** a vicenda. In quanto studente, frequentavo entrambi i gruppi, imparando molto ma anche assistendo a **tensioni inutili**. Un giorno, dopo un litigio particolarmente acceso, mi trovavo a prendere i parametri ad un utente quando un OSS ha detto ad un'altro: «Non parliamo davanti a lui. Sarà anche solo uno studente, ma è comunque **UNO DI LORO**».

Ora, con più esperienza, capisco quanto siano **dannose** queste faide. Gli ambienti lavorativi gestiti da una una dirigenza incompetente, possono diventare **logoranti**, ma questo non giustifica la **mancanza di collaborazione**. Non esiste una **piramide d'importanza** tra le professioni: la "**scala gerarchica**" è retaggio di tempi superati. Chi desidera ritenersi superiore solo per la divisa che indossa, farebbe meglio a soddisfare le sue fantasie con un'indigestione di romanzi di Jane Austen, e presentarsi in reparto dopo un bagno d'umiltà. **Tutti sono essenziali** e ognuno porta il proprio **contributo** per mantenere il giardino rigoglioso.

Futuro: collaborazione

Così come gli infermieri lottano per cambiare lo **stereotipo** dell'"assistente del medico", anche gli OSS hanno il **diritto di rivendicare** l'importanza del loro ruolo. Solo insieme, collaborando e rispettandoci a vicenda, possiamo garantire il miglior servizio possibile ai nostri assistiti. Ricorda: sei uno studente, un professionista in formazione: **puoi fare la differenza**. Non solo per i pazienti, ma anche per l'ambiente in cui ti troverai a operare. Quindi, vai avanti con fiducia, imparando e portando con te sempre un po' di umiltà, un po' di *zen*, e ottimismo. **Sei parte di un grande cambiamento**, e il mondo della sanità ha bisogno di te.

Da portare con Te

→ Il tuo arrivo in reparto può scuotere lo *status quo*, e questo si traduce spesso in un'opportunità positiva per migliorare l'ambiente lavorativo.

→ **Infermieri intellettuali**: l'evoluzione della professione è basata su EBN[24], che comporta costante aggiornamento e cambiamenti.

→ Il tirocinio è impegnativo, e può comportare sconvolgimenti del ritmo circadiano, oltre che impattare la sfera sociale.

→ Molte persone non hanno chiaro i nostri ruoli: differenze tra *infermiere*, medico e *OSS* non sempre chiare.

→ I conflitti professionali sono dannosi; riconoscere autonomia e importanza di ogni ruolo è fondamentale per lavorare bene e "coltivare" un buon ambiente di lavoro.

Prova a rispondere

★ Quali sono benefici potrei introdurre in un ambiente lavorativo logorante a causa di conflitti intra-professionali?

★ Come potrei influenzare positivamente il morale di un reparto?

★ Cosa ne penso dell'affermazione "l'infermiere è una professione intellettuale"?

★ Ho mai assistito ad un cambiamento radicale dettato dalla ricerca scientifica nell'evoluzione della pratica infermieristica?

★ Quali strategie potrei adottare per ridurre l'influenza del tirocinio sulla mia vita sociale e personale?

★ Perché ci sono conflitti tra figure professionali, e chi, in fin dei conti, li subisce? Chi invece potrebbe trarre beneficio dall'alimentarli?

---

[24] Evidence Based Nursing.

Frequentare Infermieristica □ *@ciuffoelinfermieristica*

Quando gli infermieri ti prendono in giro

Era l'inizio di uno dei primi tirocini del mio secondo anno, un periodo cruciale in cui iniziavo a prendere confidenza con le dinamiche del reparto: una semini-intensiva chirurgica. Il **passaggio delle consegne** era appena cominciato: questo è un momento "sacro" che scandisce la giornata dell'infermiere, il passaggio di informazioni tra il turno uscente e quello entrante: dettagli su pazienti, trattamenti, monitoraggi. Ma per chi guarda dall'esterno, potrebbe sembrare che l'infermiere che dà consegne indossi una casacca rossa con la scritta «Prego: disturbami».

Proprio in uno di questi momenti delicati, è arrivato un nuovo **ricovero**. Anziché farlo accogliere dal turno uscente, come sarebbe prassi, il tutor ha deciso di farlo prendere in carico a me, impedendomi di ricevere il resto delle consegne. Questo significava: «Bene, non capirò "chi deve fare cosa" per il resto del turno!».

Un infermiere del turno uscente, mentre recuperava la sua borsa per andarsene, mi ha detto due parole sulla situazione: «Questa paziente è stata trattata con un nuovo farmaco **radioattivo**. Il protocollo è considerarla "isolamento da contatto", quindi devi proteggerti con i rispettivi *device*, e mantenere sempre una distanza di almeno un metro e mezzo».

Ora: c'era qualcosa mi suonava un po' inverosimile, in tutta quella storia. E alla luce del poi, mi sarei anche potuto domandarmi «Che protezione dovrebbe offrirmi il camicetto verde vedo-non-ti-vedo contro le radiazioni?»

Però i primi tirocini... ero talmente abituato ad interfacciarmi quotidianamente con **peculiari bizzarrie**, che davo per buono tutto quello che mi veniva detto. **Mi sono buttato all'avventura.** Entrato nella stanza, ho trovato una paziente atipica per quel reparto. Completamente **autonoma**, vestita in abiti civili. Era in piena **agitazione psicomotoria**, e **furibonda**. Ha iniziato subito ad urlarmi contro mescolando diverse lingue. Afferrando qualche parola, mi è sembrato di comprendere che mi stesse accusando di averle rubato il telefono. Le ho allungato la sua borsa, cercando di

Frequentare Infermieristica □ @ciuffoelinfermieristica

matenermi quanto più attaccato al muro, per rispettare la distanza che mi avevano raccomandato. Ha rovesciato il contenuto della borsa sul letto e, non appena ha trovato il cellulare, si è calmata. Allora, sono uscito dalla stanza, strisciando la schiena contro il muro. Più tardi, un medico è entrato per visitarla. Siccome avevo saltato le consegne, non avevo nemmeno idea di quale fosse la diagnosi d'ammissione. Curioso di capire di più su l'ambigua situazione, gli ho chiesto qualche informazione. Con un sorriso bonario, mi ha chiamato: «É una paziente che segue una particolare terapia. É vero che ha assunto un farmaco radioattivo, ma questo non rende certo radioattiva la paziente. É venuta qui in osservazione per qualche ora, giusto perché avevamo un posto libero. Ora la dimetto».

Oh, che burloni. Me l'avevano proprio fatta: in barba a me, e alla paziente in confusione. Il giorno successivo, la donna è tornata con un pacco di biscotti, e me l'ha consegnato con un sorriso e qualche parola che immagino fosse di scusa e di ringraziamento.

Forse avrei fatto meglio a tenerli per me.

7 Consigli per le Prime Notti

Conosci la storia di Damiano? Studente del primo anno di una facoltà ignota, la sua avventura è ormai leggenda. Era **la sua prima notte di tirocinio**. Il tutor gli ha ordinato di **rifornire i carrelli**, controllare i **farmaci per il giorno dopo** e **compilare le grafiche**. Erano circa le due di notte quando hanno concluso tutto.

A quel punto, gli ha detto: "Ok, Damiano, qui abbiamo finito. **Mettiti in pigiama che andiamo a dormire!**"

"Come il pigiama?" ha chiesto Damiano.

"Ma, sì, ma sì, il pigiama, Damiano. Non l'hai portato?"

"No..."

"Bon, per questa volta prenditi un camice pulito, di quelli per i pazienti. Ma ce l'hai lo spazzolino, almeno?"
"No, non sapevo si andasse a dormire!"
"E cosa vuoi che facciamo tutta la notte?"
L'hanno fatto cambiare, altri infermieri gli hanno dato un **cuscino** e uno **spazzolino di spugna**, e l'hanno indirizzato verso una stanza con un letto vuoto. Poi l'hanno fermato, perché avevano un po' di cuore.
Povero Damiano.
In realtà, nei turni notte, bisogna rimboccarsi le maniche.
Stendersi su una barella durante una pausa non è comunque una cattiva idea: aiuta a diminuire lo stravolgimento del ritmo circadiano dato dall'inversione sonno-veglia. Persino in terapia intensiva si chiudono le luci, e c'è chi appoggia la testa sul tavolo. In ogni caso, hai la certezza che, qualunque cosa dovesse accadere, un corrispettivo allarme suonerà per richiamare l'attenzione.

Ricordo l'emozione delle prime notti da studente: a vegliare, origliando il respiro di ogni paziente!
Corridoi vuoti, il **ronzio dell'aria condizionata**, qualche occasionale *"bip"* delle **pompe infusionali** -quelle maledette!-.
I turni... notturni, chiamati **"veglie"**, sono davvero **particolari**. Possono capitare veglie **impegnative**, con ricoveri notturni, i **campanelli suonano come un'orchestra**, qualche occasionale **emergenza alle tre di notte** (non capisco perché, ma a me son capitate sempre verso quell'ora). Tempo che arriva la conclusione del turno, non

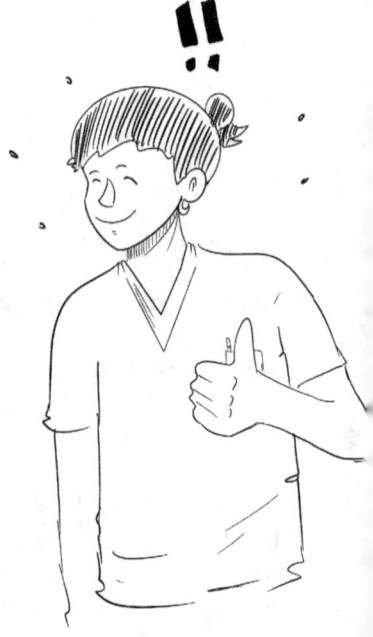

vediamo l'ora di tornare a casa e schiantarci sul letto. Ma non costituiscono una **norma**: i turni di notte sono più frequentemente **tranquilli** e, se vissuti assieme ad una **buona *équipe***, possono risultare **davvero stimolanti**!

Si fanno notti già dal primo anno?

Dipende dal reparto, dipende dal tutor.
Durante il tirocinio siamo **affiancati** da uno o più infermieri e seguiamo il loro orario di lavoro. Se nella loro turnistica sono previsti **turni di notte**, è probabile che lo siano anche per noi.

Da portare con Te

→ È possibile siano previsti turni notte già dal primo anno.
→ È comune sentirsi disorientati a causa dell'inversione del ritmo sonno-veglia.
→ Fare una pausa su una barella aiuta a ridurre lo stravolgimento del ritmo circadiano.
→ Non tutte le notti sono impegnative: molti turni sono tranquilli e, con una buona équipe, possono risultare stimolanti.

L'esperienza di E

"(...) In una SOC di chirurgia per esempio farai notti a iosa, ma se sei destinato ad un ambulatorio, non ne avrai del tutto; (...) Gli studenti non dovrebbero fare tirocini notturni: è uno stress inutile, perché oltre al lavoro nella struttura devono anche studiare per superare gli esami... mica sono in vacanza."

Cosa si fa di notte in reparto?

Se l'atmosfera è tranquilla, puoi dedicarti a lavoretti di **routine**: riordinare cartelle -apprendendo la disposizione del contenuto-, aggiornare le **grafiche** -confrontando i parametri e acquisendo il linguaggio clinico-, predisporre i **farmaci** per il giorno successivo

-conoscendo principi attivi, diluenti, diluizioni, tempi d'infusione, ...- e chiudere i bilanci idrici, ovvero quel delicato equilibrio tra **entrate** e **uscite di liquidi** del paziente, di cui ti parlerò più specificatamente più avanti. Altre attività possono essere rifornire i carrelli -familiarizzando con il magazzino-, pre-accettare gli esami ematici -imparando la necessità di ogni richiesta-, eseguire la verifica funzionale del defibrillatore e controllando il contenuto del carrello d'emergenza.

Sono attività *routinarie*, tranquille. Posso comprendere come possano apparire poco eccitanti. Però, ricordati: quando capita l'emergenza, dobbiamo essere pronti. Per essere pronti, dobbiamo essere preparati. Per essere preparati... hai capito.

Quando arriva l'emergenza...

Ogni tanto, capita un'emergenza. Qui, il tirocinante può contribuire poco, ma la **partecipazione attiva** è fondamentale. Una notte del mio primo tirocinio mi è toccato descrivere l'**ematemesi**[25] di un paziente al telefono. Tenevo la padella in mano, osservando il contenuto ondeggiare: «Uhm... nel sangue vomitato, vedo cibo non digerito. Che cibo? Credo siano dei... *cracker*?» — e fidati, mantenere la calma in momenti come questi ti farà crescere più di quanto immagini.

Attimi di riposo

In alcuni reparti, la tutor mi permetteva di **riposare** per un'oretta. Mi infilavo in un ambulatorio e, steso a fissare il soffitto, lasciavo che gli occhi si arrendessero alla stanchezza. Altri reparti, invece, mi richiedevano di essere **attivo** per tutta la notte. O, ad essere onesto, quello che mi era realmente richiesto era perlomeno di **apparire operativo**. Dopo aver completato tutte le pratiche più ripetitive, controllato ogni data di scadenza dei

---

[25] L'ematemesi è il vomito di sangue dal tratto gastrointestinale superiore, causato da condizioni come ulcere o varici esofagee, e richiede valutazione medica urgente.

Frequentare Infermieristica □ *@ciuffoelinfermieristica*

farmaci e rifornito ogni cassetto, a volte, il tempo sembra rallentare e la testa ciondola. Cosa fare in quei momenti? Anche imparare a gestire **l'inattività** è una parte importante del lavoro.

Prelievi all'alba: il mio grande terrore

Alcune notti in un tirocinio in medicina, mi assegnavano i **prelievi**. Questo compito, che inizialmente rappresentava per me la più grande difficoltà, mi era richiesto di eseguirlo... **alle cinque del mattino**. Cinque, sì, e con la testa pesante come il piombo e la vista sfocata, cercavo disperatamente quelle venuzze spesso sottili e elusive. Non mentirò: ho ricevuto più di qualche «Vaff...» in queste occasioni. Ma ogni "errore" è una lezione, e alla fine, anche queste esperienze mi hanno reso più forte e sicuro. Ma è un argomento per un'altra sezione.

Come sopravvivere alla notte?

Una veglia dura **dieci ore e mezza**. A questa segue lo "smonto", ovvero il momento in cui si lasciano le consegne al turno successivo, attorno alle 7:00 del mattino. Poi, alle 7:30, si "stimbra" il *badge*. E finalmente, ci aspetta un meritato giorno di riposo -e qui qualcuno vorrà aggiungere «Non sempre!», ma non roviniamo la pietanza prima di aver finito la cottura-. Come **rimanere svegli** e attivi per tutta la notte?

Un buon consiglio è fare un **riposino** nel pomeriggio prima del turno. Io preparo una moka di caffè prima di iniziare. La mia chiave, finora, è sempre stata assumere piccole dosi di **caffeina** in modo moderato e a intervalli regolari. Un'altra piccola spinta può venire da qualche **sostanza zuccherina**, ma fai attenzione a non esagerare. La notte in reparto non è solo una prova di resistenza fisica, ma anche di equilibrio tra mente e corpo.

L'esperienza di P

"(...) io personalmente nella vita non sono MAI riuscito a fare i pisolini pomeridiani, per cui ho sviluppato una tattica diversa: la mattina del

giorno in cui devo fare notte non punto la sveglia e cerco di dormire il più a lungo possibile. Passo un pomeriggio tranquillo e poi tiro di lungo per tutto il turno. Per quanto riguarda lo smonto (...) il momento più critico è sempre stato l'autobus per tornare a casa dal lavoro, dove puntualmente mi ritrovavo addormentato contro il finestrino, circondato da ragazzini urlanti che andavano a scuola. Poi casa, caffè e letto. A meno che non avessi lezione. A quel punto mi sedevo in fondo e dormivo sul banco"

Un nuovo equilibrio

Interferire con il **ritmo sonno/veglia** può sembrare uno **stravolgimento** totale, soprattutto agli inizi. Ma non temere, perché con il tempo, l'organismo si abitua e ritroverai il tuo **equilibrio**. La notte in reparto ha una sua magia, una calma apparente che ti permetterà di scoprire un lato diverso del lavoro infermieristico. Sai una cosa? Fra i miei ricordi più piacevoli ci sono proprio i turni notturni.

C'è qualcosa di speciale nel vegliare sugli ammalati che dormono. Forse ti sentirai un po' un **eroe**, una **figura silenziosa** che protegge i pazienti mentre **il resto del mondo riposa**. Ogni campanello che suona o pompa volumetrica che inizia a emettere un allarme - «Occlusione a valle![26]» - sarà una nuova avventura, pronta a sfidare la tua prontezza e le tue capacità.

Non tutto, però, sarà avventuroso o emozionante. A volte, dietro al campanello, troverai solo un paziente imbarazzato. «Scusi... me la sono fatta addosso. E sul letto. E sul comodino. E sul muro». In quei momenti, ti renderai conto di cosa intendevano realmente, quando a lezione i docenti ripetevano che per svolgere questa professione è necessaria **comprensione**, **empatia** e capacità di **autogestione emotiva**.

---

[26] Non ho una fonte per questa nota, ma il 90% delle volte non c'è nessuna occlusione. Maledette pompe.

Frequentare Infermieristica □ *@ciuffoelinfermieristica*

Da portare con Te

→ La **veglia** dura **10 ore e mezza**, seguita dal turno di "**smonto**" con passaggio delle consegne.
→ **In quali attività impegnarti la notte?** Lavoretti di *routine*: come riordinare cartelle, aggiornare grafiche, preparare **farmaci** e chiudere i **bilanci idrici**. Rispondere ai **campanelli** per pazienti che richiedono sonniferi o antidolorifici.
→ In alcuni reparti, è possibile riposare per un'oretta, stesi in un ambulatorio.
→ Riposare nel pomeriggio e consumare **caffè** e zuccheri con moderazione può aiutare a rimanere svegli.
→ Se dormire il pomeriggio non fa per te, prenditi almeno una giornata tranquilla!
→ Approfitta delle notti più tranquille per portarti avanti con lo studio e la stesura dei casi clinici.
→ Non guidare dopo una veglia, se non sei **totalmente** sicuro di farcela.

Prova a rispondere

★ A quali attività potrei dedicarmi di notte, al fine di conoscere meglio il reparto e il suo funzionamento?
★ Come gestisco una emergenza se sono ancora alle prime armi?
★ È giusto che uno studente possa riposare durante il turno notte?
★ Quali strategie posso adottare per restare sveglio e concentrato durante il turno di notte?
★ Cosa potrei fare per gestire al meglio la stanchezza dopo dieci ore e mezza di turno notturno?

8 Tutor e Guide di Tirocinio

I **tutor o guide di tirocinio** sono figure fondamentali nel nostro percorso formativo. Sono gli **infermieri** che ci seguono da vicino in reparto, insegnandoci a mettere in pratica tutto ciò che impariamo in aula. Il loro compito non si ferma qui: in collaborazione con i **tutor didattici** (ovvero il personale universitario dotato di **magistrale**), si occupano anche di valutarci. Detto così, suona quasi minaccioso, vero? Ma non preoccuparti! La maggior parte di loro sono persone gentili e disponibili, pronte a guidarci con passione e competenza. Non avrebbero assunto volontariamente questo ruolo, altrimenti.

Come si diventa tutor?

Diventare tutor non è una cosa che si improvvisa. Gli infermieri che scelgono questo percorso hanno seguito un **corso di formazione specifico** e superato un esame per ottenere l'**accreditamento ufficiale**. Questo significa che hanno le competenze necessarie per aiutare noi studenti a crescere e migliorare. Ma, e qui c'è un piccolo dettaglio da considerare, capita a volte di incontrare infermieri che fanno da tutor **senza essere ufficialmente accreditati**. Non è una pratica completamente "formale", ma succede. L'importante è che, accreditato o meno, un buon tutor **sappia come trasmettere conoscenze e supporto**.

Quando prendono di stipendio?

Qui che le cose si complicano un po': ogni realtà sanitaria ha le sue regole e le sue politiche. Trovare fonti attendibili su questo aspetto non è facile: un errore che come lavoratori commettiamo sempre, è quello di non **condividere** e **confrontare** lo stipendio. Non c'è niente da vergognarsi, anzi!

Mi affido quindi alle testimonianze prime ricevute da persone di cui mi fido che hanno svolto questo ruolo in diverse realtà d'Italia. In alcune Aziende Sanitarie pubbliche, ricevono un **extra di 5 euro l'ora** lordi sullo stipendio da infermiere. In altre, i tutor guadagnano un compenso "una tantum" che varia dai **500 ai 2.000 euro l'anno**, a seconda del numero di ore di tutoraggio e di studenti seguiti. In altri casi ancora, queste ore vengono semplicemente conteggiate come **straordinario**. E poi, c'è una verità che sorprende: molti tutor in Italia non sono pagati affatto. Lo fanno **gratuitamente**, e quando lo fanno con passione, possiamo davvero considerarli degli **esempi di dedizione**.

Come sono, in realtà, i tutor?

Ne sentirai tante di storie sui tutor, e alcune te le racconterò anch'io. A queste, potrai aggiungere le esperienze che vivrai in prima persona. C'è chi racconta di tutor che non seguono gli studenti, li abbandonano a piegare garze o, peggio, a fare fotocopie. Poi ci sono quelli che, con una sola frase, riescono a spegnere l'entusiasmo di un tirocinante. Alcuni hanno la delicatezza di una **massaia che sbatte il tappeto**, mentre altri sembrano etichettarti alla prima occasione, giudicandoti ancor prima di conoscerti.

E poi ci sono i tutor che fanno **domande teoriche**, ma non sanno rispondere quando gli studenti ne chiedono spiegazioni. Succede, e forse succederà anche a te: esistono le mele marce. Ma non lasciare che queste esperienze ti scoraggino: anzi, parlane. Condividile con i compagni, affinchè siano anch'essi preparati. Un buon tutor può fare la differenza nel tuo percorso, e, con un po' di fortuna, incontrerai qualcuno che saprà **ispirarti** e **accompagnarti**.

Proseguendo, scopriremo insieme come affrontare al meglio le prime settimane di tirocinio, come superare la paura di sbagliare e come trasformare ogni ostacolo in un'opportunità per crescere. **Sei pronto a fare il prossimo passo?**

Frequentare Infermieristica □ @ciuffoelinfermieristica

L'esperienza di D

"La tutor mi sgridava davanti all'utente, diceva che sono insicura sulla procedura perché non avevo studiato abbastanza. Ma mi sentivo insicura perché ero al mio primo prelievo. Mi ha urlato contro in tutte le mie prima volte, ha detto che ho difficoltà nella comunicazione poiché mi manca il linguaggio scientifico. (…)

È stato un incubo, ho pensato di abbandonare l'università perché mi faceva sentire sempre un' incapace. (…) Ma non voglio mollare."

Il "segreto" per un buon tirocinio

Il **rapporto** con il tutor può fare la differenza tra un'esperienza di tirocinio **mediocre** e una **straordinaria**. Ma c'è un segreto che voglio condividere con te, qualcosa che ho imparato sul campo: se ti sforzi di vedere il **lato positivo** e di **tirare fuori il meglio dalle persone**, loro **faranno lo stesso con te**. Non è sempre facile, certo. Spesso si inizia con qualche "**passo falso**", ma questo fa parte del percorso di crescita.

Pazienza e perseveranza

Ci saranno momenti in cui dovrai "**ingoiare un boccone amaro**", fare "**buon viso a cattivo gioco**". Sì, potrebbe sembrare un lavoraccio costruire un legame con il tutor, ma ti assicuro che ne vale la pena. Quando riesci a stabilire una buona intesa, tutto cambia: il tuo tirocinio si trasforma in un'opportunità di apprendimento profondo e gratificante

Quando il tutor sembra irraggiungibile

Mi è capitato un tutor con cui non riuscivo proprio a comunicare. Dopo tanti tentativi, mi sono detto: «Va bene, io e lui/lei non ci possiamo capire. Ma come posso comunque **tirar fuori il meglio** da questa situazione?». Ecco, questa è la **mentalità vincente**. Non sempre avrai la fortuna di lavorare con un tutor che ti capisce al volo, ma anche in quelle situazioni, puoi imparare tanto. Cerca di essere **flessibile** e di **adattarti**, senza perdere di vista il tuo obiettivo: crescere come professionista e come persona, ... e andare avanti. Perchè, che l'esperienza in tirocinio sia stata **positiva** o **negativa**, presto ce la **lasciamo alle spalle**, per **accogliere** la prossima.

Esperienze con guide appassionate

Fortunatamente, **la maggior parte dei tutor** che ho incontrato erano **appassionati** dal loro lavoro, e la loro passione ha contagiato anche me. Mi hanno seguito con **attenzione**, hanno avuto la **pazienza** di spiegarmi le procedure, e alcuni di loro si sono **fermati** anche oltre il turno per aiutarmi a capire meglio. Hanno creduto in me, mi hanno dato **fiducia** e, soprattutto, non mi hanno valutato per quello che "**avrei dovuto essere**", ma per il percorso che ho fatto insieme a loro. Questa è la vera essenza di un buon tutor: qualcuno che non si limita a giudicare, ma che ti **accompagna** nel tuo cammino di crescita.

Dialogo tipico fra studenti

Uno dei dialoghi più comuni tra studenti negli spogliatoi è questo:
«Come va?»
«...bene».
«Il tuo tutor?»
«...bene».
«Il reparto?»
«...bene».

Possiamo fare **molto meglio** di così. **Parliamone**! Condividere le nostre esperienze è fondamentale, soprattutto durante il tirocinio. Che sia con amici, familiari, o compagni di corso, è importante comunicare i nostri pensieri e le nostre difficoltà. Non restiamo in silenzio. Il confronto ci permette di crescere, di comprendere meglio noi stessi e di trovare insieme strategie per affrontare le difficoltà quotidiane.

Parleremo di come affrontare questi momenti impegnativi durante il tirocinio. Le giornate **pesanti** arriveranno. Esistono però anche **strumenti per mantenere alta la motivazione e superare ogni ostacolo**.

L'esperienza di M

"(...) Mi sono resa conto che il parere su un tutor è davvero soggettivo. Quello che può andare bene a me e che può favorire il mio apprendimento, può non essere l'ideale per un mio compagno. Mi è capitato proprio ieri di vedere facce sconvolte ad una mia ammissione: "Ti sei trovata bene con quella? Ma come? Io non vedevo l'ora che finisse il tirocinio." Occorre venirsi incontro, come in tutti i rapporti umani. Bisogna conoscersi e imparare a capirsi. Certamente capiterà la mela marcia a qualcuno ma (...) voglio sperare che siano casi sporadici. In ogni caso non dobbiamo lasciarci affossare da queste esperienze poco produttive."

Da Portare Con Te

- → I tutor o guide sono infermieri formati e accreditati che ci guidano nel reparto e ci valutano insieme ai tutor didattici.
- → A volte, alcuni infermieri fanno da tutor **senza essere ufficialmente accreditati**, ma l'**importante** è che **sappiano trasmettere competenze**.
- → Retribuzione: varia molto tra le diverse realtà sanitarie, con cifre che vanno da €5 l'ora lordi a compensi annuali una tantum tra i 500 e i €2.000. Alcuni lavorano gratis, mossi dalla passione e dalla dedizione.
- → Potresti incontrare tutor che non ti seguono, o che ti lasciano a svolgere compiti banali, come piegare garze o fare fotocopie.
- → Cerca di vedere il lato positivo nelle persone, e loro faranno lo stesso con te.
- → A volte, dovrai fare **buon viso a cattivo gioco**, ma ne varrà la pena per il tuo apprendimento.

→ Evita risposte automatiche: **condividi le tue esperienze** con compagni di corso, amici o familiari per crescere e affrontare meglio le sfide.

Prova a rispondere

★ Cosa succede se il tutor che mi segue non è accreditato? Influisce sulla qualità dell'insegnamento?
★ Perché alcuni tutor sono retribuiti, altri no?
★ Cosa faccio se il mio tutor sembra non interessarsi a me o mi assegna solo compiti banali come piegare garze?
★ Come posso affrontare un tutor che non risponde alle mie domande o che sembra giudicarmi subito negativamente?
★ Cosa posso imparare da un tutor con cui non riesco a comunicare facilmente?
★ Quali sono le caratteristiche di un tutor appassionato e come possono influenzare il mio percorso di crescita?
★ Condivido le mie esperienze di tirocinio con i compagni di corso e amici?

E se riceviamo una pessima valutazione?

Se hai ricevuto una **svalutazione** durante il tuo tirocinio, posso immaginare ti senta **abbattuto**. Non è una situazione facile, vero? Ognuno di noi reagisce a modo suo. C'è chi l'accetta passivamente, chi la rifiuta a priori, chi la **sovra-analizza** fino a sentirsi **sopraffatto**. Questi sono tutti **meccanismi di difesa** che usiamo per proteggerci. Non c'è un giusto o uno sbagliato. Questi processi ci aiutano a far fronte a momenti difficili e, se sono adeguati, ci aiutano a superarli.

Ma fermiamoci un attimo: se, ora che stai leggendo, sei nei postumi di una svalutazione, prima di cercare di analizzare razionalmente ciò che è successo, ti consiglio di concentrarti sull'**emozione** che stai vivendo. Sì, l'emozione che stai cercando di coprire o di razionalizzare troppo in fretta. Solo quando l'avrai davvero compresa e accettata, potrai tornare ad analizzare il fatto accaduto e chiederti: «Ha davvero senso per me, questa valutazione? Esiste un che modo affinchè io possa utilizzarla a mio vantaggio?».

Chi ci ha giudicati?

Una domanda fondamentale che devi porti è: chi è la persona che ti ha dato questo giudizio? Riflettiamo insieme. Questa persona ti conosce davvero? **È qualcuno che prenderesti come modello professionale?**

Se la risposta è no, prendiamo il giudizio e... **buttiamolo nel cestino!** Spesso, le persone valutano gli altri secondo parametri personali, come se fossero loro il modello perfetto da seguire. Ma la verità è che ognuno di noi è diverso (e per fortuna!). Abbiamo **diverse qualità** da offrire, e ognuno di noi funziona in maniera unica. Per esempio, ho incontrato infermieri tecnicamente impeccabili, ma con scarse doti relazionali. Al contrario, altri erano eccezionali nelle relazioni con i pazienti, ma tendevano a dimenticare di... firmare la terapia.

Io, per esempio, sono sempre stato affascinato dall'**aspetto relazionale** della professione, soprattutto in situazioni ad alto impatto emotivo. Per esempio: una situazione lavorativa che trovo stimolante, è avere in carico un paziente aggressivo, che non accetta gli interventi o la terapia. Certo: se avessi costantemente a che fare con pazienti di questo tipo, forse, più che stimolato, mi sentirei sopraffatto. Però, con tutti i difetti che posso riconoscermi in un onesta autocritica, vedo in me una capacità particolare nella relazione con i pazienti "difficili". Non è una dote naturale, è un *work in progress* continuo. Ricordo sin dai primi tirocini: i tutor mi affidavano gli utenti con cui avevano **meno voglia** di avere a che fare. Questa era prassi, ed è probabile capiti anche a te. A forza di avere a che fare con quei pazienti ho imparato alcune tecniche relazionali (intendo frasi, atteggiamenti corporei, parole specifiche da usare e da non usare) che mi permettono di avere un buon rapporto proprio con i pazienti più "indesiderati".

Se dovessi immaginare la **vetta più alta** da raggiungere nella mia **carriera**, non sarebbe quella di essere il **miglior infermiere**

nelle **procedure tecniche**, ma la miglior persona a cui **affidare il proprio dolore**, perché sa convertirlo in **serenità e leggerezza**.
Anche su questo punto il giudizio di un tutor/guida può diventare relativo: se un infermiere valuta solo la tua **capacità tecnica**, tenderà a dare più **importanza a quell'aspetto**. Se, invece, il giudizio arriva da chi dà peso alle **relazioni interpersonali**, metterà al centro la tua **capacità di connettere** con i pazienti.

Valutazioni o... impressioni?

Una cosa importante da ricordare: **le valutazioni non sono assolute**. Sono piuttosto **impressioni personali** sulle tue abilità in un determinato momento. Da entrambi i tipi di valutazione – sia quelle tecniche che quelle relazionali – puoi **prelevare suggerimenti** utili per migliorare, ma non le devi mai considerare come **sentenze definitive**.
Prendi ciò che può essere **costruttivo**, ma non lasciare che ti **etichettino**! Ricorda sempre: **siamo tutti in continua evoluzione**, e **tu stai crescendo con ogni esperienza**. Non permettere a nessun giudizio di **bloccare il tuo cammino**!

L'esperienza di G

"Io ho avuto una tutor da galera. Non mi seguiva, non mi spiegava, mi trattava male e mi prendeva sempre in giro. Mi chiedeva cose del secondo/terzo anno che chiaramente io, che ero al primo, non sapevo. Per questo mi ha penalizzata anche come voto...
Chiaramente è stato "cazziata" dalla tutor didattica (gran donna) perché non sono stata assolutamente zitta. Ora per fortuna ho cambiato reparto e sono con un team fantastico, tutti mi spiegano e tengono alla mia formazione, non mi abbandonano mai, ma allo stesso tempo mi lasciano molta autonomia; la caposala è sempre presente e mi fa un po' da tutor anche lei (...)"

Frequentare Infermieristica □ *@ciuffoelinfermieristica*

Quando il tutor non è dalla tua parte

Ci sono tutor che sembrano disinteressati, che **scaricano** su di noi il lavoro per cui sono pagati, mentre loro *scrollano* il *feed* di *tiktok*. Se ti ritrovi in una brutta situazione, o anche solo hai la sensazione che qualcosa non stia andando per il verso giusto, non aspettare di ricevere la **valutazione** finale. **Fatti sentire prima**. Chi è il tuo punto di riferimento? Il **tutor didattico**: il docente universitario che segue il tuo tirocinio. Scrivigli una *mail*, o meglio ancora, parlagli di persona. Essere il primo a segnalare un problema ti metterà in una posizione più forte e ti aiuterà a far valere i tuoi diritti. Il tutor didattico è lì per te, deve garantire il tuo interesse. È il suo lavoro. E **se manca in questo compito**, allora **non si sta comportando in modo professionale**.

La mia (brutta) esperienza

Durante uno dei miei primi tirocini, ero seguito da una tutor che, per qualche motivo, **non mi vedeva di buon occhio**. Era risoluta nel farmi ottenere una valutazione insufficiente. Non c'è riuscita, grazie al supporto degli altri infermieri che hanno presentato un quadro diverso alla **tutor didattica**.

Ignoro totalmente le motivazioni che spingevano questa infermiera. Perchè da nessuno mi sono mai state riferite. Ho delle supposizioni, certo: ho iper-analizzato tutti i momenti che ho condiviso con lei -*hey*, questo è il mio meccanismo di *coping*!-.

Ho scoperto questa storia solo in seguito, quando la tutor didattica me l'ha raccontata -anche se è stato poco professionale da parte sua-. La cosa più frustrante? L'infermiera che cercava di penalizzarmi mi sorrideva sempre. **Grandi sorrisi**, ma evidentemente finti. Questa scoperta mi ha davvero scoraggiato, soprattutto perché si trattava delle **mie prime esperienze** nel mondo ospedaliero. Mi ha reso **insicuro** e, nel tirocinio successivo, anche un po' **paranoico**.

Frequentare Infermieristica □ *@ciuffoelinfermieristica*

Cosa può esserci dietro?

Non ho mai capito veramente quali fossero le sue vere intenzioni. Perché ce l'aveva con me? **Perché tanta negatività verso un giovane studente che non conosceva?** Mi sono chiesto se, forse, le ricordassi qualcuno che le aveva fatto del male in passato. Forse mi aveva inconsciamente associato a una sua **esperienza personale**.

Eppure, poi ho ripensato a un dialogo che ho avuto con lei. Era un pomeriggio lento e tranquillo, e le avevo espresso qualche critica sul mio percorso universitario: «La mia impressione è che molti corsi siano ripetitivi e poco utili ai fini della pratica. Dopo tante ore di teoria, non mi sento davvero preparato ad applicare le procedure in reparto».

Non mi sembrava una **considerazione così anarchica**. Non penso nemmeno di aver usato toni inaccettabili: le persone che mi conoscono, definiscono il mio modo di presentarmi come **molto umile** e **non aggressivo**.

Ne avevo parlato con i miei compagni, lo avevo scritto nelle valutazioni sui corsi, e ne già allora ne parlavo sui *social*. Di solito, trovo molte persone d'accordo con queste osservazioni. Ma ogni tanto ricevo anche qualche commento arrabbiato, come se colpissi qualcosa di sacro. Come se stessi "**bestemmiando**".

L'unica spiegazione che sono riuscito a trovare per il suo comportamento è che quella critica le avesse dato **fastidio**. Forse l'aveva messa in crisi a tal punto da decidere di vendicarsi.

Ricordo bene l'ultimo giorno di tirocinio. Ci siamo salutati, e lei mi ha rivolto un **sorriso largo**, a cui ora associo il tiro che si preparava a farmi. Da allora, ho imparato una lezione importante: a volte, è meglio **tenere la bocca chiusa** con le persone che non conosco. Anni dopo, l'ho incontrata in un reparto covid, come collega. Non ho avuto modo di salutarla: era in stato **alterato**, un po' **confusa** e **spaventata**. Era al termine del turno, ma non c'era nessuno a sostituirla. Mi sono offerto come volontario, così lei è andata a casa, senza darmi le consegne. Non l'ho più rivista in alcun reparto covid, a differenza di tutti i colleghi che si sono messi a disposizione durante l'emergenza. **Non ho una buona opinione di lei come infermiera.** Forse, nemmeno la sua valutazione aveva poi così tanto valore.

La mia seconda (brutta) esperienza

Il terzo anno può portare nuovi livelli di difficoltà, e la mia seconda esperienza negativa con un tutor ne è stata la prova. Ero assegnato a un reparto diviso in due ale: l'**Ala A** e l'**Ala B**. Nell'Ala A gli utenti restavano per **pochi giorni**, mentre nell'Ala B si trattava di degenze **più lunghe**, con molto più lavoro. Naturalmente, nel fine settimana, l'**Ala A era molto più tranquilla**, con pochi utenti, mentre nell'**Ala B non mancava mai da fare**.

Appena arrivato, la mia tutor mi ha detto che preferiva l'Ala A perché «non le piace come lavorano i medici dell'Ala B». Può anche darsi che avesse ragione, ma la realtà era che passava gran parte del turno al telefono.

É arrivato il giorno della tanto attesa **valutazione intermedia**, pianificata... vicino alla fine del tirocinio. All'epoca in cui l'ho frequentata, la mia "*Alma Mater*" non brillava certo in termini di organizzazione. Si è presentata in reparto la tutor didattica, una persona con cui non avevo mai avuto il piacere (o dispiacere) di interagire. Con mia sorpresa, l'infermiera ha proposto che la valutazione avvenisse alla presenza della coordinatrice. Non era una pratica consuetudinaria. Così, eravamo lì, stretti in una stanza: l'infermiera, la tutor didattica, la coordinatrice io.

A quel punto, la mia tutor infermiera ha dichiarato: «Enrico è timido e insicuro, non come ci si aspetterebbe da uno studente del suo anno. Per questa ragione, ho preferito tenerlo nell'Ala A, perché così riesco a seguirlo meglio».

Sono rimasto **di sasso**. Avrei voluto rispondere, ma le parole non mi sono uscite. **Non me l'aspettavo**. La mia mente era vuota, bloccata dall'incredulità.

A posteriori, mi sono reso conto che la tutor didattica avrebbe dovuto fare domande più specifiche: «Ma questa timidezza, come si

manifesta nel lavoro? Non sa somministrare la terapia? Non riesce a interagire con i pazienti? Non è affidabile nelle procedure?».
Se avesse chiesto questo, le bugie della tutor infermiera sarebbero emerse immediatamente. Eppure, nessuna di queste domande è stata posta. La tutor didattica, **che non mi conosceva**, ha accettato le critiche senza battere ciglio.
E io non ho saputo difendermi.

La verità viene sempre a galla

Solo in seguito, ho scoperto che la coordinatrice aveva richiamato la tutor infermiera poco prima della mia valutazione: proprio perché si prendeva sempre l'**Ala A, quella dove si lavora meno**. Come lo sapeva la coordinatrice, non uscendo mai dal suo studio? Qualche collega aveva fatto la **spia**.
E così, la tutor ha trovato la soluzione: gettarmi sotto l'autobus. La sua scusa era che sceglieva l'**Ala A per potermi seguire meglio**. Una coordinatrice più presente in reparto avrebbe notato una discrepanza nel racconto: la perpetua presenza dell'infermiera nella stanza-break, mentre io, da solo in reparto, svolgevo l'integralità del suo lavoro.
Nonostante questo, alla fine il tirocinio si è concluso con una **valutazione molto positiva**, perché la tutor universitaria, non conoscendomi bene, ha fatto una media dei voti presi nei tirocini precedenti.
«Bravo Enrico! Hai fatto un grande miglioramento» -nei pochi giorni passati dalla valutazione intermedia? Non un miglioramento, avrei fatto un miracolo-
Quando le ho proposto la versione dei fatti che avevo appreso, l'ha completamente destituita, invitandomi a pensare al prossimo tirocinio che sarebbe cominciato di lì a poco. **Va bene, guardiamo avanti.**

Non dimenticare chi ti ha aiutato

L'ultimo giorno di tirocinio, ho ignorato tutor e coordinatrice. Invece ho preso in disparte un'infermiera particolarmente **gentile** e **laboriosa**, e l'ho ringraziata per i pochi attimi che avevamo passato insieme. Perché, quando ti trovi in queste situazioni, è facile lasciarsi prendere dallo **sconforto** e **dimenticare** chi ti ha trattato con **rispetto**.

Non dimenticare mai chi merita il tuo **ringraziamento**. Le persone che lavorano con **passione** e **merito** sono **esempi preziosi**, e sono quelle che dovrebbero **brillare** in reparto. Spesso non è così. **Facciamole brillare noi!**

Voglio credere che ogni tirocinio mi abbia insegnato qualcosa, anche al di là delle competenze infermieristiche. Questa esperienza mi ha insegnato che è importante **parlare** delle esperienze negative, perché i personaggi che si comportano male **vengano smascherati nella loro incompetenza e immoralità**. Allo stesso tempo, però, è altrettanto importante dare risalto a chi fa bene il proprio lavoro.

Mi è capitato anche di prendere una valutazione un po' bassetta perchè me la meritavo, in un ambiente che non mi interessava e da cui mi sentivo poco stimolato. Va bene così. **Fa parte del percorso.**

Scrivere una lettera di ringraziamento

Per concludere questo capitolo, voglio condividere con te un consiglio. Se ti trovi a riflettere su chi ti ha lasciato un segno positivo, considera l'idea di scrivere una **lettera di ringraziamento** agli infermieri che ti hanno aiutato. È un gesto semplice ma molto apprezzato.

Questa è una lettera che ho lasciato alla fine di un tirocinio:

"Ciao ***!
Sono Enrico, lo studente di un po' di tempo fa.

Questa lettera è un "grazie!" per il tempo che mi avete dedicato. Potrei lanciarmi in sdolcinatezze, ma se vi incontrassi da qualche parte in ospedale, finirei per imbarazzarmi. Così preferisco una lettera nordica, contenuta per forma, ma calda nella sostanza.
Vi ho sentiti vicini e comprensivi, pazienti, sempre disponibili. Mi avete fatto tutti un regalo prezioso: il vostro tempo per la mia formazione.
E in particolare, a te, tutor, grazie per aver adattato i tuoi insegnamenti al mio livello, e non in base a "come sarei dovuto essere". È un tocco di sensibilità che mi ha tolto molta pressione. Ricorderò questo come uno dei migliori tirocini."
E se ti va, ti consiglio di farlo anche tu.
Magari non dà piacere a tutti, ma qualcuno lascia il segno.

Da portare con Te

- → Le valutazioni sono impressioni personali, non sentenze definitive.
- → Concentrati sulle emozioni prima di analizzare razionalmente.
- → Rifletti su chi ti ha dato il giudizio: ti conosce davvero? È un modello da seguire?
- → Bilancia competenze tecniche e relazionali: ogni infermiere ha punti di forza diversi.
- → Ricorda e ringrazia chi ti ha trattato con rispetto.
- → Non è detto che un tutor definito "pessimo" da un compagno di corso sia pessimo anche per noi.
- → Se più tirocinanti segnalano in negativo lo stesso tutor, possono scattare provvedimenti disciplinari.
- → Dai valore ai tutor meritevoli: valutali positivamente nelle classifiche ufficiali e rendi noto il loro nome.
- → Coinvolgi il tutor didattico in caso di problemi per far valere i tuoi diritti.
- → Condividi pensieri ed esperienze con compagni, amici e familiari.
- → Tornato/a a casa, stacca la mente dal reparto.

Frequentare Infermieristica ◻ *@ciuffoelinfermieristica*

→ Prenditi del tempo per te, scegli delle attività che ti facciano stare bene.
→ Confidati con persone con cui hai un rapporto di fiducia.
→ Non farti mettere un'etichetta da chi non ti conosce.
→ Non tenerti tutto dentro, facendo finta che tutto vada bene;
→ Non Pensare di essere solo/a!

Prova a rispondere

★ Come posso affrontare una svalutazione ricevuta durante il tirocinio?
★ In che modo potrei distinguere un giudizio costruttivo da uno soggettivo e poco rilevante?
★ Quanto influisce la relazione con il tutor sull'esperienza di tirocinio?
★ Cosa potrei fare se il tutor infermieristico non si comporta in maniera professionale?
★ Ritengo importante riconoscere e ringraziare chi ci ha trattato con rispetto durante il tirocinio?
★ In che modo le esperienze negative possono aiutare la crescita personale e professionale?

9 Cosa Si Vede Nei Primi Tirocini

Sei pronto per una sfida?
In questo capitolo ti anticipo alcune situazioni che probabilmente esplorerai in prima persona. Non posso realmente coprire tutto ciò che avrai l'opportunità di incontrare: per praticità, ho per esempio sorvolato il reperimento di **accessi venosi profondi** tramite **tecnica** *Seldinger* **ecoguidata** o la **dialisi** per pazienti con

insufficienza renale, etc... Insomma, tutto ciò può essere considerato un po' po' troppo avanzato. Altrimenti, ti ritroveresti in mano un vocabolario. Non voglio addolcire la realtà: il primo tirocinio può incutere timore, ma affrontando queste emozioni fin da subito, il resto sarà **interessante** e **stimolante**.

Ti fornirò trucchi **pratici** per gestire ciò che vedrai, **informazioni utili** che **spesso non vengono insegnate**, ma sono convinto ti gioverà conoscere in anticipo. Prima riconosciamo le nostre **debolezze**, prima possiamo iniziare a **lavorarci sopra**. Tutte, **TUTTE** le tue paure sono **superabili**. Certo, non basta uno schiocco di dita. Ma con il tempo e l'esperienza, qualsiasi situazione diventa gestibile. Il tirocinio ti metterà di fronte a **scenari** che non avresti mai immaginato, e mano a mano che avanzerai nei tuoi studi, affrontando **tirocini specialistici**, questo diventerà sempre più evidente.

Cambiamenti nelle relazioni

Potresti già notare una **distanza** tra te e i tuoi vecchi amici, quelli che non stanno frequentando infermieristica. Ti sembrerà che il **legame** con loro si stia indebolendo, ma non preoccuparti! Non è così. I rapporti si evolvono, e **frequentare infermieristica** significa anche far **evolvere** le tue relazioni, passo dopo passo, insieme alla tua **maturazione**.

Ti stai forse chiedendo: «Infermieristica mi rende... **diverso**?» La risposta è **sì** e **no**. Il percorso infermieristico ti darà una nuova **consapevolezza** della vita, della **morte** e della **sofferenza umana**. Questi sono concetti che, grazie alle esperienze di tirocinio, **assorbirai** e **metabolizzerai**.

E così, potresti avvertire un certo distacco dalle persone estranee al mondo sanitario. Ma non è un male, anzi! È solo il segno che stai **crescendo** e **cambiando**.

Chi sarai alla fine?

Ora, immagina il percorso di **infermieristica** come un labirinto di specchi. Ogni riflesso rappresenta un'esperienza umana. Prima di

entrare in questo labirinto, sei rivestito di preconcetti -quasi delle fiabe- su determinate esperienze di vita, che riguardano la malattia, la sofferenza, il lutto e la morte. Trovare **la propria strada** in questo labirinto è il gioco che ci viene proposto. Se l'accetti, ti cambierà **profondamente. Quando ne uscirai, non sarai più la persona che eri quando sei entrato.** E questa trasformazione è inevitabile e straordinaria.
Siamo pronti a metterci in discussione? Siamo pronti a vedere il mondo ribaltarsi? Se ti dicessi che è facile, che sarà solo un **gran divertimento...** ti racconterei frottole. Certo, ci saranno **momenti divertenti, entusiasmanti,** perfino **eccitanti.** Ma è soprattutto un viaggio **rivoluzionario.** E, per questo motivo... **non è per tutti.**
Non è una questione di **qualità innate,** di **predisposizione** o di **vocazione.** Il percorso di **infermieristica** non è per tutti perché **non tutti sono disposti a fare questi grandi passi.** Serve la **volontà.** Serve il desiderio di **crescere,** di **imparare,** di **affrontare** le sfide più **complesse.** Se hai questa volontà, sono qui per tenderti la mano.
Vuoi prendere la mia mano ed entrare insieme nel labirinto? Sarà un viaggio tra le zone "tabù" dell'**esperienza umana,** tra **gioie e dolori, piccole sorprese,** risate, **nuovi amici, pianti solitari, addii** e tantissime **storie** da raccontare. Credimi: lo spettacolo vale il prezzo del biglietto.

Riflessi di esperienza

Ho raccolto qualche riflesso della mia esperienza e di quella di studenti e professionisti che mi hanno raggiunto sui social. Naturalmente, non posso entrare nei dettagli espliciti: quello che succede in ospedale, **rimane in ospedale.** Questo per rispetto della *privacy*, ma soprattutto per rispetto delle persone. **Tuttavia, "privacy" non significa che dobbiamo tenerci tutto dentro!**
Molte esperienze possono lasciarci inquieti, **tenerci svegli la notte,** o riempirci la mente di **domande.** Il consiglio? **Parlane!**

Frequentare Infermieristica □ *@ciuffoelinfermieristica*

Condividi con i tuoi **compagni, ascolta** cosa hanno da dire. Potresti scoprire che hanno vissuto qualcosa di simile, o magari potranno offrirti **un punto di vista diverso**, uno che non avresti considerato.

Il tirocinio non è solo **una parte** del tuo percorso, è una delle esperienze più profonde che vivrai durante gli studi di infermieristica.

Preparati, sì, ma soprattutto **accoglilo**.

Da Portare Con Te

→ **Riconoscere** le proprie debolezze permette di lavorarci sopra.
→ Il tirocinio ti esporrà a situazioni che non trovi in nessun altro lavoro.
→ Le relazioni **evolvono** parallelamente alla tua crescita personale e professionale.
→ Infermieristica non ti rende diverso, ma ti offre una maggiore **consapevolezza** su vita, morte e sofferenza umana.
→ Parlare delle tue esperienze con i compagni aiuta a elaborare e comprendere meglio ciò che vivi.

Prova a rispondere

★ Come posso prepararmi al **primo tirocinio** senza farmi sopraffare dalla paura?
★ È normale sentirmi **spaventato** di fronte alle prime esperienze cliniche?
★ In che modo l'infermieristica mi renderà più **consapevole** della vita e della morte?
★ È vero che l'infermieristica cambia le persone? **Come** cambierò io?
★ Cosa succede se non sono disposto a compiere i **grandi passi** necessari per proseguire questo percorso?

★ Qual è il modo migliore per elaborare le **esperienze forti** vissute in tirocinio?

Contatto con la nudità

É un'esperienza unica, che ci mette a contatto con il corpo umano in tutte le sue **forme** e **dimensioni**. Questo potrebbe sembrarti **imbarazzante** all'inizio, ma fidati: man mano che acquisirai **sicurezza**, diventerà una parte naturale del tuo lavoro quotidiano.

Ti chiederai: «Perché è così importante prepararsi a gestire situazioni di **nudità** durante il tirocinio?». La risposta è semplice: ogni corpo racconta una storia e noi, come infermieri, siamo chiamati a decifrarla, diagnosticarla e a prendercene cura. Che tu stia assistendo uomini, donne, bambini, giovani o anziani, il contatto fisico sarà inevitabile, che si tratti di **osservare**, **palpare** o assistere con **procedure specifiche**.

Un esempio molto **concreto** è ciò che accade in chirurgia. Una delle procedure che incontrerai più spesso è la **tricotomia**[27]. Molti interventi, soprattutto quelli che coinvolgono l'intestino o la zona pubica, richiedono una depilazione "a pantaloncino" per poi creare un ambiente sterile in sala operatoria. É una pratica di competenza degli OSS, ma come studente è probabile te ne sia richiesta l'attuazione per apprendere l'intera preparazione pre-operatoria. Questa pratica può essere vissuta come una **violazione**, un **abuso**, da molti utenti. E se la tricotomia coinvolge le parti intime, può essere vissuta come un **abuso sessuale**. Fondamentale, prima di "gettarsi all'opera" è spiegare la necessità di ogni azione, e **chiedere il consenso**.

Dal nostro punto di vista, invece, potremmo non sentirci perfettamente a nostro agio nell'attuare un **elettrocardiogramma** ad una **minorenne**, scoprendole il **seno**. In questo caso, una pratica potrebbe essere coprire il corpo con il lenzuolo dopo aver applicato gli elettrodi.

---

[27] Depilazione.

Oppure potremmo sentirci a disagio a posizionare un **catetere vescicale**, interagendo in maniera esplicita con organi genitali di ogni genere e forma. Non ti preoccupare, col tempo tutto questo diventerà una *routine*.

Per la tricotomia, c'è un trucco che potresti già iniziare a mettere in pratica: nelle visite ambulatoriali di controllo, consiglia sempre ai tuoi pazienti di **presentarsi già depilati** prima dell'operazione.

Non lo fai per scansare il lavoro: ma per il loro **benessere psicologico**. Ad esempio, se devono affrontare un intervento come un'**emorroidectomia**, la zona **perianale** deve essere completamente priva di peli. Se il paziente non è già depilato, dovrà mettersi in una posizione piuttosto scomoda, "a gattoni", mentre tu, o un OSS, gli raderete i peli.

È comprensibile che un utente possa sentirsi a disagio in situazioni come queste. In quei momenti, il tuo **tatto** e la tua **empatia** faranno la differenza. Non dimenticare mai: ciò che per te diventa *routine*, per l'utente sarà sempre un momento di grande vulnerabilità. E qui entra in gioco la tua capacità di farlo sentire a proprio agio, **senza mai minimizzare i suoi sentimenti**.

Anticipazione: ti capiterà spesso di affrontare situazioni in cui l'odore corporeo non sarà dei migliori, specialmente in aree come la zona **ascellare**, **perianale** o **inguinale**, ricche di ghiandole sudoripare. Non importa quanto il paziente si sia preparato, l'ansia pre-operatoria e il caldo dell'ospedale faranno il resto. È naturale, ed è importante che tu impari a gestire queste situazioni con professionalità e serenità.

Consiglio pratico per l'utente

Se ti viene chiesto un suggerimento da chi si prepara per un'operazione, potresti consigliare di **evitare di applicare profumi dopo la depilazione**. Spiega loro che, per quanto possa sembrare una buona idea per sentirsi freschi, il profumo potrebbe **irritare** la pelle appena rasata e... **bruciare**! A quel punto, il paziente potrebbe trovarsi a chiedere del ghiaccio all'infermiere, il che aggiungerebbe un'ulteriore scomodità.

Prepararsi ad affrontare il tirocinio

Non fraintendermi: non voglio presentarti tutto come più difficile di quello che è. Al contrario: **voglio prepararti meglio di quanto sia stato preparato io**, per cogliere le sottigliezze che trasformano un assistenza generica "a catena di montaggio" da un servizio che prende il paziente per mano dall'inizio alla conclusione. Sai che i **riconoscimenti** che riceverai per la tua sensibilità non arriveranno dal sistema, dalla dirigenza, dalle istituzioni: invece dagli utenti, che ti scriveranno **lettere**, **piccoli regali** e un sacco di **pasticcini**.

Sviluppare una profonda compassione e comprensione per ogni singolo paziente diventerà la tua forza. Attraverso queste esperienze, affinerai pari passo le tue **competenze tecniche** e la tua capacità di interagire con gli altri in maniera rispettosa e delicata.

Preparati a scoprire molto di più nel prossimo capitolo: più prosegui, più scendiamo nella tana del bianconiglio. Sei pronto a entrare in un mondo fatto di piccoli gesti, di parole accorte, che fanno tutta la differenza del mondo?

Da portare con Te

- Olio essenziale sotto le narici aiuta a non sentire gli odori cattivi.
- Il contatto con la **nudità** è frequente durante il tirocinio, sia per **osservare** che per **palpare** o assistere i pazienti.
- In **chirurgia**, la depilazione (**tricotomia**) è una pratica quotidiana, necessaria per interventi che coinvolgono **intestino** o **pube**.
- Consiglia ai pazienti di presentarsi già **depilati** prima di un'operazione per maggiore comfort.
- Sconsiglia di spruzzare profumo post-depilazione!

Frequentare Infermieristica ▫ *@ciuffoelinfermieristica*

Prova a rispondere

- ★ Come posso prepararmi emotivamente al contatto con la nudità dei pazienti durante il tirocinio?
- ★ Come posso gestire la naturale ansia o imbarazzo legato al contatto con le parti intime dei pazienti?
- ★ Come senti sia percepito il tuo ruolo di tirocinante nelle situazioni più intime e delicate?

Liquidi organici

Ogni infermiere ricorda **i suoi primi passi in ospedale**. Sono momenti carichi di emozione: dall'**entusiasmo** per ciò che sta per iniziare, all'**ansia** di dover affrontare **situazioni nuove**, completamente fuori dalla propria *comfort zone*. E poi c'è quella sensazione di **responsabilità**, mista a **insicurezza**: «Sarò all'altezza?»

La storia che ti sto per raccontare è vera. **È successa a me**, uno dei primi giorni di tirocinio del primo anno. Ricorda: **gli errori fanno parte del percorso di crescita** e sono proprio queste esperienze a formarci come professionista e come persona.

Il reparto era in fermento. Gli infermieri erano tutti impegnati in un'emergenza. Ero rimasto da solo. Immagina il batticuore, il senso di smarrimento. E poi arriva, immancabile: **un campanello**.

Suonava con insistenza, chiamandomi a raccolta. Mi avvicino alla stanza e vedo un uomo con aria aristocratica, ben vestito, con una elegante vestaglia. Agitato, quasi fuori di sé, mi guarda e con tono perentorio esclama:

«**Cacca**! Mi scappa la cacca, presto!»

Chiamata alle armi! Mi metto all'opera: In quegli attimi concitati, ho pensato che la cosa più logica fosse correre nel lavatoio, ho preso una **padella di cartone** e... gliel'ho consegnata in mano.

Dopo qualche minuto, il campanello ha suonato di nuovo. Questa volta, accanto a me c'era una **studentessa** del **terzo anno**. Ero sollevato: qualcuno con più esperienza di me poteva darmi una

mano. Era sempre lo stesso utente. Stavolta, però, lo troviamo **rosso in viso**, ancora più agitato, e... stava indossando la padella come un cappello!
«Mi scappa la cacca! Cacca!»
La studentessa mi ha chiesto con stupore:
«Ma non gliel'hai messa sotto il sedere?»
«Ehm...»
Infermiere in erba: è un errore che ora narro sorridendo, ma che in quel momento mi ha fatto sentire terribilmente **inadeguato**. Stavo commettendo un errore che vorrei poterti risparmiare: **stavo chiedendo a me stesso l'impossibile. Non posso sapere quello che non so**. Dobbiamo abbracciare l'**errore**, **anche il più ingenuo**, e viverlo **senza vergogna**: perché su quello costruiamo le nostre fondamenta.
Questa esperienza mi ha mostrato quanto sia fondamentale **chiedere aiuto** e imparare dagli altri. Ogni tirocinio sarà una lezione, non solo su *come fare*, ma anche su *come non fare*. Ogni errore, ogni dubbio e ogni difficoltà sono **trampolini di lancio** verso la **crescita**. Ogni campanello che suona sarà un'opportunità per diventare **un infermiere migliore**.

Feci, urine, vomito, pus...

Una fra le cose che fanno più ribrezzo nei primi tirocini è il continuo contatto con **liquidi organici**.
"Svuota padelle, pappagalli, valuta la quantità e qualità di urine e feci, pulisci vomito, svuota drenaggi, tampona e medica lesioni, raccogli campioni di ogni tipo, ..." sono azioni all'**ordine del giorno**. Alcune sono competenza del personale ausiliario, ma nella divisa da infermiere ci saranno spesso affidati compiti non strettamente di nostra competenza.
Mi ricordo la volta in cui un utente aveva rovesciato il **pappagallo** sul comodino. Una **cascata d'oro. Un'ora e mezza, per pulire e igienizzare.**
Quando l'odore di cacca si spande per tutto il reparto, respirare diventa **impegnativo**.

È qualcosa a cui **ci si abitua**, ovviamente: dopo un po', non solo **smette di far schifo**, ma diventa addirittura un dato **interessante**.

Un giorno, passavo davanti al vuotatoio e ho visto un OSS che buttava via una **grossa bistecca**. Mi sono avvicinato, perché la situazione mi sembrava un pò' assurda. E mi sono accorto che **non era una bistecca**. No, era un... pannolone... "strafondo" di **sangue**. **Rettorragia**: perdita di sangue dal retto. Sarà stato un litro e forse più.

Ci sono mille motivi per cui può avvenire una rettoraggia di quella portata, e una di queste, ti stupirà, è il **non fatto "la numero due" per qualche giorno**. La **stitichezza** è un problema tanto sottovalutato quanto grave. Un **alvo negativo** (ovvero: "no pupù") per pochi giorni potrebbe comportare un eccessivo "risucchio" dei liquidi nella parte terminale dell'intestino, trasformando le feci immobili in "sassi" (**fecalomi**) impossibili da espellere. Per questo, è importante tenere d'occhio l'evacuazione, sopratutto in pazienti anziani. Si parla di **giornate**: «É in quarta giornata!» Ovvero: quattro giorni senza aver evacuato. **Dobbiamo intervenire**: il **clistere** è il primo pensiero (e incubo per gli OSS). Però, possiamo tenere le soluzioni definitive per dopo, se agiamo con **tempestività** sfruttando alcuni **trucchi** "**naturali**" per stimolare **utenti noti stitici**.

Posizione sims

Immagina che l'utente sia in una **posa da supereroe**, disteso su un lato, con il corpo leggermente inclinato verso il **ventre** e un **cuscino tra le gambe**. Questa è la cosiddetta Posizione Sims. Perché è utile? Perché **agevola** il **processo digestivo** e, con un po' di allenamento, il suo corpo potrà rispondere alla "chiamata alle armi" in **soli 15 minuti**. Funziona!

Acqua: prima arma segreta

Ogni giornata deve iniziare con una **tazza di bevanda calda**, almeno **250ml**. Questo consiglio **non può essere applicato a**

tutti gli utenti indipendentemente dall'**anamnesi**: meglio confrontarsi prima con il medico. Eppure: basta questa semplice abitudine per fare **miracoli** al sistema digestivo dell'utente, dando un'accelerata al suo **movimento peristaltico**[28]. Ricordati anche che -sempre salvo condizioni patologiche- è necessario l'utente beva almeno due litri d'acqua al giorno, preferibilmente lontano dai pasti. L'idratazione è fondamentale per mantenere il tratto intestinale ben lubrificato.

Fibre

Prugne, kiwi, pere mature, crusca e porridge d'avena: questi sono gli alimenti ricchi di fibre che dovresti includere nella sua dieta. Le fibre mantengono il processo digestivo attivo e fluido.

Movimento

L'esercizio fisico quotidiano è essenziale per tutto il corpo, e l'intestino non fa eccezione. Ci sono anche esercizi specifici che puoi fare per aiutare la digestione. Uno tra i più efficaci? Sollevare i glutei e muoverli lentamente da destra a sinistra. Collaborando con il fisioterapista, fai fare all'utente due serie da 10 ripetizioni, con 30 secondi di riposo tra una serie e l'altra. Sarai sorpreso dai risultati.

La routine è importante

Il nostro corpo ama la regolarità. Fai sì che l'utente **mantenga** in reparto una *routine* **stabile** e dedichi momenti della giornata al *relax*. Non sottovalutare l'importanza di offrire quanta più *privacy* che puoi: il suo intestino ti ringrazierà.

---

[28] É una contrazione ondulatoria dei muscoli lisci delle pareti degli organi cavi, come l'esofago, l'intestino e l'uretere, che spinge il contenuto lungo il tratto digestivo o urinario.

Massaggi: Mano Amica

Un massaggio delicato può stimolare la digestione. Usa **movimenti circolari dall'alto verso il basso sullo stomaco**, e vedrai come il suo corpo reagirà. È una tecnica rilassante e, allo stesso tempo, molto efficace.

Sgabello Magico

Posizionare uno **sgabello** davanti al **water** potrebbe sembrare bizzarro, ma ti permette di adottare una posizione più fisiologica per l'evacuazione. Questo semplice trucco cambia completamente il modo in cui il corpo affronta il processo.

Extra Comfort

Per un maggiore *comfort*, puoi applicare una **crema lubrificante** sulla parte esterna dell'ano, fin poco oltre il **primo sfintere esterno**[29]. Un piccolo gesto, ma che può rendere l'intera esperienza molto più piacevole.

Lassativi, con Cautela

L'uso dei **lassativi** va sempre fatto con cautela e sotto **supervisione medica**. È importante non abusarne, perché altrimenti l'intestino dei nostri utenti potrebbe abituarsi a ricevere "aiutini" e non funzionare correttamente da solo. Esistono quattro categorie principali di lassativi:

- **Formanti massa**: aumentano il volume delle feci richiamando acqua nell'intestino.

---

[29] L'**ano** è circondato da due sfinteri: quello **interno**, involontario, costituito da muscolatura liscia, quello **esterno**, volontario, formato da muscolatura striata. Lavorano insieme per controllare la defecazione. L'ano è inoltre rivestito da mucosa e ricco di terminazioni nervose, che contribuiscono alla percezione e al controllo dello stimolo fecale.

- **Lassativi irritanti o stimolanti:** sono come *personal trainer* per l'intestino, spingendo la motilità e la secrezione.
- **Lassativi lubrificanti:** aiutano le feci a scivolare più facilmente.
- **Lassativi osmotici:** trattengono l'acqua nel colon, aiutando a mantenere le feci morbide.

Ricorda, un **intestino felice** è sinonimo di un **corpo sano**.

Fonti:
➢ Hudson, A. (2009). *Fundamentals of Nursing: Human Health and Function* (7th ed.). Lippincott Williams & Wilkins.

Se ci fa schifo la cacca, abbiamo sbagliato lavoro?

C'è un'ottima motivazione del perché le feci e altri liquidi biologici ci repellono, ed è legata **all'evoluzione**. Se la cacca non ci facesse schifo, non avremmo **imparato a starle alla larga** e rischieremmo di esporci a **gravi rischi infettivi**. Lo stesso discorso vale per **vomito** e **urina**. L'uomo si è adattato in questo modo: l'**odore**, la **vista**, il **tatto** di queste sostanze **ci repelle**, e questo, nella storia dell'umanità, **ci ha salvato la vita**. Per quanto riguarda il **sangue**, invece, è divulgata una teoria interessante: la vista di un'**emorragia** porterebbe a malessere e **svenimento**, perché, in questo modo, il cervello è convinto di **massimizzare la probabilità di sopravvivenza**. Difficile comprendere questo se rapportato alla società odierna. Viaggiando fino alla **preistoria**, diventa tutto più chiaro: immagina un **ominide** attaccato da una **tigre dai denti a sciabola**. **Viene pesantemente ferito**. Se si mettesse a correre, probabilmente morirebbe a seguito di un **emorragia massiva**, prima di essere catturato e sbranato. Così il **cervello impone uno svenimento**, conserva le energie, nella speranza che la tigre non se ne accorga, oppure lo consideri da lungo tempo defunto, e passi oltre.

Come superare il ribrezzo?

Sono convinto che tutte queste difficoltà siano **superabili**, con un po' di **pazienza** e molta **pratica**.

Porta **pazienza** con te stesso, ma **non tirarti indietro**: prova a **sottoporti** a queste esperienze, **un passo per volta**. Se proprio non riesci, **chiedi una mano ad un compagno. Senza vergogna!**

Il tuo tempo arriverà. Pensa che soddisfazione quando potrai dire: «Ehi, ma... non mi fa più impressione!»

L'esperienza di S

"Il mio primo turno è stato un trauma: una signora aveva appena avuto una scarica diarroica fulminante. Giaceva in un lago di escrementi dalla testa ai piedi, le braccia e la faccia foderate di cacca ... il letto tutto inzuppato. Dopo questa esperienza "mi sono fatto le ossa" e ogni episodio simile fila ora liscio come l'olio."

Da portare con Te

- Sii comprensivo con te stesso, ma non scantonare dal lavoro! Invece...
- ... chiedi una mano ad un compagno.
- **Ogni infermiere** ricorda i primi giorni di tirocinio, pieni di **emozione** e **ansia**.
- **Responsabilità** e **insicurezza**: la paura di non essere **all'altezza**.
- Gli **errori** fanno parte della crescita, sia come **professionista** che come **persona**.
- La **stitichezza** è un problema grave da monitorare, soprattutto nei **pazienti anziani**.

Frequentare Infermieristica □ *@ciuffoelinfermieristica*

- Importanza dell'**idratazione**, consumo di **fibre** e **movimento** per stimolare la digestione.
- **Lassativi:** usarli con cautela e sotto **supervisione medica**.
- Superare il ribrezzo per i liquidi biologici è possibile con **pazienza** e **pratica**.

Prova a rispondere

★ Come posso superare la paura di commettere errori durante i miei primi tirocini?
★ In che modo l'ossessione per evitare errori può interferire con l'apprendimento e la crescita professionale?
★ **Quali sono gli errori più comuni che uno studente infermiere commette nei primi giorni di tirocinio?**
★ Che cosa posso fare sul momento se non riesco a gestire l'impatto emotivo delle situazioni più disgustose?

Occhio clinico

Ci sono molte **informazioni** che si possono ottenere da quello che il corpo **elimina** e già da studenti possiamo **apprezzarle**.
Cosa puoi valutare nell'**esperienza**? Per quanto riguarda le feci, oltre all'**odore**, puoi osservare il **colore**, la **consistenza**, la **forma** e la **quantità**.
L'odore è dovuto alla **fermentazione degli alimenti**, che può comportare **formazione di gas**, come **metano**. Se le feci contengono il **sangue** di una *rettorragia* localizzata nel tratto iniziale dell'intestino, prenderanno il nome di **melena**, con un odore **caratteristico** e **riconoscibile**.
Il colore **marroncino** è dovuto alla presenza di *stercobilina*, derivata dalla *bilirubina*, molecola estratta dalla **filtrazione** del sangue a livello epatico.
In assenza di questa molecola, le feci avranno un colore **grigiastro**. Sono dette quindi feci *acoliche*. In questo caso, saranno lo specchio di una **patologia al fegato**.
La melena è di color **nero pece**: le cosiddette **feci "picee"**.

In presenza di sangue non digerito, avremo **feci striate** o francamente **rosse**.

Se l'utente avesse da poco effettuato un esame radiologico alla parte finale dell'intestino, gli sarebbe stato prescritto un **clisma opaco** con **bario** qualche **mezzo di contrasto**. Allora le feci apparirebbero **bianche**.

Se fosse presente una compromissione digestiva, le feci assumerebbero il colore degli alimenti non digeriti: **arancione** per il beta-carotene, **magenta** per succo di barbabietola, **giallo** per il rabarbaro, ecc. Aspettiamoci di trovare anche **pastiglie intere**.

La forma delle feci è **cilindrica** perché rispecchia il percorso intestinale. Altre possibili forme sono: **sferoidale**, **fusiforme** e **a matita**.

Esiste pure una scala infermieristica di valutazione delle feci (e perché no?): la *Bristol Stool Chart* (**BSC**)[30].

Bristol Stool Chart	
Tipo	Consistenza
1	Grumi duri separati, come noci, difficili da espellere.
2	A forma di salsiccia, ma grumoso.
3	Come una salsiccia ma con crepe sulla superficie
4	Come una salsiccia o un serpente, liscio e morbido
5	Grumi morbidi con bordi netti.
6	Diarrea: pezzi soffici con bordi frastagliati, feci mollicce.
7	Diarrea: Acquoso, nessun pezzo solido, completamente liquido.

---

[30]**Fonti:** Amarenco G (2014). Bristol Stool Chart: Prospective and monocentric study of 'stools introspection' in healthy subjects. *Progrès en Urologie* (in French). **24** (11): 708–13. doi:10.1016/j.purol.2014.06.008. PMID 25214452.

Quando si verifica una riduzione del contenuto acquoso, magari per eccessivo **riassorbimento** a livello dell'intestino crasso, potrebbe formarsi un "tappo di feci": il **fecaloma** di cui ti ho accennato. Può essere espulso con un **clisma**, ma la pratica più efficace è l'**esplorazione rettale** che, in parole spicce, implica infilare un **dito** nell'ano dell'utente (ovviamente a mano **inguantata** e **lubrificata**). E "rovistare", "agganciando" e rimuovendo i pezzi più solidi. É una manovra che potrebbe far sorridere, ma è molto delicata: il tessuto intestinale, soprattutto negli anziani, potrebbe essere estremamente delicato. Dobbiamo procedere con delicatezza, per non favorire lesioni interne.

La quantità di feci emesse ogni giorno da una persona, si aggira attorno ai **300g**. La frequenza di evacuazione varia da **tre volte al giorno**, a **tre volte la settimana**. Inferiore alle frequenza minima? **Stipsi.** Allertiamo il medico e concordiamo il trattamento migliore. Maggiore della frequenza massima e di consistenza diarroica? **Diarrea.** Allertiamo il medico, in caso raccogliamo campioni a fine diagnostico. Essendo la diarrea un possibile "specchio" di patologie, è preferibile non trattarla con farmaci che rallentano il movimento peristaltico. Così starebbe trattando il sintomo e non la causa: per esempio, un infezioni intestinale. Meglio attendere la diagnosi e iniziare al più presto la terapia: allora il sintomo si placherà da solo. Come infermieri, ci assicureremo che il paziente sia **correttamente idratato**: può sembrare una sciocchezza, ma la **disidratazione severa** data dalla diarrea era causa primaria della morte per **Malaria**[31].

Segnali d'allarme

Trovare del **sangue digerito** nelle feci non è un buon segnale, ma anche **pus**, **grassi**, o **alimenti non digeriti**, oppure **parassiti** e **uova**.

L'urina è specchio della **funzionalità renale**, e in base alla **quantità** e alla **qualità** possiamo valutare l'escrezione di **ioni**,

---

[31]Kloss, & Bruce. (2018). *Graphic guide to infectious disease* (1st ed.). Elsevier. ISBN 978-0323442145.

presenza di **microorganismi**, **acidosi** e **alcalosi metabolica** o **respiratoria**. L'aspetto normale è **limpido**, di colore **giallo paglierino**. Se invece risulta **torbida**, potrebbero essere presenti **pus, leucociti, calcoli, proteine, sangue, grassi** o **muco**. Ogni giorno andiamo in bagno **3-5 volte**, espellendo in toto da **un litro** fino a quasi **due litri di urina**. Eccesso o difetto del **volume totale di minzione** è indice di situazioni patologiche.

- → **Anuria**: meno di 100ml a minzione;
- → **Oliguria**: meno di 400ml a minzione;
- → **Poliuria**: di 2500-3000ml a minzione;
- → **Ritenzione**: assenza di minzione;
- → **Pollachiuria**: più di 5 minzioni giornaliere;
- → **Nicturia**: pollachiuria notturna.

Intervistare l'utente su come "vada con la pipì", può fornirci **informazioni importanti**. Una **minzione dolorosa** potrebbe essere indice di **infiammazioni**, come *prostatiti* e *uretriti*.

Il bilancio salva-vita

In aula studiamo il **bilancio idro-elettrolitico**. Sui banchi, sembra un esercizio fine a se stesso. In reparto è un'altra storia: durante le veglie, verso mezzanotte, si attua la **chiusura dei bilanci idrici**. **Calcolatrici alla mano**, si calcolano **entrate** e **uscite**, tenendo conto di **liquidi assunti**, *perspiratio*, **febbre, minzioni** ed **evacuazioni**. Se il bilancio è troppo… squilibrato, è importante prendere subito **provvedimenti**!
Liquidi in **difetto**? **Bottiglietta d'acqua**, o più realisticamente **fisiologica in endovena**. Liquidi in **eccesso**? Somministrazione di un **diuretico**.
È davvero magnifico constatare come un semplice calcolo matematico si trasformi, poi nella **pratica**, in un'azione subito risolutiva. Quindici minuti dopo un'iniezione di **Furosemide**, la sacca del catetere di una utente in eccesso di liquidi è **ricolma** di urina color giallo paglierino.
Mantenere un bilancio idrico corretto è fondamentale per evitare

complicanze come disidratazione, ritenzione idrica e squilibri elettrolitici, che possono compromettere seriamente la salute dell'utente.

Distribuzione dell'acqua nel corpo

L'acqua è la componente più abbondante nel nostro organismo, rappresentando circa il 60-70% del peso corporeo di un adulto. Questo liquido è distribuito in due compartimenti principali:

- ❖ **Comparto Intracellulare (LIC)**: Rappresenta circa il 37-38% del peso corporeo ed è ricco di potassio (K+), un elettrolita fondamentale per la funzione cellulare.
- ❖ **Comparto Extracellulare (LEC)**: Costituisce il 23-24% del peso corporeo ed è suddiviso in due sottocomparti: il plasma, ricco di sodio (Na+) e proteine, e il liquido interstiziale.

Questi compartimenti sono in costante comunicazione tra loro. L'acqua si sposta attraverso le membrane cellulari e capillari in risposta alle concentrazioni di sostanze **osmoticamente attive**[32], come **sodio** e **potassio**, mantenendo l'equilibrio tra i comparti.

Auto-regolazione del bilancio

Il corpo umano regola il bilancio idrico attraverso vari **meccanismi**. Uno dei più importanti è la **sete**, che si attiva quando la perdita di acqua corporea raggiunge circa il 2%, causando un aumento dell'**osmolarità del sangue**. Questo meccanismo, tuttavia, può essere meno efficace negli anziani, mentre risulta accentuato in situazioni come la **gravidanza**. Ecco una delle motivazioni perché in gravidanza molte donne sentono

---

[32] Sono composti che aumentano la pressione osmotica, inducendo il movimento di acqua attraverso una membrana semipermeabile per equilibrare la concentrazione di soluti su entrambi i lati della membrana.

spesso bisogno di fare pipì. L'acqua entra nel corpo principalmente attraverso l'**alimentazione**, ma una parte significativa viene prodotta anche **internamente** attraverso il **metabolismo dei nutrienti**. L'eliminazione avviene principalmente tramite i **reni**, che producono tra i **1200** e i **1500** ml di urina al giorno negli adulti. Altre vie di eliminazione includono la **traspirazione cutanea** e la **perdita di liquidi** attraverso la **pelle** e i **polmoni**. Questa perdita invisibile, nota come **perspiratio insensibilis**, è influenzata da vari fattori come età, superficie corporea, umidità e temperatura corporea e ambientale.

Calcolo del bilancio idrico

Per gestire correttamente l'equilibrio idrico dei nostri utenti, è fondamentale monitorare il **bilancio**. Questo richiede la valutazione sia degli **ingressi** sia delle **perdite** di liquidi. Gli **ingressi** comprendono:

- Bevande e cibo.
- Terapia enterale e parenterale.
- Acqua prodotta dall'ossidazione dei nutrienti.

Le **perdite** di liquidi comprendono:

- Diuresi.
- *Perspiratio sensibilis* e *insensibilis*.
- Diarrea, vomito e ristagno gastrico.
- Perdite da lavaggi, drenaggi, stomie, ustioni, ...

La **registrazione accurata** di questi dati permette di identificare potenziali **squilibri** e **intervenire tempestivamente**.

Fonti:
- ➢ Schmidt, R. F., & Thews, G. (Eds.). (2013). *Fisiologia umana*. Edra Masson.

Frequentare Infermieristica □ *@ciuffoelinfermieristica*

> Harrison, T. R., Fauci, A. S., Braunwald, E., Kasper, D. L., Hauser, S. L., Longo, D. L., & Jameson, J. L. (Eds.). (2015). *Harrison: Principi di medicina interna* (19th ed.). McGraw-Hill Education.

Diagnosi infermieristiche

Due fra le diagnosi più comuni legate all'equilibrio idrico sono la **deplezione di liquidi** e la **ritenzione idrica**.

- **Deplezione di liquidi**: si verifica quando vi è una carenza di liquidi nel compartimento extracellulare (LEC). Le cause più comuni includono un insufficiente apporto di liquidi o un'aumentata perdita di acqua attraverso vomito, diarrea o eccessiva diuresi.
- **Ritenzione idrica**: comporta un aumento del LEC, spesso a causa di sovraccarichi di liquidi o di condizioni patologiche come l'insufficienza cardiaca o renale. In questi casi, è importante monitorare l'utente per segni di edema e valutare la necessità di interventi terapeutici come la restrizione dei liquidi o la somministrazione di diuretici.

Fonti:
> Carpenito, L. J. (2020). *Manuale delle diagnosi infermieristiche* (16a ed.). Casa Editrice Ambrosiana.

Dal ribrezzo all'interesse

Le prime volte che proverai ad usare il tuo **occhio clinico**... sarà dura. Inutile negarlo: non si può pensare di passare da un giorno all'altro dal **ribrezzo** per i liquidi organici (come è naturale che sia), ad osservarli con **interesse**.

Nonostante questo, tuttora, quando prendo in mano la sacca di un catetere, non posso far a meno di pensare che il "tiepidino "che percepisco in mano sono 500 ml di pipì!!

Però, poi, sopraggiungono considerazioni più importanti. L'occhio clinico, come un muscolo, va **allenato**. E **addestrandoci...** sparisce il ribrezzo.

Da portare con Te

- → Non **delegare** totalmente le attività che suscitano **disgusto**.
- → Non **buttarti** a capofitto in qualcosa che potrebbe causarti un **trauma**.
- → **Allena l'occhio clinico**: valuta odore, **colore**, **consistenza**, **forma**, **quantità**.
- → **Intervista l'utente**: molte informazioni le conosce solo lui!
- → **Colore**:
  - ◆ Marroncino: presenza di **stercobilina** (da **bilirubina**).
  - ◆ Acoliche: colore **grigiastro**, segnale di patologie epatiche.
  - ◆ Feci striate: presenza di **sangue** non digerito.
  - ◆ Bianche: da clisma opaco con **bario**.
  - ◆ Colore alimenti non digeriti: arancione (beta-carotene), magenta (barbabietola), giallo (rabarbaro).
- → **Frequenza di evacuazione**:
  - ◆ Normale: da 3 volte al giorno a 3 volte alla settimana.
  - ◆ Stipsi: inferiore alla frequenza minima.
  - ◆ Diarrea: maggiore della frequenza massima, con feci **diarroiche**.
- → **Segnali d'allarme**: presenza di **sangue**, **pus**, **grassi**, alimenti non digeriti, **parassiti** nelle feci.
- → **Urina**: specchio della funzionalità renale. Aspetto normale: **limpido**, giallo paglierino. Torbida: potrebbe indicare **pus**, **leucociti**, **calcoli**, **proteine**, **sangue**, **grassi**. Quantità normale: da 1 a 2 litri al giorno.
- → **Classificazione urina**:

- ♦ **Anuria**: < 100 ml.
- ♦ **Oliguria**: < 400 ml.
- ♦ **Poliuria**: 2500-3000 ml.
- ♦ **Ritenzione**: assenza di minzione.
- ♦ **Pollachiuria**: > 5 minzioni al giorno.
- ♦ **Nicturia**: pollachiuria notturna.

→ **Bilancio idro-elettrolitico**: fondamentale per prevenire disidratazione e squilibri elettrolitici.

→ **Distribuzione dell'acqua**:
  - ♦ **Comparto intracellulare (LIC)**: 37-38% del peso corporeo.
  - ♦ **Comparto extracellulare (LEC)**: 23-24% del peso corporeo.

→ **Auto-regolazione**: il corpo regola il bilancio idrico tramite la **sete** e la gestione degli **ingressi** e **perdite** di liquidi.

→ **Diagnosi infermieristiche**:
  - ♦ **Deplezione di liquidi**: carenza nel LEC, causata da insufficiente apporto o eccessive perdite.
  - ♦ **Ritenzione idrica**: aumento del LEC, spesso legato a patologie.

Prova a rispondere:

★ Cos'è che mi provoca più ribrezzo?
★ Come posso affrontare il ribrezzo iniziale verso i liquidi organici e trasformarlo in interesse professionale?

Ferite e lesioni

Le ferite **non mi disgustano**, come invece facevano ai primi tempi, nei panni di studente. Se ti fanno sentire la "testa leggera" o lo "stomaco in subbuglio", sappi che **è perfettamente normale**. Quello che vediamo in ospedale, spesso è **molto peggio** di quello che il **peggior film** *horror splatter* propone al pubblico. Ti assicuro che con il tempo e la continua ma graduale esposizione, queste situazioni svaniranno. Quello che rimarrà sotto, è la **curiosità**. C'è qualcosa di terribilmente affascinante nel vedere come la pelle, i muscoli e i tessuti **si rigenerano**. È un processo **lento**, sì, ma ogni giorno, un **piccolo progresso** porta la **guarigione** un po' più vicina. E noi siamo lì, a **favorire** e **documentare** questo percorso.

Anche la **creatività** con cui "confezioniamo" le **medicazioni avanzate** è davvero affascinante. Ogni ferita è diversa, ha necessità differenti, così come ogni utente. La tua capacità di **proporre soluzioni** di fronte ad un problema -che magari pure inizialmente potrebbero essere lontane dal nostro consuetudinario modo di agire- diventerà arte. Se la parola "arte" ti sembra fuori luogo, esistono infermiere che partono dalle medicazioni usate per creare **composizioni artistiche**. Ovviamente, c'è una pagina instagram per tutto.

Di fronte all'armadio delle medicazioni, mi sento davvero come in un negozio di forniture per artisti. Presto ti sentirai **a tuo agio**: anche da professionista, potresti affrontare la medicazione non come **un obbligo** -tanti la vivono così-, ma come un'**espressione della tua creatività**, incanalata attraverso le tue conoscenze. Insieme, esploreremo come fare la differenza in questo processo di lenta rigenerazione.

L'esperienza di D

"(...) la cosa più impressionante che ho visto sono stati i vermi per il trattamento di una lesione ad un piede. E non si parla di medioevo, ma di una tecnica all'avanguardia e piuttosto costosa. Un sacchettino contenente un centinaio di larve è stato fatto arrivare apposta e sono stati applicati sulla ferita. Ogni giorno dovevi togliere il bendaggio e controllare se fossero vivi. Il primo giorno erano lunghi 1-2 mm, mentre dopo due giorni erano più di mezzo centimetro, e il rumore che facevano muovendosi e "mangiando" si sentiva chiaramente!"

Battesimo di fuoco

La **prima ferita** che ho visto? Una **lesione da pressione di quarto stadio** (scala Norton[33]), situata al **sacro**. Sono onesto: **non l'ho guardata** davvero. **Non riuscivo.** Se avessi stabilito un contatto visivo completo, molto probabilmente **sarei svenuto**. Mi sono limitato a sbirciarla con la coda dell'occhio, e quel poco mi è bastato per iniziare a comprendere la realtà di queste situazioni.
Ecco cosa potrebbe accadere anche a te all'inizio. Ed **è del tutto normale**.
Non sentirti scoraggiato se ti senti sopraffatto - *anzi*, il fatto che tu stia leggendo questo significa che sei sulla strada giusta. Mi è capitato di osservare altre lesioni di quel tipo, con **muscoli e ossa in vista**. Più le vedevo, più **imparavo** a **capirle**. E, con l'opportunità di **medicarle**, è come se la mia mente avesse iniziato a **elaborare** tutto in modo **diverso**. Le ferite smettevano di fare **impressione** e diventavano un **problema da risolvere**.
Anche tu **sperimenterai** questo **cambiamento**. Forse ora non te lo immagini, ma arriverà il momento in cui le cose che ti fanno impressione diventeranno parte della tua *routine*, e sarai in grado di affrontarle con **sicurezza** e **competenza**. Non è una questione di **insensibilità**, ma di **padronanza**. **La professionalità vede oltre.**
Le **ferite chirurgiche**, tendono ad essere le **meno impressionanti**. Sono più **pulite**, più **ordinate**. Tuttavia, non farti ingannare. Possono nascondere insidie, specialmente se **infette. Sei pronto?** Il meglio deve ancora venire!

Da portare con Te

- → Indossare la divisa significa anche affrontare con sicurezza ciò che prima spaventava.
- → La guarigione è un processo lento, ma affascinante; vedrai progressi giorno per giorno.

---

[33] Valuta il rischio di lesioni da pressione su 5 parametri (condizioni fisiche, stato mentale, mobilità, attività, incontinenza), con punteggio totale da 5 a 20: più è basso, maggiore è il rischio.

Frequentare Infermieristica ▢ *@ciuffoelinfermieristica*

→ La creatività nelle medicazioni è fondamentale: ogni ferita richiede soluzioni uniche.

Prova a rispondere

★ In che modo posso sviluppare una **curiosità** verso il processo di guarigione delle ferite?
★ Come posso diventare più **creativo** nelle medicazioni e trovare soluzioni su misura per ogni paziente?

Fra le lesioni più comuni che avrai modo di osservare, sono quelle causate dal **diabete**.

Il diabete è una **malattia cronica** che, se gestita correttamente, permette di condurre una **vita piena e attiva**. Questa condizione colpisce il modo in cui il corpo utilizza il **glucosio**, lo zucchero presente nel sangue, che è la principale **fonte di energia** per le cellule del corpo. Affinché il glucosio entri nelle cellule, è necessario l'intervento dell'**insulina**, un ormone prodotto dal pancreas. La mancanza o la resistenza a questo ormone porta ad un **accumulo eccessivo** di glucosio nel sangue, con conseguenze potenzialmente gravi.

Principali tipi di diabete

Esistono tre forme principali di diabete, ciascuna con caratteristiche uniche: **diabete di Tipo 1, diabete di Tipo 2** e **diabete gestazionale**.

Il diabete di Tipo 1 è una malattia **autoimmune** in cui il sistema immunitario attacca le **cellule beta del pancreas**, responsabili della produzione di **insulina**. Senza queste cellule, l'organismo non è in grado di produrre **insulina**, provocando un **accumulo di glucosio nel sangue**. Il Tipo 1 è solitamente diagnosticato durante l'**infanzia** o l'**adolescenza**, anche se **può manifestarsi in qualsiasi età**.

Il diabete di Tipo 2 è la **forma più comune** di diabete ed è spesso associato a fattori di rischio come l'**obesità**, una **dieta inadeguata** e uno **stile di vita sedentario**. In questo tipo di diabete, il corpo sviluppa una **resistenza all'insulina**, oppure il pancreas non produce una quantità sufficiente di questo ormone. Di conseguenza, il glucosio rimane nel sangue, causando **iperglicemia cronica**. Sebbene sia **più comune negli adulti**, anche i **bambini** e gli **adolescenti** possono sviluppare il diabete di Tipo 2, soprattutto in presenza di stili di vita malsani.

Il diabete gestazionale si manifesta durante la **gravidanza**, a causa dei **cambiamenti ormonali** che possono interferire con l'efficacia dell'insulina. Anche se **di solito scompare dopo il parto**, le donne che hanno avuto il diabete gestazionale hanno un **rischio aumentato** di sviluppare il diabete di Tipo 2 in futuro.

Effetti del diabete sul corpo

Quando il glucosio non può entrare nelle cellule, si accumula nel sangue, provocando **iperglicemia**. Questo eccesso di glucosio può **danneggiare** a lungo termine vari **organi vitali**, tra cui **cuore**, **reni**, **occhi** e **nervi**.

Piedi diabetici

L'eccessiva presenza di glucosio nel sangue (per esempio, dopo una colazione con pane e nutella) aumenta la **viscosità** del sangue riducendo la capacità dell'emoglobina di portare ossigeno ai tessuti. Questi, **privati di ossigeno, muoiono**.

Il piede diabetico si forma quando la patologia non è trattata adeguatamente per molto tempo. Colpisce principalmente quest'area periferica, essendo la più lontana dal circolo centrale. Esistono **segni** e **sintomi** percepibili, prima che la situazione degeneri. Per esempio: **cute fredda, secca, lesionata**. **Unghie giallastre, malsane** e **deformi**.

Esiste un altro tipo di origine del piede diabetico, comportato da una carenza di ossigeno a livello nervoso. Questo prende il nome di **piede diabetico neuropatico**.

L'esperienza di G

> *Frequentare Infermieristica □ @ciuffoelinfermieristica*
>
> *"(...) Quel giorno era in programma l'amputazione di una falange del piede, utente diabetico. Nonostante l'anestesia, la povera signora cominciò a gridare per il dolore come un'ossessa. Mi girai per individuare qualcuno che mi aiutasse a tranquillizzarla e mi accorsi che ero rimasta sola: i due infermieri se l'erano svignata. Eravamo presenti unicamente io ed il medico, intento nella sua opera, perfettamente impassibile alle urla della poveretta. Mi sono letteralmente spaventata, non tanto per quello che intravedevo, ma piuttosto per le urla di dolore. Nonostante ciò cercavo di esorcizzare la mia paura e di dare il massimo conforto alla utente. Improvvisamente mi sentii graffiare il braccio per tutta la sua lunghezza. A quel punto non ho potuto far altro che lasciarmi scalfire in silenzio. (...) la signora mi ringraziò per il sostegno che le avevo fornito."*

Ho un ricordo del mio primo paziente affetto da tale lesione. Immagina un **piede nero**, **senza dita**. Anzi: con solo il pollicione. C'è un **taglio orizzontale** lungo il tratto in cui dovrebbero esserci le altre dita. L'**unghia** è **cadente**, **sghemba**, **deforme**. Il **taglio chirurgico** non è tenuto insieme da punti, ma da strisce perpendicolari di cerotto, gli *"steristrip"*. E il nastro non tiene insieme i lembi efficacemente, e la ferita tende a **riaprirsi**. Non è possibile mettere i punti in nylon o metallo (*"agraph"*) perché la pelle attorno al taglio è **sottile**, si **sfalda**.

Quindi rimane così: **un piede parzialmente morto**, e aperto.

Ora immagina il "proprietario" di questo piede, che pare osservarlo, con aria assente... perché sta ripensando al tempo in cui, da giovane, faceva **passeggiate in montagna**.

Monitoraggio della glicemia

Uno degli aspetti fondamentali della gestione del diabete è il **monitoraggio della glicemia**, che permette di tenere sotto controllo i livelli di zucchero nel sangue e adattare la terapia, se necessario. La tecnologia ha fatto **enormi progressi** in questo campo, rendendo più **semplice** e **accurato** il monitoraggio. Esistono **dispositivi sottocutanei** che monitorano la glicemia a intervalli di 3 minuti, anche associati a **microinfusori** di insulina: quasi dei veri e propri organi artificiali. Il dispositivo di monitoraggio più diffuso, rimane quello **capillare**: lo **stick** con **lancetta pungidito**.

Per una corretta gestione del diabete, è essenziale conoscere i **valori di riferimento** della glicemia, che variano a seconda del momento della giornata e del fatto che l'utente sia diabetico o meno.

- **A digiuno**: Per le persone non diabetiche, i valori normali sono compresi tra 70 e 100 mg/dL.
- **Dopo i pasti (2 ore)**: Per le persone non diabetiche, i valori dovrebbero essere inferiori a 140 mg/dL. Nei pazienti diabetici, i valori possono variare a seconda delle raccomandazioni del medico e del trattamento in corso.

Fonti:
> American Diabetes Association. (2020). *Standards of medical care in diabetes—2020. Diabetes Care*, 43(Suppl 1), S1-S212. https://doi.org/10.2337/dc20-Sint

Da portare con Te

→ **Diabete**: malattia **cronica**, influenza l'uso del **glucosio** nel corpo.
→ **Insulina**: ormone prodotto dal **pancreas**; sua mancanza porta ad **accumulo** di glucosio nel sangue.
→ **Tipi di Diabete:**
  ◆ **Diabete di Tipo 1**:
    - **Autoimmune**, attacco alle cellule beta del **pancreas**.
    - Diabete diagnosticato in **infanzia** o **adolescenza**.
  ◆ **Diabete di Tipo 2**:
    - Forma più comune, associato a **obesità**, **dieta** inadeguata, **sedentarietà**.

- Resistenza all'insulina, può colpire anche **bambini** e **adolescenti**.
- ◆ **Diabete Gestazionale**:
  - Si presenta durante la **gravidanza**.
  - Aumenta il rischio di sviluppare **Tipo 2** in futuro.

→ **Alcuni degli Effetti del Diabete:**
- ◆ **Iperglicemia**: Accumulo di glucosio nel sangue, danneggia **organi vitali** (cuore, reni, occhi, nervi).
- ◆ **Piede diabetico**: Formazione dovuta a malattia non trattata, segni: cute fredda, secca, unghie giallastre.
- ◆ **Piede Diabetico Neuropatico:** Causato da carenza di ossigeno a livello **nervoso**.

→ **Monitoraggio della Glicemia**: fondamentale per la gestione del diabete, permette di controllare i livelli di zucchero nel sangue.

→ **Valori di Riferimento della Glicemia:**
- ◆ **A digiuno**: 70-100 mg/dL (non diabetici).
- ◆ **Dopo i pasti** (2 ore): <140 mg/dL (non diabetici), varia per diabetici in base alle **raccomandazioni** mediche.

Prova a rispondere

★ Quali strategie posso adottare per aiutare uno specifico utente a monitorare la propria glicemia?

★ Alla luce delle mie conoscenze, quali informazioni devo fornire a un paziente diabetico per aiutarlo a comprendere meglio la propria condizione e le future ripercussioni?

Dispositivi di drenaggio

Incontrerai spesso i **dispositivi di drenaggio**. Che si tratti di operazioni **chirurgiche**, gestione di **ferite** o **infezioni**, questi strumenti sono **fondamentali** per **facilitare la guarigione** aspirando l'accumulo di **liquidi** in **eccesso**, favorito dai **processi infiammatori**.

Il **Redon** è uno dei più comuni e probabilmente uno dei primi che ti troverai a gestire. Utilizzato principalmente in chirurgia, serve per evacuare **sangue** e **essudato** da una ferita, mantenendo l'area asciutta. Viene collegato a un piccolo contenitore a vuoto che facilita l'aspirazione.

Il **Jackson-Pratt** (per gli amici: "**Soffietto**") è molto simile al Redon, ma ha una caratteristica distintiva: utilizza una piccola **bulba compressibile** che genera un vuoto, facilitando l'aspirazione di liquidi. Potresti trovarlo nei pazienti sottoposti a interventi chirurgici addominali o toracici.

Imparerai a distinguere consistenza e colore del fluido che questo drenaggio raccoglie: **sangue fresco**, **siero**, o **pus** in caso di infezione. Ogni cambiamento potrebbe indicare un passo verso la guarigione... o un campanello d'allarme.

Il **Penrose** è il più semplice: nessun meccanismo di aspirazione, solo un **tubicino morbido** che permette ai liquidi di fluire verso l'esterno, guidati dalla gravità. Lo troverai spesso utilizzato in ferite superficiali o dopo piccoli interventi.

Il **drenaggio di Kerr** merita una menzione speciale. Questo dispositivo viene inserito nei **canali biliari** per facilitare il drenaggio della **bile**. La sua instabilità richiede una cura ancora più attenta: basta uno strattone inaspettato (per esempio: nella movimentazione) o un movimento brusco dell'utente, e il tubicino potrebbe sfilarsi. Ma non solo: potrebbe provocare una fuoriuscita di bile giallo fluo.

L'esperienza di C

> *"(...) ricordo un utente con ematoma subdurale nel reparto di neurochirurgia. La sua pressione intracranica era salita eccessivamente e per ridurre il problema i chirurghi avevano pensato bene di asportare metà della sua calotta cranica, per conservarla in addome in attesa che la pressione scendesse.*

Frequentare Infermieristica □ @ciuffoelinfermieristica

Risultato: potevi picchiettare sull'addome per sentire l'osso subito sotto, e notare come metà della sua ormai morbida testa pulsasse allegramente, come nei migliori film horror."

Da portare con Te

→ **Redon** è tra i più comuni: utilizzato in chirurgia per evacuare **sangue** e **essudato**, mantenendo l'area asciutta. Collegato a un piccolo contenitore a **vuoto**.

→ **Jackson-Pratt** (o "**Soffietto**") ha una **bulba compressibile** che genera vuoto per facilitare l'aspirazione. Spesso utilizzato in interventi addominali o toracici.

→ Fluido raccolto: **sangue fresco**, **siero** o **pus**. Ogni cambiamento può essere un segnale di guarigione o di **allarme**.

→ **Penrose**: senza meccanismi di aspirazione, un tubicino morbido che permette il drenaggio attraverso la **gravità**. Utilizzato per ferite superficiali o piccoli interventi.

→ Il **Kerr** viene inserito nei **canali biliari** per drenare **bile**. È instabile e richiede estrema attenzione per evitare che si sfili.

Prova a rispondere

★ Sono in grado di distinguere con un'occhiata che tipo di drenaggio ho di fronte?

★ Come posso migliorare la mia capacità di distinguere rapidamente il tipo di fluido raccolto dai drenaggi?

★ Quali domande dovrei pormi quando mi avvicino a un drenaggio per garantire che stia funzionando correttamente e che il paziente sia al sicuro?

★ Come posso allenarmi a comunicare efficacemente con il tutor o con il personale di reparto quando noto anomalie nei drenaggi o nei fluidi aspirati?

★ Come posso sviluppare la capacità di anticipare potenziali problemi con i drenaggi durante la deambulazione o il cambio posizione del paziente?

Lesioni da pressione

Sono fra le più **frequenti** e **impressionanti** lesioni visibili in tirocinio. Non sono molto conosciute al di fuori dell'ambiente sanitario, ma sono **diffusissime**. Si formano di solito in prossimità di **prominenze ossee** che, in posizione *clinostatica* (distesa), premono e tirano i tessuti, **impedendo** la **circolazione sanguigna**.

La **definizione** delle LdP è "Lesione tissutale ad evoluzione necrotica che interessa l'epidermide, il derma e gli strati sottocutanei, fino a raggiungere, nei casi più gravi, il muscolo, la cartilagine e l'osso. La LdP è la conseguenza diretta di una elevata e/o prolungata compressione e/o di forza di taglio o stiramento, causanti uno stress meccanico ai tessuti e l'occlusione dei vasi sanguigni[34]".

L'esperienza di S

"Purtroppo, se la gente non vede le piaghe da decubito dal "vivo" non potrà mai capire..."

Ti ho già accennato al mio "incontro": primo tirocinio. Tutti gli infermieri erano in una stanza, ad accogliere un utente un po' **impegnativo**. Porta chiusa. Io... fuori dalla porta, nella speranza di essere **coinvolto**. Si è aperta la porta, e un'infermiera mi ha detto: "Qui c'è qualcosa che potrebbe **interessarti!**"
E sì, c'era effettivamente qualcosa che mi ha... ehm... **interessato**. Però... non puoi mettermi di fronte a **QUELLO** spettacolo senza **avvertirmi** prima. Ci sono alcuni infermieri un

---

[34] Definizione internazionale della National Pressure Ulcer Advisory Panel - NPUAP e European Pressure Ulcer Advisor Panel -EPUAP

pizzico **sadici** nei confronti degli studenti del primo.
Parlare di *care*, di "Cure Infermieristiche", e poi fare il **feroce** con le matricole, è un atteggiamento un po' **ipocrita**.
Osservando la lesione, possiamo riconoscere le **caratteristiche** che ci permettono di associare uno **stadio**. Se tutto quello che vediamo è un **arrossamento** in prossimità di una prominenza ossea, proviamo a premere con l'indice: se il rosso sparisce alla pressione, probabilmente è un **eritema**. Se il rosso permane... è una lesione al **primo stadio**.
Se invece riscontriamo **assenza di tessuti** (un buco) che coinvolge **epidermide** e **derma**, è al **secondo stadio**. Una **cavità** profonda fino ai **muscoli**, con tracce di **necrosi** sottocutanea è al **terzo stadio**.
Se invece la cavità espone le **ossa**, e presenta molti tessuti **necrotici**, avremo di fronte un terribile **quarto stadio**.
Quindi:

- → **1° stadio**: Eritema della cute integra, non reversibile alla digito-compressione.
- → **2° stadio**: Ferita a spessore parziale che coinvolge l'epidermide e/o il derma, apparendo come abrasione, vescicola o cratere poco profondo.
- → **3° stadio**: Ferita a tutto spessore con danno o necrosi del tessuto sottocutaneo, che può estendersi fino alla fascia muscolare senza attraversarla, presentandosi come una cavità profonda con tratti sottominati.
- → **4° stadio**: Ferita a tutto spessore con estesa distruzione dei tessuti, necrosi o danno ai muscoli, ossa o strutture di supporto (es. tendini, capsule articolari, piani ossei).

Nelle lesioni possiamo apprezzare anche diversi colori:

- **Giallo**: essudato.
- **Verde**: infezione.
- **Rosso**: sangue, oppure tessuto neoformato, molto vascolarizzato.

- **Rosa**: nuovo epitelio che si forma ai bordi della lesione.
- **Marrone**: feci che si accumulano nelle lesioni sacrali.
- **Nero**: necrosi.

Il rischio di sviluppare lesioni da pressione è valutato all'ingresso in reparto con la **scala Norton**, ed è prevista una **costante riconsiderazione**.

Come non farsi impressionare?

Quello che ho elencato in precedenza, non è ciò che pensavo la prima volta, oltre la porta. Tutto quello che avevo in testa, in quel momento, era:
"OMMIODDIOOMMIODDIOOOMMIODDIOO!".
Non deve essere per forza così: ci sono alcuni accorgimenti che possono rendere l'esperienza **meno traumatica**. Vediamone alcuni.
Immagina la ferita come **staccata** da un corpo vivo, come se fosse una "bistecca" su un vassoio. Se riesci, prova ad applicare le tue conoscenze teoriche: **classifica** in base alla stadiazione e **riconosci** le strutture coinvolte.
Le lesioni da pressione, nonostante siano così importanti, non necessariamente causano molto **dolore**: la **circolazione** è **compromessa**, così anche l'**innervazione**. Questo cambia in prossimità del risanamento: capita che i pazienti **urlino di dolore** durante una medicazione.
Se è stato prescritto un antidolorifico al bisogno, è una buona idea quella di sollecitare gli infermieri -con molto tatto!- a somministrarlo **preventivamente**.
La **respirazione controllata diaframmatica** migliora l'**ossigenazione**, rende più **lucidi** e **coscienti**.
Se ti accorgi che la **vista vacilla**, oppure ti viene da **vomitare**, fermati! Avvisa il tutor e **prenditi una pausa**. Non c'è di che vergognarsi: **non arrivi prima a destinazione se abbracci un treno in corsa!** Hai di fronte un'intera carriera per farti le ossa.
Ti assicuro che con l'esperienza, **queste situazioni finiranno di**

nausearti. Anzi: quando sarai tu ad occuparti della medicazione, ti piacerà **verificare**, giorno dopo giorno, il processo di **guarigione**. Ti renderai conto che si è instaurato anche grazie ai **tuoi interventi**, alle **tue capacità** e alla **tua creatività**, ma soprattutto... per il **tuo vivo interesse verso la persona**.

Fonti:
- ➢ National Pressure Injury Advisory Panel (NPIAP). (2019). *Prevention and treatment of pressure ulcers/injuries: Clinical practice guideline.* Cambridge Media.

Da portare con Te

- → Le Ldp sono lesioni tissutali che possono coinvolgere **epidermide, derma** e **tessuti sottocutanei**, fino a **muscoli, cartilagine** e **osso**.
- → Si formano in prossimità di **prominenze ossee** a causa di compressione prolungata o forza di taglio.
- → **Stadiazione delle Lesioni da Pressione:**
  - ◆ 1° stadio: Eritema **non reversibile** alla digito-compressione.
  - ◆ 2° stadio: Ferita a spessore parziale, come abrasione o vescicola.
  - ◆ 3° stadio: Ferita a tutto spessore con necrosi del tessuto sottocutaneo.
  - ◆ 4° stadio: Ferita a tutto spessore con distruzione estesa dei tessuti, muscoli o ossa.
- → Colori delle Lesioni
  - ◆ Giallo: Essudato.
  - ◆ Verde: Infezione.
  - ◆ Rosso: Sangue o tessuto neoformato.
  - ◆ Rosa: Nuovo epitelio.
  - ◆ Marrone: Feci accumulate.
  - ◆ Nero: Necrosi.
- → Il rischio è valutato con la scala **Norton** all'ingresso in reparto, con costante **riconsiderazione**.

Frequentare Infermieristica □ *@ciuffoelinfermieristica*

- → Le lesioni non sempre causano **dolore**, poiché la **circolazione** e l'**innervazione** possono essere **compromesse**.
- → Richiedi -gentilmente- la **pre-medicazione** per il dolore.
- → **Focalizzati**, in un primo momento, **sulla ferita**.
- → Attua la **respirazione controllata diaframmatica**.
- → Allarga i piedi per avere una **postura** più **stabile**.
- → **Conosci** i tuoi **limiti** e **rispettali**.

Prova a rispondere

- ★ **Come posso educare i pazienti** e le loro famiglie sulla prevenzione delle lesioni da pressione?
- ★ **Come posso utilizzare le mie conoscenze teoriche** per affrontare situazioni pratiche, come la medicazione delle lesioni da pressione?
- ★ **Quali sono le migliori strategie** per comunicare con i miei tutor o infermieri quando ho bisogno di supporto?
- ★ **Cosa devo fare se mi sento sopraffatto** dalla vista delle lesioni da pressione durante il mio tirocinio?

Le stomie

La **stomia** è un *foro* o un *meato artificiale* creato chirurgicamente. Nel caso di uro e viscerostomie, sarà situato sull'addome per consentire la fuoriuscita di feci o urine. Questa procedura si rende necessaria quando un tratto dell'apparato digerente o urinario è compromesso a causa di **infiammazioni**, **tumori** o altre patologie. Immagina di dover affrontare una situazione in cui il transito di feci e urine non è più possibile; in questi casi, l'intervento chirurgico crea un'apertura che consente al corpo di espellere i rifiuti attraverso un nuovo percorso. A seconda della parte dell'apparato coinvolta, si parla di **colostomia**, **ileostomia** e **urostomia**. È importante sapere che queste possono essere **definitive** o **provvisorie**.

La **tracheostomia** è un intervento chirurgico che prevede la creazione di un'apertura nella **trachea** attraverso il collo. Questa procedura è essenziale per i pazienti che necessitano di un supporto respiratorio prolungato a causa di condizioni come l'**insufficienza respiratoria**, **traumi**, o **patologie neurologiche**.

Il termine "stomia" deriva dal greco e significa "bocca". Lo stoma appare simile alla mucosa interna della bocca: è **umido**, **lucido** e di un **colore rosso intenso**. È importante sapere che lo stoma è privo di muscoli e terminazioni nervose, il che significa che non può essere controllato volontariamente e che non provoca dolore anche se accidentalmente urtato. Questa è una delle prime cose che dovrete tenere a mente quando affronterete situazioni pratiche.

Come studenti di infermieristica, una delle responsabilità sarà la **gestione della stomie**. Questo include la **valutazione dello stoma**, la **gestione delle sacche** di raccolta e l'**educazione** del paziente all'autogestione. In questo modo, contribuiamo non solo alla salute fisica dell'utente, ma anche al suo benessere emotivo. Anche nel caso delle "tracheo", la nostra responsabilità non si limita solo alla gestione, ma include anche l'**educazione** del paziente e della famiglia. La nostra empatia è fondamentale al fine di alleviare ansie e paure. I maggiori disagi per l'utente sono costituiti dalla produzione di muco che si accumula e ostruisce il condotto, e l'impossibilità di proferir parola -a meno che non sia installato un dispositivo particolare-.

Colostomia

Consente una nuova via d'uscita per le feci, permettendo di lasciare a riposo la parte compromessa dell'intestino. A seconda del tratto coinvolto, possiamo avere colostomie **ascendenti**, **trasverse**, **discendenti** o **sigmoidee**. In generale, più in basso avviene l'abboccatura, più le feci saranno **normali** e meno irritanti per la pelle.

Ileostomia

Per questa, si utilizza solitamente una sacca a fondo aperto, poiché è necessario svuotarla più volte al giorno senza sostituirla completamente. Le feci sono più **acide** e **irritanti** a causa degli enzimi digestivi e degli acidi gastrici contenuti nell'ileo. Ricordatevi di monitorare attentamente il paziente, poiché c'è un maggior rischio di **disidratazione**; è importante incoraggiarlo a bere almeno 1,5 litri di liquidi al giorno.

Urostomia

É un abboccamento di un uretere, permettendo l'espulsione dell'urina *bypassando* la vescica e l'uretra. Ci sono due tipi principali di urostomia: il **condotto ileale**, dove i due ureteri sono collegati a una nuova vescica che sfocia in uno stoma, e la **ureterostomia**, dove uno o entrambi gli ureteri sono collegati direttamente alla parete addominale.

Tracheostomia

Si rende necessaria quando una persona non è in grado di respirare in modo efficace attraverso la bocca o il naso. Questo può accadere in seguito a situazioni di emergenza, come un'ostruzione **delle vie aeree** o **gravi polmoniti di origine infettiva**.
La pulizia della **cannula e contro-connula**, il **monitoraggio** delle **secrezioni** e l'educazione all'uso di **umidificatori** sono solo alcuni degli aspetti da affrontare. Il nostro intervento può prevenire complicazioni come **infezioni** e **ostruzioni**.

PEG[35]

La **PEG** è una **gastrostomia percutanea endoscopica**, inserita direttamente nello stomaco dell'utente per garantire la nutrizione quando l'alimentazione orale non è possibile. Gli utenti che la

---

[35] Percutaneous Endoscopic Gastrostomy.

necessitano a causa di patologie neurologiche, oncologiche o più comunemente disfagia.
La gestione della PEG richiede un controllo **quotidiano** dell'**inserzione**: monitoriamo eventuali segni di irritazione, dislocamento o di **infezione**, come arrossamento o secrezioni. Non dimenticare di pulire delicatamente la zona con soluzioni saline, e di assicurarti che il dispositivo sia sempre correttamente fissato. Importante che la medicazione abbia uno spessore minimo -anche solo 2 garzette con taglio a "Y"-, per evitare che l'ancoraggio interno (un palloncino) provochi LdP interne al corpo. Effettuiamo il *flushing*, ovvero il lavaggio del sondino, almeno dopo ogni uso, per mantenere il dispositivo libero da ostruzioni.

Fonti:
- Colwell, J. C., Goldberg, M. T., & Carmel, J. E. (Eds.). (2015). *Fecal & urinary diversions: Management principles*. Springer Publishing Company.
- Law, J., & Jacob, S. (Eds.). (2017). *Tracheostomies: The complete guide*. Springer.
- McClave, S. A., & Chang, W. K. (2018). Percutaneous endoscopic gastrostomy. *Gastrointestinal Endoscopy*, 87(4), 882-890. https://doi.org/10.1016/j.gie.2017.08.018

Il tabù delle [CENSURA]

È curioso notare che le stomie **non vengono frequentemente** menzionate al di fuori dei corsi sanitari. Come studenti di infermieristica, è fondamentale cambiare questa tendenza e **affrontare** la questione con **serenità**. «Perché vergognarsi di una condizione così comune e diffusa?» La **stigmatizzazione** è non solo **assurda**, ma anche **nociva**.
Quando ho visto per la prima volta una **colostomia**, la situazione era critica. Una pessima gestione a domicilio aveva causato **spargimenti** di **materiale fecale**, **irritazione** della **stoma** e dei **tessuti adiacenti**. In questi casi, l'educazione infermieristica è

essenziale.

Il primo passo per affrontare queste situazioni è **accettare il corpo altrui**. Superare il nostro **ribrezzo** è fondamentale per aiutare il paziente a superare il proprio. Accettare una **modifica** così **significativa** del **proprio corpo** richiede un lungo processo di **auto-accettazione**. Se noi, per primi, ci dimostriamo **aperti** e **comprensivi**, saremo un **supporto prezioso** per i nostri pazienti.

Da portare con Te

- → La **stomia** è un **foro** o **meato artificiale** creato chirurgicamente.
- → Può essere necessaria a causa di **infiammazioni, infezioni, tumori** o altre **patologie**.
- → Gli infermieri sono responsabili della **gestione della stomia**, compresa **valutazione** e **gestione sacche**.
    - ◆ **Colostomia**: Nuova via d'uscita per le feci. Può essere **ascendente, trasversa, discendente** o **sigmoidea**.
    - ◆ **Ileostomia**: Utilizza una **sacca a fondo aperto**; le feci sono più **acide** e irritanti.
    - ◆ **Urostomia**: Collega un **uretere** all'esterno, bypassando la vescica. Esistono due tipi principali: **condotto ileale** e **ureterostomia**.
    - ◆ **Tracheostomia**: è un'apertura nella **trachea**, necessaria in caso di **insufficienza respiratoria, traumi,** o **patologie neurologiche**.
- → La gestione delle stomie richiede **educazione all'autogestione. Aiuta l'utente ad accettarsi: accettalo tu per primo!**

Frequentare Infermieristica ▢ *@ciuffoelinfermieristica*

Prova a rispondere

★ Qual è il modo migliore per approcciarsi a un paziente che si sente imbarazzato o stigmatizzato dalla propria stomia?

★ Come posso affrontare le mie emozioni e i miei pregiudizi riguardo alla stomia per offrire un'assistenza migliore?

★ Quali domande potrei aspettarmi dai pazienti riguardo alla loro stomia e come dovrei rispondere?

Ulcere vascolari

Le **ulcere vascolari** sono molto più comuni di quanto si pensi, soprattutto tra i pazienti **over 60**. Questa fascia d'età è particolarmente a rischio e spesso si sottovaluta la necessità di un controllo **regolare delle vene**. Ma ecco un segreto che ti sarà utile: **conoscendo questa patologia** e **imparando a prevenire la degenerazione**, puoi fare la differenza nella vita degli utenti che hai in carico: al di fuori della diagnosi d'ammissione, potresti essere il primo a notare i segni dell'insorgenza di questa condizione, sensibilizzando i medici ed educando il paziente.

La mia **prima** ulcera vascolare? È stata durante uno dei **primi tirocini** in un **ambulatorio**. Affiancavo un medico e uno specializzando quando un utente è entrato, con le gambe completamente fasciate. Le prime medicazioni di questo tipo di lesioni non sono mai facili da "digerire", ma sono **incredibilmente formative**. Rimuovere le bende è come "sfasciare una mummia", e mentre scopriamo cosa si nasconde sotto, ti accorgerai dell'aumentare di un odore pungente ti colpirà. **Preparati**: l'**odore** emanato da un'ulcera **mal trattata**, combinato con sudore e sporco, è qualcosa che non lascia facilmente il nostro naso. Mi è addirittura capitato di sognarlo.

Non spaventarti, però: fa parte del lavoro, e ogni volta che uscirai da una situazione come questa, sarai un infermiere migliore, più preparato e più forte. Dopo turni così intensi, la **doccia post-turno** diventerà la nostra migliore alleata. Strofina via **odori** e **tensioni**, perché il nostro **benessere** è altrettanto

importante quanto quello dei **nostri utenti.**

Queste ferite, causate spesso dall'**insufficienza venosa cronica**, potrebbero mettere il tuo "stomaco" alla prova, ma non ti spaventare: assistere a una medicazione di questo tipo è un'esperienza unica, e potrebbe farti capire l'importanza del tuo **ruolo.**

In termini meno tecnici, un'**ulcera vascolare** è una soluzione di continuità[36] cutanea che deriva dalla cattiva circolazione del sangue. Quando questo non fluisce correttamente, il risultato sono ferite che **guariscono lentamente** o, purtroppo, non guariscono affatto. Il nostro compito è quello di **aiutare** gli utenti a migliorare la loro condizione attraverso **trattamenti specifici**, e avvicinarli all'**accettazione** del loro stato, ove i **trattamenti falliscono.**

Trattamenti

Non esiste una cura definitiva, ma esistono metodi per tenere la situazione sotto controllo. Le procedure sono molto importanti: si inizia con la **pulizia della ferita**, rimuovendo l'essudato e soprattutto la **fibrina.** Questa è una sostanza giallastra mucillaginosa che il corpo produce a scopo protettitivo, che però impedisce la rimarginazione della cute. Se necessario, si usa un bisturi per **rimuovere ove questa si sia seccata**. Questa procedura prende il nome di "***toilette* meccanica**", ed è piuttosto cruenta da assistere, e ancora più cruenta da attuare. Il nostro compito è quello di rimuovere totalmente lo **strato di fibrina**, provocando quasi sempre **sanguinamenti** -buon segno, in una ferita causata da cattiva circolazione!-. Nel caso il paziente lamenti **dolori intollerabili**, esistono (grazie al cielo!) anche sostanze enzimatiche che nel giro di 24-48h sciolgono la fibrina, affinchè sia rimuovibile con un tessuto sterile leggermente abrasivo, come una garza. Alcuni pazienti non tollerano nemmeno il dolore provocato da questi enzimi. In quei casi: l'unico

---

[36] Letteralmente: un'interruzione della continuità. Ovvero: una ferita.

intervento possibile è una "toilette meccanica" in sedazione totale. Questo può sembrare un po' forte, ma è **essenziale** per aiutare la ferita a guarire. Ogni passo di questo processo è studiato per mantenere l'ulcera ad un livello ottimale di umidità, esponendo lo strato granulare, e favorire la crescita del derma.

C'è di più: a volte i **lembi della ferita** vengono **tirati e cuciti insieme** o, nei casi più complessi, si preleva pelle da altre parti del corpo - di solito: cosce- per chiudere l'ulcera.

Ecografia dei vasi sanguigni

L'ispezione ecografica delle vene è uno dei momenti più affascinanti della pratica ambulatoriale. Quando osservi lo schermo, hai l'opportunità di vedere in tempo reale ciò che accade nel sistema circolatorio di un paziente. Con l'**ecografo**, possiamo esaminare i **fasci superficiali** e seguire il percorso delle vene, scoprendo ostruzioni e punti di debolezza.

È incredibile osservare come, grazie a questo strumento, si riesca a identificare le diramazioni venose **ostruite o lasse**. Capire dove si origina l'**insufficienza venosa** è un passo fondamentale per un intervento efficace.

Quello che ho imparato durante la mia prima giornata in ambulatorio è che le **ulcere vascolari** non sono destinate a diventare gravi, ma lo diventano se non vengono trattate **fin dall'insorgenza**. È qui che entriamo in gioco noi: come infermieri, il nostro compito è **riconoscere** i segni di insufficienza venosa e **agire** tempestivamente.

«Se **ignorate** o **lasciate a loro stesse**, le ulcere **peggiorano**», diceva il medico quel giorno. Quanti pazienti potrebbero essere salvati da **complicazioni** se solo fossimo più competenti nell'educazione e nella divulgazione?

Fonti:
- ➤ Harding, K., Morris, H., & Patel, G. K. (2015). *Venous leg ulcers: Pathophysiology and evidence-based treatment.* Springer.

Da portare con Te

→ **Ulcere vascolari**: ferite causate da **insufficienza venosa cronica**. Il sangue non circola bene e le ferite guariscono lentamente.
→ La prima medicazione può colpire per l'**odore rancido** dovuto a sporco e fasciature prolungate.
→ Gli odori possono attaccarsi a **capelli e barba**, rendendo la **doccia post-turno** un rituale necessario.

Prova a rispondere

★ In che modo posso bilanciare la mia reazione personale a odori e visuali forti senza che ciò influisca sulla qualità delle mie cure?
★ Qual è il mio ruolo come tirocinante durante una medicazione? Dovrei solo osservare o me la sento di chiedere di partecipare attivamente?
★ Quali tecniche posso adottare per proteggere la mia **igiene** dagli odori persistenti che si attaccano ai capelli o alla pelle?

La morte

Durante il mio **smonto notte**, ho vissuto una delle esperienze più intense che possano capitare a un infermiere: il mio primo incontro con la **morte**. Non era un utente di mia competenza, ma nei nostri ultimi contatti avevo percepito una particolare bontà in quella persona. Mi ero affezionato a lui. Tuttavia, quando mi sono trovato di fronte al suo corpo senza vita, non ho provato quel senso di perdita che mi sarei aspettato. Mi sembrava che l'individuo fosse semplicemente... andato, lasciandosi alle spalle solo il guscio del suo corpo.

Questo, forse, è uno degli aspetti più complessi del nostro lavoro. **Il corpo**, una volta morto, diventa solo un oggetto inanimato, che rappresenta fisicamente la persona che è stata. E come tale, va trattato con rispetto e preparato all'arrivo dei parenti.

L'esperienza di L

"(...) l'utente era praticamente in fin di vita e si poteva notare, oltre allo sguardo fisso, la punta del naso che diventava sempre più bianca. (...) Non era la prima morte che vedevo, ma ciò mi è rimasto impresso."

Una delle prime cose che imparerai è la necessità di chiudere la **mandibola** del defunto. Durante gli ultimi istanti di vita, per via della fame d'aria, la bocca tende a rimanere **spalancata**, e questo può dare un'**impressione disturbante** ai familiari. Qui, è nostro dovere preparare il corpo nel modo più **dignitoso** possibile.

Ho sentito dire che, successivamente, gli addetti delle pompe funebri usano pratiche più invasive. Ma in ospedale, per fortuna, usiamo metodi delicati. Una semplice **fasciatura** con un lenzuolo può essere sufficiente, oppure ho usato anche uno **strumento di plastica** che aiuta a mantenere la bocca chiusa facendo leva con una leggera pressione sul torace.

L'esperienza di R

"Un classicone sono gli "ahhhhhh" che fuoriescono dalla bocca quando stai preparando una salma e la giri di lato facendo comprimere la cassa toracica."

Un'altra cosa che imparerai è che, dopo la morte, gli **sfinteri** si rilassano completamente. Questo significa che la vescica si svuota e, a volte, si possono udire lunghe e monotone flatulenze. Anche queste sono cose che possono colpire i giovani tirocinanti, ma presto capirai che fanno parte del naturale processo di decomposizione del corpo.

Erezioni e clitoridismo

Un fatto poco noto, ma che sicuramente ti troverai ad affrontare, riguarda le **erezioni post-mortem**. Sì, hai letto bene. Succede per la fisiologia del corpo umano. Dopo la morte, i muscoli che impediscono ai corpi cavernosi di riempirsi di sangue smettono di funzionare. Se la persona è morta in posizione seduta, l'effetto della gravità può causare un'erezione massima e duratura. Lo stesso fenomeno può avvenire nelle donne, e si chiama **clitoridismo**.

L'esperienza di P

"Durante la mia prima notte di dottorato, ormai più di 20 anni fa, è deceduta una signora che aveva un tumore alle ossa. Era ricolma di morfina. Non dimenticherò mai le sue urla di dolore! Purtroppo, ho imparato a mie spese, che alla morte delle persone che curi non ci si abitua mai."

Movimento di lazzaro

Infine, c'è un fenomeno piuttosto sorprendente che potresti osservare in un corpo defunto: il **movimento di Lazzaro**. Si tratta di uno scatto automatico che avviene anche ore dopo la morte, causato dalla risposta del midollo spinale a stimoli esterni. Ricorda quel riflesso automatico che abbiamo quando tocchiamo qualcosa di bollente? Ecco, funziona allo stesso modo. La salma può compiere movimenti articolati, come sollevare braccia o spalancare gli occhi, e se non sei preparato potrebbe spaventarti. Ma non preoccuparti, è del tutto normale!

Ti guiderò attraverso le **tecniche di preparazione della salma**, ti mostrerò come mantenere la tua **serenità emotiva**, e insieme esploreremo come affrontare con compassione i parenti in lutto. Ne uscirai più **forte** e **consapevole** del ruolo che puoi svolgere nella **vita** e nella **morte** delle persone che **assisterai**.

Da portare con Te

→ Dopo la morte, il corpo diventa un **oggetto inanimato**, da preparare per i parenti.
→ La chiusura della **mandibola** è essenziale per evitare che la bocca rimanga spalancata, creando una cattiva impressione.
→ Dopo il decesso, gli **sfinteri** si rilasciano, con il conseguente svuotamento della vescica e possibili flatulenze.
→ Può capitare che i morti abbiano **erezioni**, causate dal rilassamento muscolare e dall'effetto della gravità sui **corpi cavernosi**.
→ Nelle donne si osserva un effetto simile, noto come **clitoridismo**.
→ Il **movimento di Lazzaro** è un riflesso spinale che provoca movimenti **post-mortem** precisi e articolati.

Prova a rispondere

★ Come potrei prepararmi emotivamente al mio primo contatto con la morte?
★ È normale non sentire un senso di perdita quando un paziente muore, anche se ci si era affezionati? Come posso gestire le mie emozioni in questi momenti?
★ Come posso mantenere una prospettiva professionale mentre affronto situazioni come il rilassamento muscolare o il rilascio di gas corporei dopo la morte?
★ Esistono linee guida etiche o professionali su come affrontare la morte in modo rispettoso, anche quando il corpo sembra comportarsi in modi imprevisti?

L'autopsia

Mi è pesato un poco studiare Anatomia: l'ho trovata **troppo teorica**. Organi in **relazione** fra loro, un sacco di **nomi strani**… un gran lavoro di **memorizzazione**.

Frequentare Infermieristica □ *@ciuffoelinfermieristica*

Nella mia facoltà è obbligatorio partecipare ad un **seminario autoptico**, ovvero l'autopsia. Questa permette di **vedere**, **toccare**, percepire l'**odore** di questi organi. Ti dà anche un'idea precisa del loro **posizionamento** e **relazioni**.

Perché si attua l'autopsia? Per comprendere le **cause della morte**. Le indagini diagnostiche come **ecografia**, **risonanza magnetica**, TAC, ecc. ... forniscono informazioni essenziali che, però, devono essere **interpretate**. Per esempio: un'ecografia potrebbe rivelare una **massa anomala** a livello del pancreas. Che si tratti di un **tumore** o di un **comune deposito di fibrina**, questo può essere stabilito con maggiore certezza ad **occhio nudo**, e con una **biopsia**.

È affascinante scoprire quanto sia visibile la **funzionalità** o meno degli organi, quando te li trovi a portata di mano! Per esempio: i **polmoni sani**, dopo la morte, dovrebbero **galleggiare nei liquidi**. Basta prenderne un pezzettino e metterlo in un bicchiere: se **affonda**, significa che il polmone **non era funzionante**. Magari era **patologico**, oppure **collassato**. Ogni organo sano ha un **peso** e un **aspetto** caratteristici.

Durante un tirocinio del secondo anno, quindi, ho assistito ad un'autopsia. I medici hanno tagliato la pelle del torace del defunto esponendo il busto. Con un paio di "**trinciapollo**" hanno **troncato ogni costa**, aprendo la **gabbia toracica**. C'era dell'**escreato ematico** peritoneale. Pertanto, hanno svuotato la cassa toracica con una specie di scodella, come farebbe un bambino in spiaggia, per riempire il fossato di un castello di sabbia.

Hanno tagliato ed estratto le alte vie gastriche, polmoni, cuore, intestino, pancreas, fegato, reni, e giù fino alla prostata. Hanno messo ogni organo in una vasca (*plop!*) che si è subito tinta color *merlot*. Poi, hanno **pesato** ogni organo, e **sezionato**, **misurando** le varie parti.

Uno dei reni riportava una **ciste** enorme, un bulbo ricolmo di liquidi a pressione. Quando lo hanno affettato con il coltello, è partito uno schizzo che ci ha fatto tutti sobbalzare!

Il cuore, dico la verità, non l'avevo riconosciuto. Era ricoperto da una gran quantità di **grasso**, color giallo maionese, ed era accoppiato, sul lato opposto, alla **faringe**. Tutto quello che vedevo era una grossa pera, allungata, che culminava con una specie di linguetta che si è rivelata essere... proprio la lingua!

L'odore era **dolciastro**, lo stesso che si sente dal macellaio. Avevo portato del **profumo alla menta**, ma mi hanno consigliato di non adoperarlo, perché mi avrebbe **aperto il naso**, peggiorando la situazione.

Sono stati presi alcuni **campioni istologici** da inviare al laboratorio, fra cui anche del midollo osseo, che è stato strizzato **fuori** da un osso, come il dentifricio dal tubetto. Dopo le analisi, gli organi sono stati rimessi a caso nella gabbia toracica: una specie di insalatona mista. Infine, il taglio è stato ricucito con ago e filo.

L'esperienza di E

"Da noi si usa fare un taglio a Y solo per la cute e poi, col trinciapollo, spezzare le coste sulle linee emiclaveari in modo da togliere assieme il blocco sterno-cartilagini costali, anche perché così hai la cavità toracica molto più ampia. (...) Se l'utente ha qualche infezione, l'odore fa molto più schifo, come pure presenza di masse tumorali necrotiche... è odore di morte. Pensa che mentre sei vivo, dentro stai marcendo. (...) La rimozione degli organi del collo e del pavimento della bocca è la cosa che mi ha colpito di più: li estraggono come se stessero ribaltando una manica di camicia. (...) Fa più impressione il reparto di oncologia dove hai a che fare con la sofferenza ancora presente. Alla fine, il cadavere è una persona che ha smesso di funzionare"

Come non svenire?

Prima di infermieristica, mi è capitato di **svenire due volte**. La prima, a causa di un **trauma**: una botta alla testa. In quel caso, tutto è accaduto rapidamente, e **non ricordo** quasi nulla. La seconda volta, invece, è stata diversa. Era dopo un'**operazione**, e il **calo di pressione** mi ha colpito in modo più graduale. Ho potuto *sentire* cosa stava accadendo nel mio corpo, e questo mi ha **insegnato** qualcosa di **prezioso**.

Una delle prime sfide è imparare a riconoscere e gestire le **sensazioni corporee** che possono emergere in situazioni stressanti. Non sottovalutare quanto possa essere utile conoscere i segnali del tuo corpo e prepararti ad affrontarli con **consapevolezza**.

Quando il mio corpo comincia a cedere, i **primi segnali** che percepisco sono **brividi** e un aumento della **sudorazione** sulla fronte e sulla nuca. Questi sintomi mi avvertono che qualcosa non va e che devo intervenire immediatamente.

Se sai che potresti sentirti male durante un'attività intensa, come potrebbe essere un'autopsia, è sempre utile controllare l'**ambiente circostante**. In caso di **sincope**, ovvero una perdita di **coscienza improvvisa**, *BUM!* potresti **cadere a terra**. Quindi, prenditi un attimo per verificare: **c'è un tavolo metallico vicino? O uno spigolo dove rischi di farti male?**

Mi è stato raccontato che, durante un'autopsia, uno studente è caduto svenuto sul **tavolo degli strumenti**, trascinandosi addosso bisturi e tenaglie. Immagina quanto possa essere pericoloso! Meglio prevenire certi rischi, no?

Respirazione consapevole

Quando senti che la situazione sta diventando troppo intensa, è fondamentale ricordare una tecnica semplice ma efficace: **la respirazione diaframmatica**. Ecco come funziona:

1. Inspira profondamente per tre secondi, gonfiando la pancia.
2. Trattieni il respiro per qualche istante.
3. Espira lentamente per tre secondi.

Questa pratica aiuta a migliorare l'ossigenazione e a mantenere la mente lucida, permettendoti di affrontare meglio le situazioni difficili.

Condizionare la mente

Un'altra tecnica che può fare una grande differenza è il **condizionamento del pensiero**. È una specie di trucco mentale per ridurre l'impatto visivo o emotivo di ciò che stai vedendo. Per esempio, se ti trovi di fronte a un'operazione che ti fa impressione, puoi provare a *ridimensionarla mentalmente*.

Mi è capitato di pensare cose come: «È solo un *manichino* del supermercato», oppure «Questo è solo succo di anguria», o ancora «È un hamburger con strane salse». So che può sembrare strano, ma funziona! Aiuta a distogliere l'attenzione dall'aspetto emotivo e ti permette di restare concentrato.

Conoscere i propri limiti

La chiave per affrontare queste situazioni non è solo nelle tecniche di controllo, ma anche nella consapevolezza dei propri limiti. **Sentirsi**, riconoscere i segnali del proprio corpo, e capire quando è il momento di prendersi una pausa.

Se ti accorgi che stai superando il tuo **limite**, non c'è niente di male a distogliere lo sguardo, fare una passeggiata o bere un tè. Ricorda: non devi dimostrare nulla a nessuno. La **vergogna** non ha spazio nel tuo percorso di crescita. Il **vero coraggio** sta nell'ammettere che **qualcosa è troppo per te in quel momento**.

Sii onesto con te stesso

Purtroppo, nella nostra professione, c'è una certa tendenza a "fare i duri". Fra medici, infermieri, e altri professionisti della salute, spesso si sente dire: «**Sì, va tutto bene**». **Ma quanti dicono la verità?**

Pochi ammettono che certe esperienze sono **davvero impressionanti**, oltre che interessanti. **Reprimere** e nascondere le emozioni non porta a nulla di buono e, a lungo andare, può **logorarti**. Anche io, a volte, ho cercato di **fare il forte**, ma ho imparato che essere **onesti con se stessi** e con gli altri è molto più **salutare**.

Frequentare Infermieristica □ *@ciuffoelinfermieristica*

C'è una buona notizia: con il tempo, si impara: **assuefarsi** a certe esperienze è naturale, e quello che **oggi ti sembra impossibile da affrontare, domani potrebbe non farti più lo stesso effetto.**
Il primo passo? **Riconoscere** le tue **difficoltà. Lasciarsi traumatizzare non è una condizione inevitabile.** Con un po' di attenzione, puoi proteggere la tua motivazione e continuare il tuo percorso con serenità.

Da portare con Te

→ **Percorso di infermieristica**: Impara a riconoscere e gestire le **sensazioni corporee** in situazioni stressanti.
→ **Svenimenti:**
  ◆ **Controlla l'ambiente**: Prepara la tua postazione, verifica la presenza di oggetti pericolosi (tavoli metallici, spigoli).
  ◆ **Tecnica**: Respirazione **diaframmatica** controllata.
    • Inspira profondamente per 3 secondi.
    • Trattieni il respiro.
    • Espira lentamente per 3 secondi.
  ◆ **Condizionamento del pensiero**: Trucco mentale per ridurre l'impatto emotivo.
→ **Consapevolezza dei propri limiti**: Fermati se senti che stai superando il tuo limite.
→ **Tendenza a fare i duri**: Ammettere le emozioni è fondamentale per il benessere.
→ **Assuefazione alle esperienze**: Con il tempo, ciò che oggi sembra impossibile potrebbe diventare gestibile.

Prova a rispondere

★ Come posso diventare più consapevole delle mie **sensazioni corporee** in **situazioni stressanti**?
★ Quali tecniche di **condizionamento mentale** potrei provare per affrontare **esperienze difficili**?

Frequentare Infermieristica □ *@ciuffoelinfermieristica*

- ★ Come posso riconoscere quando sto superando i miei **limiti**?
- ★ Quali strategie posso adottare per prendermi una **pausa** senza sentirmi **inadeguato**?
- ★ Perché è importante essere onesti riguardo alle proprie emozioni nel contesto professionale?
- ★ Come posso creare un ambiente in cui sia accettabile esprimere vulnerabilità tra colleghi?

La vita (il parto)

Tra le esperienze più toccanti che ho avuto la fortuna di vivere, ci sono stati i **parti**. In questo capitolo, voglio condividere con te non solo ciò che ho visto, ma anche le emozioni e le sensazioni che accompagnano questo momento straordinario. Sarai sorpreso di quanto possa essere **intenso** e **trasformativo** assistere alla **nascita di una vita**.

Voglio raccontarti un singolo episodio, che in realtà ho "inventato" mescolando "a *patchwork*" immagini che mi sono rimaste dalle **esperienze straordinarie** a cui ho avuto l'**onore** di assistere. Ogni parto è unico, e ogni madre e padre meritano **rispetto** e **attenzione** durante questo evento incredibile.

Iniziamo: immagina la **sala parto**, immersa in una penombra soft, dove i **futuri genitori** attendono con trepidazione l'arrivo del loro bambino. La madre è distesa su un lettino, con le gambe ben aperte, in una posizione che facilita la **distensione** dei genitali. Il suo pancione è grande come un'anguria, e vi sono applicati due **sensori**: uno monitora le contrazioni, mentre l'altro registra il battito cardiaco del bambino, una media di 140 battiti al minuto. Sulla parete, un **orologio digitale** segna il passare del tempo, un compagno silenzioso di questo straordinario viaggio.

Dalla vagina della madre escono rivoli di **liquido amniotico** e sangue, un mix denso e appiccicoso che si raccoglie in una pozza sterile. L'ostetrica esegue controlli con delicatezza, inserendo due dita per verificare la **dilatazione** del collo dell'utero, che deve essere perfetto affinché il bambino possa passare senza lacerazioni. È affascinante notare come l'ostetrica riesca a determinare la posizione del bambino semplicemente toccando le fontanelle sulla sua testa.

Sfumature di dolore

Tutti sanno che partorire è **doloroso**. Prima che la testa del bambino inizi a premere, il dolore delle **contrazioni** è ciò che colpisce. Con un esame obiettivo, puoi percepire la rigidità dell'addome che si gonfia e si sgonfia.

È fondamentale comprendere che il **dolore** è un parametro affidabile durante il parto. Anche se l'analgesia viene offerta, alcune ostetriche possono essere riluttanti a somministrarla, poiché potrebbe compromettere la **ricorrenza** delle contrazioni e influenzare il processo di nascita.

In momenti critici, come il **distacco prematuro della placenta** o un'**emorragia importante**, può essere necessario agire rapidamente. La madre potrebbe dover essere trasferita in sala operatoria, intubata per la respirazione artificiale, e il bambino estratto con un **cesareo d'urgenza.**

Ci sono diversi **tipi di dolore**. Quello più lieve porta a **lamenti monotoni**, mentre il **dolore intenso** si traduce in **urla** e **gesti concitati**. Infine, c'è un **dolore accecante**, che porta a una trasformazione della persona, che perde la **razionalità** e diventa una maschera, un'**immagine primordiale di sofferenza**. È incredibile come, spesso, di questa esperienza **non rimanga memoria**. Come una parentesi di tempo che la mente preferisce cancellare.

Assistere a questa trasformazione è **impressionante**. È come osservare qualcuno che, poco prima, era razionale, **perdere il contatto con la realtà** e **lasciarsi andare a urla primitive e strazianti**. Tuttavia, vedere il dolore in questo contesto mi ha fatto sentire una connessione profonda con la vita che stava per emergere.

Quando il dolore delle contrazioni culmina nel momento del parto, la neo-mamma sperimenta un'alternanza tra il dolore intenso e i momenti di **relativa calma**. Durante questi attimi, spesso cerca il

supporto del marito, che, a volte, appare imbarazzato e a disagio. Le contrazioni spingono il bambino lungo il **canale vaginale**, ed è possibile intravedere un ciuffo di capelli che fa capolino. La dilatazione dei genitali è massima, ma non sempre sufficiente a garantire il passaggio, e a volte la **mucosa interna si strappa**.
Quell'istante in cui la testa del bambino appare è quasi **surreale**. Ho sentito un senso di **meraviglia** e **incredulità**, come se fossi in un **sogno**.
Quando l'ostetrica interviene, con un gesto deciso il bambino viene estratto, e il suo **primo pianto** rompe il silenzio della sala parto. Il neonato viene adagiato su un telo, ricoperto di sangue e liquido amniotico, con il cordone ombelicale che lo collega alla madre. E così, a un certo punto, il grande orologio segna l'ora della nascita.
Il cordone ombelicale viene **clampato**[37] e **tagliato**, e il neonato è portato nell'**isola neonatale** per le prime cure. È un momento cruciale: **altezza**, **peso** e **circonferenza della testa** sono registrati.
Il bambino, appena nato, è diverso da come lo immaginiamo. Non è un pupo perfetto; la sua faccia è schiacciata dal passaggio stretto in cui è scivolato.
La profilassi è fondamentale: una puntura di **vitamina K**[38] sulla coscia e **collirio antibiotico** sugli occhietti. Il parto è un **trauma per il neonato**, e il **calo di temperatura** lo infastidisce. Sotto la **lampada calda**, si calma un po', mentre fa la prima **cacca**, il **meconio**.
Infine, la **placenta esce**, un **palloncino sgonfio** che odora di **macelleria**. L'ostetrica pesa la placenta, segno di una nuova fase.
Dopo il parto, la madre è ancora **aperta** e **dilatata**, e il ginecologo valuta eventuali **lacerazioni**, risolvendo con delle **cuciture**.
Infine, il neonato è appoggiato vicino al **seno** della madre. È un momento magico: **il bambino si attacca al capezzolo e inizia a ciucciare**, mentre il pianto si interrompe. Il papà, col cuore gonfio

---

[37]É applicata una *clamp*, una specie di pinza molto stretta.
[38]Per evitare le emorragie nella prima settimana di vita.

di emozione, scatta una foto, immortalando l'inizio di un **nuovo capitolo** della loro vita.

Da portare con Te

- → **Parto**: evento unico, ogni coppia di genitori merita rispetto e attenzione.
- → **Dilatazione del collo dell'utero**: controllata dall'ostetrica inserendo due dita, necessaria per il passaggio del bambino.
- → **Posizione del bambino**: rilevata dall'ostetrica toccando le **fontanelle** sulla testa.
- → **Dolore del parto**: parametro affidabile; l'uso dell'**analgesia** può essere limitato per evitare interferenze con le contrazioni.
- → **Urgenza medica**: situazioni critiche come **distacco della placenta** o **emorragia** possono richiedere un cesareo d'urgenza.
- → **Contrazioni**: spingono il bambino lungo il canale vaginale; la testa può apparire prima dei genitali dilatati al massimo.
- → **Cordone ombelicale**: clampato e tagliato, il neonato è portato nell'isola neonatale per le prime cure.
- → **Cure neonatali**: profilassi con **vitamina K** e collirio antibiotico, controllo di altezza, peso e circonferenza della testa.

Prova a rispondere

- ★ Come si può sviluppare la propria capacità di empatia nei momenti di grande emozione, come il parto?
- ★ Come posso garantire rispetto e attenzione ai genitori durante questo momento critico?
- ★ Come posso gestire il mio stress e le proprie emozioni mentre assisto a eventi intensi come un parto?

Esami strumentali

La **paura dell'ignoto** gioca un ruolo fondamentale nell'ansia che molti provano di fronte agli **esami strumentali**. Ecco perché il nostro compito è importante: non solo **somministrare** cure, ma anche *educare* il paziente, **rassicurarlo** e **accompagnarlo** con empatia.

Un paziente **informato** è un paziente **più tranquillo**. Quando presenti gli esami, cerca di suddividere le informazioni in **piccole fasi**, spiegando **l'utilità** dell'esame, cosa **comporta** e **a cosa serve**. Con la pratica, imparerai a leggere **nei loro occhi le domande non dette**, perché **non è sempre facile** per loro **esternare le preoccupazioni**.

Ora ti presento due tra gli esami **più comuni** che incontrerai nel tuo percorso: la **risonanza magnetica nucleare** (RMN) e la **tomografia assiale computerizzata** (TAC).

RMN: Risonanza Magnetica Nucleare

La risonanza magnetica nucleare, o **RMN** -come la chiamerai spesso-, è un esame non invasivo che sfrutta i campi magnetici. Ti capiterà di doverlo spiegare ai pazienti, e qui entra in gioco la tua capacità di rendere accessibile qualcosa di complesso. Potresti dire:

«É grande magnete che scansiona il suo corpo. **Niente radiazioni**, ma immagini dettagliate che ci permettono di vedere sia i **tessuti molli** come **muscoli**, **nervi** e **vasi sanguigni**, sia quelli **duri** come **ossa** e **cartilagini**.»

Per rendere l'esame ancora più preciso, si può utilizzare un **mezzo di contrasto** (MDC), che aiuta a visualizzare meglio certe strutture. Ricorda, qui è importante **rassicurare** i pazienti, soprattutto quelli che potrebbero essere preoccupati per la presenza del contrasto ed eventuali **effetti collaterali**.

TAC: Tomografia Assiale Computerizzata

La **TAC** funziona in modo diverso. «Utilizziamo i **raggi X**,» potresti spiegare. È importante che i pazienti capiscano che, mentre un normale esame radiografico dà un'immagine "**piatta**", la **TAC** permette di ottenere immagini più dettagliate e tridimensionali, come se vedessimo l'**area anatomica** in "**fettine**". Anche in questo caso, un **mezzo di contrasto** può essere utilizzato per ottenere una **visione** ancora più **chiara** di **vasi sanguigni** e altre **strutture**.

Non sottovalutare il tuo impatto!

A questo punto potresti chiederti: «Ma quanto è importante spiegare tutto?» La risposta è: moltissimo! **Rassicurare, informare** e **guidare** sono parte integrante del nostro ruolo. Se non lo facciamo noi, purtroppo, è probabile non lo faccia nessuno. Mettiti nei panni del paziente: d'improvviso trasportato con il letto verso un altro padiglione, per eseguire un esame dal nome strano, per ragioni diagnostiche a lui ignote, con la paura di provare **disagio**, **dolore**, **gravi conseguenze**. Immagina l'ansia dettata dalla perdita di controllo data dal non sentirsi padrone nel proprio percorso di cura. Puoi dedurre anche quanto questi stati d'animo possano **riflettersi negativamente** sul percorso di cura, con effetti fisici manifesti (es: abbassamento difese immunitarie, manifestazioni di autoimmunità, etc...). Con ogni **spiegazione**, in ogni **parola**, stiamo costruendo un **ponte di fiducia** tra noi e l'utente, facendolo sentire meno solo in un momento di **vulnerabilità**.

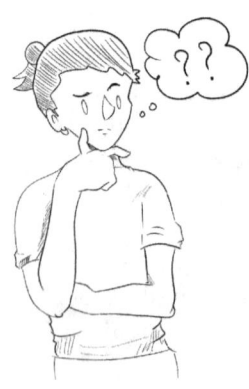

Da portare con Te

→ **Esami strumentali**: molti pazienti li temono; è fondamentale spiegare utilità e fasi per ridurre l'ansia.
→ **RMN** (Risonanza Magnetica Nucleare): utilizza **campi magnetici** per ottenere immagini tridimensionali di **tessuti molli** (nervi, muscoli, vasi) e **tessuti duri** (ossa, cartilagini).
→ Per maggiore precisione nella **RMN**, può essere usato un **mezzo di contrasto** (*MDC*).
→ **TAC** (Tomografia Assiale Computerizzata): utilizza **raggi X** per ottenere immagini dettagliate di sezioni anatomiche, come "fettine".
→ Anche nella **TAC**, si può usare un **mezzo di contrasto** per evidenziare vasi sanguigni e altre strutture.
→ A differenza dei raggi X tradizionali, la **TAC** offre una visione tridimensionale grazie all'elaborazione al computer.

Prova a rispondere

★ Come posso spiegare in modo chiaro la differenza tra RMN e TAC a un paziente senza usare termini troppo tecnici?
★ In che modo posso contribuire a ridurre l'ansia di un paziente che deve affrontare un esame strumentale?
★ Quali sono le domande più comuni che i pazienti fanno riguardo la RMN o la TAC, e come posso rispondere in maniera rassicurante?
★ Come posso preparare un paziente all'uso del mezzo di contrasto, anticipando eventuali dubbi o preoccupazioni?
★ Quando è appropriato spiegare i dettagli tecnici di un esame e quando invece è meglio limitarsi a rassicurare il paziente?
★ Come posso lavorare sulla mia capacità di "leggere" le emozioni non espresse dei pazienti, anticipando dubbi e paure?

★ Come posso bilanciare il mio ruolo di tirocinante nel reparto con l'acquisizione di competenze di comunicazione e gestione delle emozioni dei pazienti?

L'emotività

Durante i primi tirocini, ci sono situazioni che possono davvero mettere alla prova la nostra **stabilità emotiva**. Potresti pensare che saranno i **liquidi organici**, la **nudità** o le **ferite** a **impressionarti di più**. Ma preparati a un'altra realtà: ciò che **potrebbe** colpirti di più saranno le **emozioni** dei pazienti e dei familiari.

Immagina di essere lì, di notte, con un paziente che ti guarda e ti chiede: «Cosa faccio della mia vita adesso?». Oppure con un **parente in lacrime** che vuole sapere di più sul proprio caro, e tu hai informazioni che **non puoi** condividere. Questi momenti possono metterci a **dura prova**. Può succedere che utenti giovani coetanei, dopo aver condiviso un dialogo leggero, ti confidino la loro **paura di non superare la notte**. E a volte, purtroppo, saprai che quella paura non è infondata.

L'esperienza di V

"(...) Secondo te riuscirò a costruirmi "l'immunità", davanti a queste situazioni, abituandomi?"

La verità è che queste esperienze ci toccano nel profondo. È normale che accada, soprattutto all'inizio. Ma è anche fondamentale riconoscere l'importanza della **relazione d'aiuto**: imparare a dare senza ricevere troppo in cambio, perché quello che riceveresti potrebbe non farti bene. È qui che entra in gioco la **professionalità**. Costruire un muro emotivo non significa diventare **insensibili**, ma **proteggerti** da un **peso** che può diventare **troppo grande** da portare. Questo **muro** ci permette di **aiutare** senza farci trascinare nell'abisso emotivo dell'utente.

Non c'è un modo semplice per affrontare questi momenti. La

chiave è **accettare la nostra debolezza** e capire che fa parte di chi siamo come persona e come infermiere in formazione -e siamo sempre in formazione!-. Solo quando accetti questo, puoi **lavorare per superarla**. A volte, sarà necessario fare un **passo indietro**, concederti una pausa e respirare. **Non c'è vergogna** in questo.

L'esperienza di L

"Se non mi sento sicuro, io da solo non lo faccio. Parole sante, specialmente quando si ha la responsabilità della vita di una persona."

Lentamente, con consapevolezza

Ricorda sempre: è più importante arrivare alla meta **completi, formati** e **solidi**, piuttosto che **correre con il peso che si accumula sulle nostre spalle**, per poi... crollare sotto il peso di una professione a volte ci richiede un po' troppo.

Se non sai nuotare, ma vuoi imparare, non ti tufferai fin da subito nella piscina più profonda, giusto? Altrimenti rischieresti di affogare, di subire un **trauma** e, dopo, potresti non voler mai più entrare in acqua. Lo stesso vale per i **tirocini**: se ti senti **sopraffatto**, concediti il **permesso** di scegliere una via più sicura, **osserva le tue emozioni** e, quando necessario, **fermati**.

Se senti il cuore **accelerare**, se la respirazione diventa **affannata** come se stessi cercando di respirare attraverso un sacchetto di plastica... è il segnale che è ora di prendere una **pausa**. Non devi **preoccuparti** di questo. Rispettare i tuoi tempi ti farà arrivare alla meta **stabile, consapevole** e **risoluto**. Meglio questo che... arrivare troppo in fretta e scoprire che non riesci più a sostenere **il peso della professione**.

La nostra formazione è una **maratona**, non uno *sprint*. Rispetta i tuoi ritmi, **non forzare troppo la mano**. La professione infermieristica non è come tutte le altre. Richiede un equilibrio tra **cuore** e **mente**, tra emozione e razionalità.

Frequentare Infermieristica □ @ciuffoelinfermieristica

L'esperienza di L

"(…) Anche io ho sempre pensato che l'aspetto emotivo fosse il più "tosto". Dò sempre questa risposta quando arriva l'immancabile domanda: qual è la cosa più pesante che hai vissuto in tirocinio???"

Da portare con Te

→ È importante mantenere una **distanza emotiva** per proteggere te stesso: si tratta di costruire un muro chiamato **professionalità**.
→ Accettare la propria **debolezza** è il primo passo per superarla. A volte, è necessario prendersi delle pause.
→ Non tuffarti in situazioni troppo difficili: scegli un percorso graduale, rispettando i tuoi **tempi** e i tuoi **limiti**.

Prova a rispondere

★ Come posso migliorare la mia capacità di creare un **muro emotivo** senza perdere il contatto umano con chi assisto?
★ Come posso essere sicuro di rispettare i miei **tempi di crescita**, senza sentire la pressione di dover **affrettare** il mio **apprendimento**?

10 Cosa Si Fa Nei Primi Tirocini?

Dopo aver tanto osservato, **entriamo in azione!**
In tirocinio **farai**:

Frequentare Infermieristica □ *@ciuffoelinfermieristica*

Misurare la pressione arteriosa

Sui banchi dell'università, avrai già studiato la **procedura**, ma la prima volta che ti troverai di fronte a un utente, sarà un'esperienza diversa.

Nessuno me lo aveva anticipato: quando inizi a misurare la pressione, potresti **non sentire sempre il battito cardiaco chiaramente**. A volte, dovrai affidarti a **ciò che vedi**: il movimento della lancetta dello **sfigmomanometro** sarà il tuo **riferimento**, soprattutto se la pressione del paziente è **molto bassa**.

«Allora come faccio a essere sicuro di aver misurato bene?» potresti chiederti. Non c'è niente di male nel misurarla di nuovo. Anzi, misurare più volte per ottenere un dato più **affidabile** è segno di **attenzione** e **professionalità**.

Con la pratica, riuscirai a percepire i tremori più sottili della lancetta e sentire il battito più flebile.

Range: non quello che ti aspetti

Tutti gli utenti ti chiederanno «É giusta?». In generale, ti consiglio di rispondere: «Va bene», e nel caso non vada bene, rispondere «Va bene, però...» (e qui sarà il tutor ad aiutarti a completare la frase, in base all'anamnesi della persona che hai davanti).

La risposta è un po' più complessa di quanto si pensi. I cosiddetti "*range* di normalità" sono più... un'idea, per sapere quali siano i parametri corretti. Ogni persona è **diversa** e il **corpo umano si adatta**, soprattutto quando una patologia si **sviluppa lentamente**. Non preoccuparti se i numeri che vedi non rientrano nei parametri ideali: quello che devi guardare veramente, è il **confronto con i parametri pregressi**, che crea un'**andamento pressorio**. Inoltre, fai affidamento agli infermieri-guida per sapere se qualche **condizione** o **patologia** dell'utente richiede siano mantenuti parametri specifici (es: utenti **cardiologici** con particolari *device*, PA ideale = 90/60 ml/Hg).

In uno dei primi tirocini, mi è capitata un utente anziana con una pressione mediamente alta ad ogni rilevazione, intorno a **180/100 ml/Hg**. La pressione si mantiene su questi parametri di **sistolica**[39] e **diastolica**[40] in ogni momento della giornata. Lei? Completamente asintomatica. Un giorno, le ho misurato questa pressione: **120/70 ml/Hg**. Perfetta, vero? Eppure, poco dopo, la signora ha iniziato ad avere **giramento di testa**, **nausea**, **confusione mentale**, ed è stata accompagnata in pronto soccorso. Questo mi ha insegnato che non i numeri dicono: è "giusto" o "sbagliato". Tocca a noi, interpretarli, in base alla situazione, alle rilevazioni precedenti, alle patologie del pazienti, allo stato emotivo, etc.

Da portare con Te

- In alcuni casi, non sentirai il battito cardiaco chiaramente. Affidati al movimento della lancetta dello **sfigmomanometro**.
- Cerca il **polso radiale**, quando misuri la pressione con **sfigmomanometro** e **fonendoscopio**: ti fornisce un parametro sensoriale in più.
- Non esitare a misurare più volte per ottenere un parametro affidabile.
- L'importanza del **quadro clinico**: pazienti con pressioni elevate possono essere asintomatici, mentre pressioni apparentemente ottimali possono causare malesseri.

Prova a rispondere

★ Nel caso non sia sicuro di aver rilevato bene la pressione, quale frase posso dire all'utente per giustificare una seconda misurazione?

---

[39] Il numero più alto: rappresenta la pressione al momento in cui il cuore si contrae e pompa il sangue nelle arterie.
[40] Il numero più basso: si misura tra due contrazioni, mentre il cuore si rilassa e si riempie di sangue.

Frequentare Infermieristica □ *@ciuffoelinfermieristica*

Preparare e somministrare la terapia

Sai bene che **la terapia** è una delle attività più complesse del primo e secondo anno. In aula ti parleranno di **7 (o di 8, o di 10) G**[41], e di **LASA**[42]. **Qui voglio essere un po' più pratico.**
«Non si tratta solo di leggere la prescrizione e somministrare le pastiglie?». **Ehm... sì, ma con qualche passaggio in più.**
A meno che tu svolga il tirocinio in un reparto in cui la terapia è **informatizzata**[43], Il primo ostacolo che incontrerai sarà **la calligrafia** del medico. Spesso indecifrabile, accompagnata dalla *"nonchalance"* nelle prescrizioni. Ma non è solo questione di interpretare scritture poco chiare: dovrai distinguere fra **principio attivo** e **nome commerciale**, correggere **dosaggi sbagliati**, e confrontarti con orari talvolta **assurdi**.
Non preoccuparti! **La pratica** ti aiuterà. Ogni reparto ha farmaci preferenziali che userai ripetutamente, e gli infermieri hanno familiarità con questi. Non è un problema se all'inizio ti senti spaesato: **è normale**. Sii paziente con te stesso: «**Capacità di interpretazione**» non è tra le competenze valutate durante il tirocinio.

Pazienti riluttanti

Se l'utente è **lucido** e rifiuta un farmaco, ha tutto il diritto di farlo. Ma quando hai a che fare con un anziano o un paziente **psichiatrico**, le cose cambiano. Spesso, il loro rifiuto nasce da **paure** o **preoccupazioni** riguardo agli effetti collaterali. Qui entra in gioco la tua capacità di dialogo: fermati, ascolta, e cerca di capire. E quando il dialogo non basta? Non c'è nulla di male nel chiedere aiuto a un tutor o a un collega. Ho osservato **strategie**

---

[41] Raccomandazioni per la corretta somministrazione, ed evitare errori.
[42] *"Look-Alike, Sounds Alike"*: farmaci dal nome o dalla confezione facilmente confondibile, che portano una specifica etichetta per riconoscerli subito.
[43] Oddio, quanto amo la terapia informatizzata!

creative che possono aiutarti: un tutor ha persino finto di star male per convincere un paziente a prendere la terapia: a lei le pastiglie, a lui delle *Tic Tac*. Potresti dover cambiare **atteggiamento** da stanza in stanza: essere **"il nipote"** affettuoso, **"il maggiordomo"** preciso o **"l'alunno"** rispettoso. È il **rapporto di fiducia** che riesci ad instaurare che fa la differenza.

Fialette

Tieni sempre in tasca una **garza** per aprire le fialette. Riduce il rischio di **tagli**, che ti assicuro, **non sono rari**. Fidati, **non vuoi** trovarti con una ferita fastidiosa che si riapre ogni volta che togli e metti i guanti, mentre sei di fretta. Con pratica ed esperienza, riuscirai sempre ad **aprire le fialette**, anche a **mani nude**, senza provocarti **lesioni**: cerca il punto di rottura, di solito contrassegnato con un pallino, e fai forza contraria, mentre al contempo tiri in alto: quando la parte superiore **cederà**, la tua mano si **allontanerà** subito dal **bordo tagliente**.
Non sempre troverai cerottini in reparto. Spesso quello che viene chiamato **"cerotto"** è in realtà **nastro adesivo** di carta o seta. Quindi, meglio prevenire che curare: all'inizio, usa sempre la **garza** e risparmiati **fastidi inutili**.

Calcolo dei farmaci

Non lasciare che ti intimorisca! Devi ricondurlo sempre ad un semplice rapporto. Nessuno ti vieta di prendere carta e penna e scrivere i calcoli. Lo fanno anche gli infermieri professionisti.
Iniziamo con un esempio pratico. Immagina di dover somministrare a un'utente il **Ciuffosil-Trifosfato**, (Nome commerciale: **Ciuffosina**). La prescrizione è di **2 UI/kg**, diluito in **fisiologica 0.9% NaCl**, da somministrare in 12 ore. Considera che l'utente pesa **70 kg**.

1. Quante unità servono?

Innanzitutto, calcoliamo quante unità ci servono in totale.

- **Formula:** *2 UI/kg x 70 kg = **140 UI in 12 ore**.*

2. Quante unità all'ora?

Per calcolare le unità da somministrare ogni ora, basta fare:

- **Formula:** *140 UI ÷ 12 ore = **11,6 UI/h**.*

3. Qual è il volume di farmaco da aspirare?

Adesso, scopriamo il volume necessario da aspirare dalla fialetta. Le fiale di **Ciuffosina** disponibili in reparto sono da 50 UI in 10 ml. Dobbiamo fare un rapporto per trovare quanto farmaco ci serve.

- **Formula:** *50 UI : 10 ml = 140 : x → 140 x 10 : 50 = **28 ml**.*

Di conseguenza, dovremo aprire tre fiale: aspirare completamente 20 ml e 8 ml dalla terza.

4. Quanta fisiologica ci serve?

Poiché dobbiamo arrivare a un volume totale di 50 ml, il calcolo è semplice:

- **Formula:** *50 ml - 28 ml (Ciuffosina) = **22 ml** di fisiologica.*

Ora, un ulteriore calcolo: quanto infonderemo all'ora se utilizziamo una pompa?

- **Formula:** *50 ml ÷ 12 ore = **4,17 ml/h**.*

Quando ti viene chiesto di eseguire un calcolo di farmaci, segui questi semplici passaggi:

1. **Prendi il tuo blocco di appunti o la tua agendina.**

2. **Identifica i dati chiave.** Comprendi quale dato mettere in quale posizione nella relazione.
3. **Usa la calcolatrice!** Anche se può sembrare banale, sotto lo sguardo giudicante della tua tutor, anche le cose più semplici possono apparire impossibili. Ricorda che non sei **solo** in questo; **tutti noi abbiamo affrontato la stessa situazione.**

E se la tua tutor non riesce a comprendere un errore di calcolo, pensa: «**Chi non ricorda il passato è destinato a ripeterlo**». **È molto probabile che anche lei si sia trovata in situazioni simili**, ma non se lo ricorda.

Da portare con Te

→ La **pratica** aiuta a familiarizzare con le prescrizioni.
→ La **capacità di interpretazione** non è una competenza valutata in tirocinio.
→ Rispettare il diritto dei pazienti di rifiutare farmaci è essenziale, ma educare è fondamentale.
→ Dialogare può rivelare **preoccupazioni** (spesso relative agli **effetti collaterali**).
→ Adottare approcci personalizzati in base alla persona (essere "nipoti", "maggiordomi", o "scolari") è cruciale per stabilire un rapporto di **fiducia**.
→ **Tenere in tasca una garzetta** riduce il rischio di **tagli**.

Prova a rispondere

★ Quali strategie posso adottare per memorizzare i farmaci preferenziali di ciascun reparto?
★ Quali tecniche di comunicazione posso utilizzare per comprendere meglio le remore dei pazienti riguardo agli effetti collaterali?
★ Come posso personalizzare il mio approccio in base alle diverse tipologie di pazienti che incontro?

★ Cosa devo fare se non riesco a ottenere lo stesso risultato dopo aver effettuato i calcoli più volte?

Il nostro ruolo nell'igiene (?!!)

In alcune facoltà, questa parte del lavoro non è spiegata chiaramente, per questo è facile fraintendere. Ma chiarisco subito: **fare l'igiene** significa anche **pulire il sedere** e gli **organi genitali**.

Molti studenti, all'inizio del percorso di tirocinio, si chiedono: «L'**igiene dell'utente** è nostro compito?» La risposta è un chiaro e deciso «No», a cui però mi sento in dovere di far seguire un «Ma...».

Ovvero: sia ben chiaro che occuparsi dell'igiene del paziente, di attività alberghiere, o addirittura il solo rispondere ai campanelli è demansionamento. Il che significa che si tratta di attività al di sotto del nostro inquadramento contrattuale. Ora, c'è una differenza sostanziale tra demansionamento e... "reato di demansionamento", e passa attraverso il **comando esplicito** dalla direzione, la **sistematicità**, il **numero di turni** in cui si attuano attività demansionanti... però non sono un giurista, e preferisco quindi non addentrarmi in questa giungla per non "inciampare".

É un dato di fatto che questa mansione non è nostra competenza, ma come "direttori dell'orchestra" dell'assistenza, è nostro compito **sia effettuata correttamente**. Insomma: il fatto non ci competa, non deve diventare motivo per **disinteressarcene** totalmente. **In ugual misura**: è giusto che **tutte le situazioni di appurato demansionamento siano perseguite e condannate**.

In molti paesi europei, gli infermieri si occupano anche di **assistenza di base**. Dunque, non si tratta solo di un compito "minore", ma di una **responsabilità cruciale** nella gestione globale del paziente, affidata alle figure competenti: gli OSS.

Ritorno alla realtà: appurato che questa attività non è competenza infermieristica, però in molti contesti ci sarà lecitamente o meno richiesto di attuarla, soprattutto nei panni di tirocinante. Esempi sono **Medicina** o **RSA**, dove è probabile che tu faccia pratica. Personalmente, non mi ha mai disturbato granchè l'**odore** o il **contatto** con i **fluidi corporei**, ma ho conosciuto compagni che reagivano diversamente. Ricordo, ad esempio, una collega molto brava che però non poteva sopportare l'odore del vomito. Se un paziente soffriva di **nausea**, inevitabilmente la gestione diventava di mia competenza.

Un tirocinio in medicina mi ha colto durante un periodo di **carenza di personale**. Gli **operatori sanitari** erano pochi e sopraffatti dal carico di lavoro. La coordinatrice mi ha detto: «Questa è un'opportunità per la tua formazione», e mi ha cambiato turno per una settimana, facendomi lavorare esclusivamente di mattina, così da **aiutare gli OSS**. Mi ha spiegato che l'unico modo per capire davvero l'importanza del loro lavoro era immergersi in esso. Inizialmente, pensavo mi stesse prendendo in giro. Poi mi resi conto che non era così: da sempre, purtroppo, gli studenti in tirocinio sono **sfruttati** dalle aziende per coprire **carenze** di personale.

In quel frangente, non potei che accettare il compito assegnatomi: perlomeno, gli operatori sanitari erano un gruppo molto affiatato.

«Va bene, farò il giro con gli OSS». Ma la coordinatrice mi corresse subito: «Non lo chiamiamo "giro con gli OSS", ma "**giro igieni**", perché non è prerogativa di una professione».

Come anticipato in precedenza, questo non è propriamente corretto, ed entra in un territorio di ambiguità legale.

É così, ho iniziato quella settimana di manovalanza, accompagnato da persone che ricordo con grande affetto.

Alla valutazione finale del tirocinio, ho raccontato al mio tutor che avevo fatto dei turni di **giro igieni**. Il tutor dell'università allora mi ha corretto, dicendo che, se è un **infermiere** a farlo, si chiama "**giro igieni clinico**". Perché se è l'infermiere a farlo, nella pratica significa comunque pulire i pazienti... usando però l'**occhio clinico**.

Trai da queste parole l'**interpretazione** che preferisci. Però: guardati sempre da chi cerca di **sfruttarti** o **raggirarti**.

Lavorando per diversi anni in una clinica di malattie infettive, ho spesso giovato nell'avere un occhio puntato sulla posizione del carrello degli OSS, mentre svolgevo le mie attività in autonomia. Ovvero: se gli operatori si recavano a eseguire l'igiene su un paziente con LdP 4° stadio al sacro, per esempio, facevo capolino nella stanza per assicurarmi la medicazione fosse in sede. Questo mi permetteva di svolgere diverse attività in sincrono, garantendo una mobilizzazione singola del paziente e riducendo per tutti il carico di lavoro.

Ora, dopo anni di pratica infermieristica, considero l'igiene **una delle attività più intime e fondamentali nella cura del paziente**. Però non ricordo quanto tempo sia passato dall'ultima volta che ne ho effettuata una.
Considero questa una buona cosa.

Come eseguire l'igiene intima

Arriviamo al dunque: **come si pulisce correttamente un sedere?** Prima di iniziare, sistema un **telo assorbente** sotto il paziente, in modo da poter sciacquare con acqua tiepida alla fine e asciugare accuratamente. In ospedale, troverai spesso delle **manopole** usa-e-getta. Usiamo prima quelle non insaponate per rimuovere il grosso dello sporco, poi quelle **pre-insaponate**, bagnate con acqua tiepida.

Ricorda di allontanare le **feci** dall'**ano** in direzione opposta a **pene** o **vulva**. Le feci sono acide e, se non rimosse completamente, possono causare **irritazione**. Una buona pulizia non riguarda solo l'aspetto estetico: è una forma di **cura preventiva**.

È normale provare **disgusto**. Tuttavia, questa è un'opportunità per crescere e sviluppare una nuova prospettiva. Pulire una persona, infatti, è uno degli atti più **intimi** che esistano. Pensa: chi altro esegue questo gesto se non i sanitari e le **mamme**? Una volta che superi la sensazione iniziale, ti accorgerai che questo gesto potrebbe permetterti di instaurare un rapporto più profondo con i pazienti: stai di fatto restituendo la **dignità** a una persona in un momento di grande vulnerabilità. E, a quel punto, non è più questione di occhio clinico, ma più **occhio umano**.

Frequentare Infermieristica ▫ *@ciuffoelinfermieristica*

L'esperienza di P

"Da profilo professionale l'OSS è l'operatore sanitario che svolge attività indirizzate a "soddisfare i bisogni primari della persona, nell'ambito delle proprie aree di competenza, in un contesto sia sociale che sanitario" e "favorire il benessere e l'autonomia dell'utente". "

Da portare con Te

→ **Igiene dell'utente** non è compito dell'infermiere, ma spesso in tirocinio, in reparti come medicina o RSA, ti capiterà di svolgerla.
→ Durante carenze di personale, potrebbe esserti chiesto di svolgere attività di assistenza di base con gli **OSS**.
→ Presenziare (**non partecipare**) all'igiene permette di **monitorare le condizioni cliniche** del paziente, come le lesioni cutanee.

Prova a rispondere

★ Se mi sento utilizzato per compiti al di fuori del mio ruolo, come posso trasformare l'esperienza in un'opportunità di crescita?
★ Che atteggiamento dovrei assumere quando mi chiedono di fare un lavoro non di competenza infermieristica?
★ È giusto che l'infermiere faccia anche lavori tecnicamente destinati ad altri, o dovrei imparare a tracciare un confine?
★ Come posso collaborare al meglio con gli OSS in reparto?
★ Qual è l'importanza di costruire buone relazioni con gli operatori sociosanitari e come posso farlo?

Eseguire prelievi

Prima di approcciarti al **prelievo venoso**, è fondamentale conoscere a fondo le linee guida. Saperle ripetere come "una filastrocca" può davvero aiutarti quando ti troverai a praticare per la prima volta. Non è solo una questione di teoria: queste procedure diventeranno il tuo punto di riferimento nei momenti in cui avrai bisogno di sicurezza.

Un trucco che alcuni compagni di corso all'epoca mi avevano suggerito era quello di esercitarsi su un'arancia. Potrebbe sembrare strano, ma *fisicamente* ripetere i passaggi, senza la pressione di dover farlo subito su una persona, può essere un ottimo modo per familiarizzare con i movimenti.

Il mio primo prelievo

Prima volta? Su una compagna di corso. E lei, rispettivamente, lo ha fatto a me. Conservo ancora le provette come ricordo! Però... il vero problema è arrivato dopo, quando ho iniziato a lavorare sui **pazienti veri**: l'idea di provocare del dolore al prossimo mi faceva tremare le mani e la sicurezza che avevo pensato di avere svaniva in un istante.

Tremore alle mani. Non riuscivo a controllarlo. Non era questione di sbagliare il movimento di inserzione, ma di quel tremore incontrollabile che mi faceva perdere il controllo sull'ago, spesso con il laccio emostatico ancora in posizione... provocando copiose fuoriuscite di sangue. A quel punto mi sono chiesto: «perché ogni volta che ci provo, la situazione sembra peggiorare?».

Durante un tirocinio, ho confessato la mia paura alla tutor. La sua risposta? Una vera **terapia d'urto**: buttarmi nella mischia senza troppi complimenti. In quel reparto, i prelievi erano effettuati alle 5 di mattina. Dovevo svegliare i pazienti, accendere le luci e prelevare fino a 8-10 provette per persona. E spesso, i pazienti erano anziani, con vene difficili da trovare, oppure ricoperte di un tegumento fibroso che le faceva "scansare" la punta dell'ago.

Il primo turno sottoposto a questa tortura è finito in un disastro. Sudavo freddo, tremavo, e ho dovuto chiedere alla tutor una pausa. Ma giorno dopo giorno, con la pratica, **ce l'ho fatta**. Il passo decisivo, è stato imparare ad ascoltarmi. Allora ho capito una cosa importante: stavo **prendendo le cose nel modo sbagliato**. Mi ero incaponito sull'aspetto procedurale, senza ascoltare quello che mi accadeva dentro. Questa non faceva altro che far crescere il problema a dismisura. Ripetermi «Tranquillo, se sbaglio non è la fine del mondo!» non mi aiutava. Perché il mio problema non era sbagliare: era provocare dolore. Le mie mani tremavano per sabotare quell'azione che dentro di me sentivo moralmente sbagliata. Non dialogando con me stesso, ritrovavo la stessa paura ad ogni prelievo.

Poi ne sono venuto fuori, quando ho risposto a me stesso: **«Il dolore che potrei provare con la venipuntura, è infinitesimale rispetto al beneficio che il paziente trarrà dagli esiti degli esami di laboratorio»**

Un altro passo fondamentale è stato liberarmi di quel **giudice interiore**. Sai quella sensazione di avere sempre qualcuno che **ti osserva** mentre fai un prelievo? Che sia la tutor, l'infermiera, o il paziente stesso. Ma la verità è che il giudice più severo... siamo **noi stessi**.

Ma, cosa significa davvero **fallire**? O meglio: che significato diamo alla parola "fallimento"? Non riuscire a fare un prelievo? Provocare sofferenza? Rompere una vena? Sono tutte situazioni spiacevoli, certo. Ma riflettendoci, sono davvero questi i momenti in cui possiamo dire di "aver fallito"?

Ho smesso di tremare quando ho **accettato l'idea** di sbagliare e (addirittura!) di poter provocare dolore invano, non riuscendo nella procedura. Ho accettato di poter "prendere male" una vena o causare dolore, quando ho realizzato che questi eventi, in gran parte, **non dipendono da noi**. E quando ho smesso di dare a tutto questo così tanta importanza, così tanto significato, le mie mani hanno smesso di tremare.

L'esperienza di P

"Anche io, il primo anno, avevo qualche problemino coi prelievi. Penso fosse dovuto a quanto nella mia mente lo considerassi un atto "immenso", una responsabilità troppo grande per me o cose del genere... Iniziavo a farmi mille pensieri! E niente, con un po' di pratica (perché alla fine la naturalezza e la sicurezza nei gesti la

Frequentare Infermieristica □ *@ciuffoelinfermieristica*

sviluppi solo facendoli più e più volte) alla fine non solo ho migliorato la tecnica, ma anche e soprattutto, oserei dire ho imparato a non vivere più quel sentimento di mortificazione interiore per ogni volta che "scazzavo" una vena!"

Quando ti senti **pronto**, è il momento di passare all'azione. Non lanciarti subito sui casi più complessi! La tutor saprà indicarti i pazienti più facili: disponibili e con vene visibili. Presentati sempre con gentilezza: «Salve, sono uno studente in tirocinio. Dobbiamo fare un prelievo. Mi ricorda il suo nome? Quando è nato?».

Mantieniti **calmo e concentrato**. É più facile sentirsi "in controllo", quando abbiamo i materiali disposti ordinatamente sulla reniforme. Un trucco che mi ha sempre aiutato è la **respirazione diaframmatica**: sia tu che il paziente sarete più rilassati e questo ridurrà il dolore percepito.

L'esperienza di M

"A 14 anni dovevo fare un prelievo perché mi ero rotta la gamba, beh... è successo l'inferno! L'infermiera non riusciva a trovare la vena che si spostava e perciò sono stata più di 10 minuti con lei che faceva entrare e uscire l'ago e lo spostava all'interno della pelle... è stata un'esperienza agghiacciante..."

Tecniche per ridurre il dolore

Ma come possiamo rendere il prelievo meno doloroso? Prima di tutto, dobbiamo capire da dove proviene il dolore. Inserire un ago stimola inevitabilmente i **neuroni sensitivi**, ma ci sono accorgimenti che possiamo adottare per minimizzare il fastidio.

Oltre alla respirazione, chiedo sempre all'utente di **non guardare** durante l'inserimento dell'ago. Il solo vedere l'ago può aumentare la risposta sensitiva. Una componente del dolore è psicologica: se siamo in grado di distrarre l'utente con una conversazione, potrebbe anche non accorgersi dell'inserzione dell'ago. A questo proposito: il **movimento deve essere rapido** e **preciso**: inserisci

l'ago con decisione, ma fermati al punto giusto.
Un altro consiglio? Fatti la mano a **tastare le vene**: saprai dove sono più grosse e rettilinee, ed evitare le valvole.
«Ma come si fa?» Con la pratica.

Fonti:
> Saiani, L., & Brugnolli, A. (2020). *Trattato di cure infermieristiche*. Idelson-Gnocchi.

Errori comuni da evitare

I miei primi prelievi? Pieni di errori da principiante. Ecco alcuni esempi:

- Troppo concentrato sulla procedura, mi dimenticavo di **identificare il paziente.**
- Spesso dimenticavo di regolare il letto alla mia altezza e assumere una **postura ergonomica**.
- Dopo aver eseguito con successo un prelievo, mi dimenticavo di rimuovere il **laccio emostatico** (non proprio una scena piacevole!).
- Una volta, ho dimenticato di chiudere il tappo dopo un **emogas venoso**... con conseguente fuoriuscita di tutto il sangue nella reniforme.

Ma l'errore più grande? **Pretendere troppo** da me stesso. È facile volere risultati immediati, ma ogni prelievo ben eseguito si conquista un passo alla volta. Obiettivi piccoli e realistici sono la chiave per raggiungere obiettivi più grandi. **Fai sempre del tuo meglio**, e il resto... **se non dipende da te, non è qualcosa per cui vale la pena spendere cura.**

Da portare con Te

→ **Memorizza bene le linee guida** per il prelievo, ripeterle come una filastrocca aiuta durante la pratica.
→ Esercitati sui movimenti ripetendo i passaggi su un'arancia, utile per sviluppare sicurezza senza coinvolgere subito persone.
→ **Il giudice più severo** sei tu stesso, accettare la possibilità di errore è fondamentale.
→ Chiedi al tutor di indicarti i pazienti più **"facili"** per i primi tentativi.
→ Descrivi ad alta voce ogni azione che esegui, per tranquillizzare il paziente e te stesso.
→ **Ridurre il dolore**: chiedi al paziente di non guardare e coordina il momento dell'inserimento con un respiro profondo.
→ Il movimento dell'ago deve essere **rapido e preciso**, la pratica è l'unico modo per migliorare.
→ Esercitati a **tastare le vene** e capire il loro percorso, fondamentale per trovare il punto migliore.
→ Alcuni errori comuni da evitare:
  - **Dimenticare l'identificazione** del paziente.
  - Non **regolare il letto** all'altezza corretta.
  - Dimenticare di **rimuovere il laccio** prima di togliere l'ago.
  - **Non chiudere il tappo** dopo un prelievo emogas venoso.
  - Non **pretendere troppo da te stesso**: il miglioramento partendo da prelievi semplici e solo dopo passando ai più complessi.

Prova a rispondere

★ Come posso affrontare la paura del giudizio e del fallimento durante i primi prelievi?
★ Come posso migliorare la mia tecnica di prelievo evitando i più comuni errori iniziali?

- ★ Quali errori comuni posso evitare nei miei primi prelievi?
- ★ Come posso bilanciare l'autocritica con la voglia di migliorare?
- ★ Quali tecniche posso usare per calmarmi prima e durante il prelievo?

EmoGAsanalisi

L'emogasanalisi (per chi è di fretta: EGA) è un esame diagnostico fondamentale per valutare lo stato **acido-base**, **respiratorio** e **metabolico** di un utente. Se ti suonano come paroloni al vento, datti tempo: tutto avrà più significato. Esistono due principali tipi di emogasanalisi: quella **venosa** e quella **arteriosa**, ciascuna con i propri vantaggi, utilizzi specifici e modalità di prelievo.

Emogasanalisi venosa

L'emogasanalisi venosa è meno invasiva rispetto alla versione arteriosa, perché il prelievo di sangue viene eseguito da una vena, evitando così il rischio di **complicazioni** legate alla puntura arteriosa. Pur non essendo altrettanto accurata per la valutazione della pressione parziale di ossigeno (PaO2), fornisce **informazioni preziose** sui parametri **acido-base**, tra cui:

- **pH**: indica l'acidità o la basicità del sangue, con un valore normale compreso tra 7,35 e 7,45.
- **PaCO^2**: misura la pressione parziale dell'anidride carbonica nel sangue, con valori normali tra 35 e 45 mmHg.
- **HCO^{3-}**: rappresenta la concentrazione di ioni bicarbonato, importante per il sistema tampone del sangue (22-26 mmol/L).
- **BE (Base Excess)**: quantifica il debito di basi, necessario per correggere un eventuale squilibrio acido-base. Il range normale è tra -2 e +2 mmol/L.

Emogasanalisi arteriosa

L'emogasanalisi arteriosa è la forma più accurata per misurare la PaO^2, parametro cruciale per valutare la funzione respiratoria e il livello di ossigenazione nel sangue. Oltre ai parametri dell'EGA venosa, la versione arteriosa permette di misurare la SaO^2, ovvero la saturazione dell'emoglobina con ossigeno, con valori normali tra 95% e 100%.

Procedura per l'emogasanalisi arteriosa

Il prelievo per l'EGA arteriosa viene generalmente eseguito sull'arteria radiale del polso, un'area facilmente accessibile e sicura per la maggior parte degli utenti. Ecco i passaggi fondamentali per eseguire correttamente la procedura:

1. **Posizionamento dell'utente**: l'utente può essere seduto o sdraiato, con il braccio in estensione e il polso appoggiato sul dorso.
2. **Preparazione e igiene**: L'operatore deve lavarsi accuratamente le mani, indossare guanti puliti e disinfettare l'area del prelievo in modo centrifugo, su un'area di almeno 10 cm.
3. **Palpazione dell'arteria**: Usando il dito indice e medio della mano non dominante, si reperisce l'arteria radiale.
4. **Inserimento dell'ago**: L'ago viene inserito con un angolo di circa 30° in direzione del flusso sanguigno. Una volta comparso il sangue, la siringa si riempirà automaticamente.
5. **Gestione del prelievo**: Dopo aver prelevato circa 1 ml di sangue, si comprime la sede di puntura con un tampone sterile per 5-10 minuti, al fine di evitare emorragie o formazione di ematomi.
6. **Gestione del campione**: Il campione deve essere analizzato entro 15 minuti o trasportato al laboratorio in un sacchetto di ghiaccio entro un'ora.

Suggerimenti per l'EGA arteriosa

- **Comfort dell'utente**: L'EGA arteriosa può essere dolorosa, quindi preparare l'utente con tecniche di respirazione e rilassamento può ridurre il disagio.
- **Accessori per migliorare la procedura**: Posizionare una bottiglietta d'acqua sotto il polso può facilitare l'esposizione dell'arteria radiale, rendendo la puntura più precisa.
- **Gestione del dolore**: Anche se il dolore è soggettivo, è importante spiegare la procedura all'utente e adottare tecniche di immaginazione guidata o respirazione diaframmatica per ridurre il fastidio.

Interpretazione dei risultati

Ecco i principali parametri da valutare:

- **PaO^2**: la pressione parziale dell'ossigeno nel sangue arterioso (80-100 mmHg). Valori inferiori indicano insufficienza respiratoria.
- **PaCO^2**: la pressione parziale dell'anidride carbonica, indicativa del funzionamento respiratorio. Valori fuori dal range normale (35-45 mmHg) possono indicare ipoventilazione o iperventilazione.
- **pH**: un indicatore dell'equilibrio acido-base. Valori fuori dal range (7,35-7,45) suggeriscono acidosi o alcalosi.
- **HCO^{3-}**: parte del sistema tampone bicarbonato, fondamentale per correggere gli squilibri acido-base.
- **Lattati**: un parametro cruciale in situazioni di ipossia o shock, con valori normali inferiori a 4 mEq/L.

Tipologie di Squilibri Acido-Base

➢ **Acidosi Respiratoria**: Si verifica quando il **pH scende** e la **PaCO^2 aumenta**, indicando **ipoventilazione**. Cause comuni includono **BPCO, edema polmonare e ARDS**[44].

➢ **Alcalosi Respiratoria**: Si verifica con un **aumento del pH** e una **diminuzione della PaCO^2**, spesso causata da **iperventilazione** in stati di ansia o **embolia polmonare**.

➢ **Acidosi Metabolica**: Un **abbassamento del pH** e del **bicarbonato**, spesso associato a **insufficienza renale, sepsi** o **chetoacidosi diabetica**.

➢ **Alcalosi Metabolica**: Un **aumento del pH** e del **bicarbonato**, solitamente dovuto a **vomito prolungato** o uso eccessivo di **diuretici**.

Fonti:
➢ Kirkpatrick, J. N., & Dwyer, M. (2018). Arterial blood gas analysis: A practical approach. *American Family Physician*, 98(4), 238-246.

Da portare con Te:

→ **Emogasanalisi (EGA)**: Esame per valutare stato **acido-base, respiratorio** e **metabolico**.
→ **Prelievo venoso**: meno invasivo, utile per parametri acido-base.
→ **Parametri**:
  ◆ **pH**: 7,35-7,45.
  ◆ **PaCO2**: 35-45 mmHg.
  ◆ **HCO3-**: 22-26 mmol/L.

---

[44] Sindrome da Distress Respiratorio Acuto, è un'insufficienza respiratoria grave causata da infiammazione e accumulo di liquido nei polmoni. Può derivare da infezioni, traumi o altre condizioni critiche. Riduce l'ossigenazione del sangue e richiede spesso ventilazione meccanica.

- ◆ **BE**: -2 a +2 mmol/L.
→ **Prelievo arterioso**: misura accurata della **PaO2** e **SaO2**.
→ **SaO2**: 95-100%.
  - ◆ **Procedura EGA arteriosa**:
    - Passaggi:
      - Posizionamento dell'utente.
      - Preparazione (igiene e disinfezione).
      - **Palpazione arteria**.
      - **Inserimento ago** a 30°.
      - **Compressione** post-prelievo (5-10 minuti).
      - **Analisi campione**: entro 15 minuti o conservazione su ghiaccio (entro 1 ora).
→ **Interpretazione risultati**:
  - ◆ **PaO2**: 80-100 mmHg.
  - ◆ **PaCO2**: 35-45 mmHg.
  - ◆ **pH**: 7,35-7,45.
  - ◆ **HCO3-**: 22-26 mmol/L.
  - ◆ **Lattati**: <4 mEq/L.
→ **Squilibri acido-base**:
  - ◆ **Acidosi respiratoria**: ↓pH, ↑PaCO2 (es. BPCO, edema polmonare).
  - ◆ **Alcalosi respiratoria**: ↑pH, ↓PaCO2 (es. iperventilazione).
  - ◆ **Acidosi metabolica**: ↓pH, ↓HCO3- (es. insufficienza renale, sepsi).
  - ◆ **Alcalosi metabolica**: ↑pH, ↑HCO3- (es. vomito prolungato, diuretici).

Prova a rispondere:

★ Come posso migliorare la mia tecnica di **palpazione dell'arteria radiale** per un prelievo arterioso efficace?

★ Quali misure posso adottare per gestire il **dolore** dell'utente durante un prelievo di emogasanalisi arteriosa?
★ Come posso garantire una corretta **gestione del campione** di sangue dopo il prelievo?

Le nuove emocolture

Le **emocolture** sono uno **strumento diagnostico** fondamentale per l'**identificazione** e il **trattamento** delle infezioni che colpiscono il torrente circolatorio, come la sepsi e la FUO[45]. Attraverso questo esame, è possibile **isolare** e **identificare** microrganismi **patogeni** che invadono il sangue dell'utente, permettendo di definire un trattamento **antibiotico**, o **antifungino**, etc... mirato e di ridurre il rischio di complicazioni severe.

Immagina di poter identificare rapidamente l'**origine** di un'infezione, semplicemente con un **prelievo di sangue**.

Le emocolture, grazie ai continui progressi nella **pratica basata sull'evidenza**, rendono questo possibile in modo più **rapido**, **meno invasivo** per l'utente e più rispettoso dell'**ambiente**.

Nella pratica, implicano la stessa procedura del prelievo, ma con qualche passaggio in più, per evitare **contaminazioni** (e quindi: **falsi positivi**!). Sono spesso vissute come "una tortura" dagli utenti, perchè implicano "sforacchiarli" in un momento in cui vivono già disagio fisico. Per questa ragione, mi sono inventato una spiegazione semplice che fornisco sempre, per esplicitare la necessità e la funzione della procedura.

«I medici hanno il sospetto che nel suo sangue ci siano dei batteri» (a volte dico "delle bestie", a seconda del grado di istruzione dell'utente). «Per beccarli e combatterli, di solito facciamo così: io raccolgo un poco sangue in queste provette speciali. Poi le invio in laboratorio e i tecnici le coltivano... come coltivare un orto. Se dopo qualche giorno, al microscopio, vedono che è cresciuto

---

[45] Febbre di Origine Sconosciuta.

qualcosa, sapremo subito nome e cognome del patogeno. A quel punto? Partiamo subito con la cura più indicata.»
Questa presentazione, mi ha sempre garantito perfetta *compliance* e maggiore coinvolgimento dell'utente nel processo di cura: nei successivi all'esame, sono spesso stato interpellato sugli esiti dello stesso. In caso di positività, ho notato l'interesse dell'utente nell'apprendere il nome del patogeno, e il volerne sapere di più riguardo il trattamento. Per me, questo è: "**obiettivo raggiunto**".

Nuovi tempi: nuova procedura

In tempi recentissimi, la procedura **sta cambiando**. Mentre paesi più conservatori come la Germania rimangono ferrei sul **"come si è sempre fatto"** (ovvero una procedura basata sulle evidenze del secolo scorso), la Spagna da tempo si è posta all'**avanguardia** della **nuova tecnica**, e l'Italia sta seguendo a ruota.
Cosa cambia, quindi? Ebbene, le nuove linee guida ci indicano di agire all'**apparire dei primi brividi**, quando la **carica batterica** è massima. Non dobbiamo aspettare la **fase febbrile**, o il suo presupposto **picco**, perché in quel caso saremmo già oltre l'**apice della batteriemia**. E cosa facciamo se l'utente è già sotto **antibiotici**? Preleviamo il campione **il più lontano possibile dall'ultima somministrazione** per non alterare i risultati.
In **situazioni critiche** come **sepsi**, **shock settico** o **terapie immunosoppressive, dobbiamo agire immediatamente**. Non c'è tempo per aspettare, e nemmeno bisogno della febbre: l'emocoltura **può e deve** essere fatta anche in **apiressia**, perché la batteriemia può perseverare silenziosa.
Quando preleviamo il sangue, il **metodo** fa la **differenza**: il sangue è inoculato in flaconi con **terreno** di **coltura**, in un **ambiente sterile**, per minimizzare il rischio di contaminazione. Il **Set Standard**? Flaconi per **batteri aerobi** e **anaerobi**, ma possiamo aggiungere anche quelli per **miceti** e **micobatteri**, a seconda della necessità[46].
Il volume di sangue prelevato deve essere adeguato, con una

---

[46] Seguendo prescrizione medica.

quantità ideale di **8-10 ml per flacone**, per garantire un **corretto rapporto** tra sangue e **terreno di coltura**.
Un **singolo prelievo** di **tre set** di **flaconi** (quindi: 3 di aerobi e 3 di anaerobi), da un **solo sito** di **venipuntura (per amici anglofoni:** *"Single-Sampling Strategy"*), garantisce risultati affidabili quanto una **doppia venipuntura** (Yu et al. 2020), con un set prelevato da un sito e uno dall'altro. Quest'ultimo *modus operandi* è parte fondante della "vecchia scuola", ora superato dalle nuove evidenze. Sappiamo però che le abitudini sono dure a morire.
Quando si sospetta un'**infezione catetere-correlata** (**CRBSI**), il protocollo cambia leggermente: si prelevano **simultaneamente** emocolture dal **catetere** e da una **vena periferica**, e si può richiedere un'analisi speciale chiamata *"timing* **differenziale"** per determinare se l'infezione proviene effettivamente dal catetere. É più semplice di quello che sembra: se i flaconi prelevati dal catetere venoso si **positivizzano prima** (quindi: cresce "la bestia!"), sappiamo per certo che l'**infezione è localizzata lì**.
Nei pazienti pediatrici, tutto è adattato alla **taglia** e all'**età** del bambino: dai neonati ai bambini più grandi, il volume di sangue prelevato varia, sempre con l'obiettivo di ottimizzare diagnosi e trattamento.
Anche il dettaglio della conservazione dei campioni è **cruciale**: devono essere consegnati al laboratorio **entro quattro ore** per ridurre il rischio di falsi negativi.

Vantaggi della singola venipuntura

- **Minore Rischio di Contaminazione**: riduce drasticamente il rischio di campioni contaminati, migliorando l'affidabilità dei risultati.
- **Comfort dell'utente**: meno invasiva e più tollerabile per l'utente.
- **Efficienza Operativa**: più rapida e ottimizza l'uso delle risorse, riducendo i costi complessivi per le strutture sanitarie.

Fonti:
- AMCLI ETS. (2023). Percorso diagnostico "Infezioni del torrente circolatorio" - Rif. 2023-13, rev. 2023.
- Bassetti M., et al. (2015). Preventive and therapeutic strategies in critically ill patients with highly resistant bacteria. Intensive Care Med. 41(5):776-95.
- Yu D., et al. (2020). Single-Sampling Strategy vs. Multi-Sampling Strategy for Blood Cultures in Sepsis: A Prospective Non-inferiority Study Front Microbiol. 11: 1639.

Reperire accessi venosi

L'inserimento del catetere venoso periferico - o **CVP**, per gli amici - è una di quelle procedure che possono intimidire parecchio, specialmente quando siamo agli inizi. **Non preoccuparti**, ci siamo passati tutti. Quello che leggerai in questo capitolo non vuole sostituirsi alle linee guida aggiornate, che ti invito sempre a consultare, ma ti offrirò qualche *dritta* per evitare gli errori più comuni... quelli che ho commesso anche io.

Il mio primo CVP

Ero in tirocinio in un reparto di **chirurgia**. La situazione era tesa: l'utente aveva appena ricevuto la chiamata per andare in sala operatoria, e il tutor mi ha detto: «Metti un CVP, e in fretta. I portantini sono già arrivati!». Non c'era tempo per pensare: dovevo agire.

Mi sono presentato al paziente, ho eseguito il **riconoscimento** e ho spiegato la procedura. Tutto bene fino a qui. Poi, dopo aver **disinfettato** e **predisposto** il **materiale**, ho puntato sulla vena più grossa, determinato a far bene. *Zac*, ho infilato la punta dell'ago rapidamente, come ci avevano insegnato: è meno doloroso per il paziente rispetto a un'inserzione lenta. Fino a qui, era tutto sotto controllo.

Poi: il primo errore.

Ho sfilato il **mandrino**, ma con le mani che tremavano come le ali di un colibrì, non sono riuscito ad eseguire la manovra celere per tappare la via appena creata... e il sangue ha iniziato a scorrere fuori come una cascata. Immagina: **vena grossa** e forse anche un po' di pressione alta per via dell'**ansia** dell'utente. In pochi secondi mi sono trovato davanti a una scena che poteva benissimo sembrare quella di un crimine. **Lenzuola da cambiare, paziente da pulire**, e la mia divisa? **Da buttare!**

Proprio in quel momento, il tutor ha fatto capolino dalla stanza: «Fatto? Dai, che dobbiamo andare!». Ho accennato un sorriso, con la divisa ormai ridotta come quella di un macellaio: «Ehm, sì. Fatto! Il disastro».

Gli errori sono parte del percorso

Ti ho raccontato questa storia per farti capire che, come per me, gli errori sono parte del percorso. **Oggi**, inserire un CVP è *routine* per me, ma non è stato sempre così. Non preoccuparti se, durante le prime volte, ti sembra di non riuscire a **coordinare le mani** o se il **sangue** sembra voler fare di **testa sua**. **Capita anche ai più esperti** di non trovare subito la **vena giusta**, oppure di causare **piccole emorragie** o **ematomi**. Pazienti che sono in **terapia anticoagulante**, per esempio, hanno un sangue più **fluido** e questo può rendere il tutto più complicato.

Un piccolo trucco per fermare la fuoriuscita di sangue? **Premi a monte della vena** (sopra l'accesso appena inserito) per bloccare il flusso e sfrutta la gravità, chiedendo al paziente di alzare il braccio.

È vero, alcuni tuoi compagni potrebbero eseguire queste procedure con la massima naturalezza, quasi senza sforzo. E forse si chiederanno perché altri le trovano così difficili. Ma ogni studente ha il proprio **talento naturale** in qualcosa. Chi è bravo con i **CVP**, magari troverà difficoltà quando dovrà confrontarsi con la **sofferenza** o la **morte**. Altri potrebbero avere paura di fronte alla **malattia mentale**.

Il segreto? **Scoprire i tuoi punti di forza** e lavorare su quelli che richiedono maggiore pratica. **Sii paziente con te stesso.**

Da portare con Te

→ **Consulta sempre** le linee guida aggiornate prima di eseguire qualsiasi procedura.
→ Le prime volte, per sicurezza, metti un telino assorbente sotto il braccio.
→ Se il sangue esce copiosamente, **premi a monte** della vena per bloccare il flusso e chiedi al paziente di alzare il braccio.
→ La coordinazione migliora con la pratica: **errori** come piccole emorragie o ematomi sono normali.
→ **Prepara sempre il materiale con previdenza**: aghi di diverse dimensioni, clorexidina, laccio, garze, e medicazione trasparente. Meglio avere tutto sotto mano, prevedendo ogni evenienza.
→ Non essere troppo severo con te stesso: **ognuno ha talenti diversi** e ci sono diverse competenze che potrebbero risultare fin da subito più facili per te.

Prova a rispondere

★ **Quali sono i miei punti di forza** in infermieristica e su cosa devo lavorare maggiormente per migliorare?
★ **Come posso sviluppare più fiducia** nelle mie capacità pratiche senza sentirmi inferiore rispetto ai colleghi?

CVP: prima di iniziare, leggi questo

Tra gli studenti di infermieristica, la procedura di reperimento dell'**accesso venoso** è spesso percepita come una prova di abilità. «Riuscirò a mettere un CVP di grosso calibro al primo colpo?»
Il posizionamento del CVP è una delle procedure più temute, e non solo dagli studenti. **Sai da chi?** Anche dall'utente. In fondo, inserire un ago è un gesto subito associato al dolore. Siamo cresciuti imparando che **provocare dolore** agli altri è sbagliato, e ora siamo in una professione che ci richiede di farlo, **per il loro bene**.

Quindi, come affrontare questa paura? Prima di tutto, dobbiamo **accettarla**. **Simulare sicurezza** all'inizio è un ottimo trucco. Non aspettare di sentirti sicuro prima di iniziare, perché altrimenti... non inizierai mai!

L'esecuzione tecnica di una procedura non è ciò che ci rende veri professionisti. La capacità di combinare *skills* provenienti da diversi ambiti, la **precisione**, l'**aggiornamento costante**, e soprattutto le capacità di **gestione emotiva** sono ciò che davvero conta. Prima di entrare nel vivo, voglio rivelarti un segreto: diventerai un esperto nel posizionare CVP quando ne avrai fatti almeno **100**. Per alcuni basteranno **50**, ad altri ne serviranno **200**. E, come ogni abilità, se smetti di praticarla per un po'... dovrai "riprendere la mano". Ricorda: anche i professionisti più esperti falliscono. **Sbagliare** fa parte del percorso. Non è un giudizio sulla tua professionalità, ma un'opportunità di crescita.

Le tue "armi segrete"

Prima di ogni procedura, prenditi il tempo di **spiegare** all'utente quello che stai per fare. Usa un tono **rassicurante** e **chiaro**. Può sembrare una cosa piccola, ma farà sentire l'utente più a suo **agio** e aumenterà il tuo senso di **controllo**. Se l'utente ha domande, rispondi con **calma** e **competenza**: la **trasparenza** è fondamentale. Ricorda, più l'utente si sente **informato**, più tu ti sentirai sicuro nel tuo ruolo.

Se l'utente è **agofobico**, potresti trovarti di fronte a una situazione più **complessa**. In questi casi, dedicare del tempo in più alla fase di **preparazione** e all'utilizzo di strumenti come **anestetici locali** (ad esempio la lidocaina) può fare la differenza.

L'ansia dell'utente può manifestarsi in molti modi: **ipertensione**, **tachicardia**, **tachipnea** o **sudorazione accentuata**. E poi c'è chi diventa **bradicardico** alla vista dell'ago. Un trucco utile è utilizzare la **respirazione controllata**. Inspira lentamente, gonfia l'addome, trattieni per tre secondi ed espira. L'utente, vedendoti respirare in modo controllato, tenderà a **imitare** il tuo *pattern* di respiro, il che può **ridurre la sua ansia**.

Vene difficili

La maggior parte delle persone che incontrerai in ospedale non avrà **vene facilmente reperibili**. Questo potrebbe dipendere dalla **bassa pressione sanguigna**, dal **freddo**, da un **basso apporto di liquidi** o dalla **presenza di grasso corporeo**. Quindi, anche se le vene non sono visibili, non disperare. Usa le tue dita per **sentire** le vene, piuttosto che basarti solo sulla vista. Un altro trucco? Chiedi all'utente: «Qual è il suo braccio fortunato?» Gli **utenti** spesso conoscono meglio di chiunque altro le proprie vene!

Procedura

Le prime volte che esegui questa procedura, potrebbe essere utile ripassare **mentalmente** il materiale e i passaggi da seguire. Se lo fai **ad alta voce**, spiegando ogni passaggio all'utente, ti aiuterà a gestire meglio la sequenza di azioni e a sentirti più sicuro. Inoltre, ti assicurerai di avere tutto il materiale necessario a portata di mano, evitando spiacevoli "gite per il reparto".

Ora che abbiamo preparato tutto, **ecco cosa devi fare**:

1. **Igienizza le mani** e indossa i guanti.
2. Alza il letto e sistema il braccio dell'utente in una posizione comoda. Devi essere **comodo anche tu**: se stai scomodo, la tua precisione ne risentirà.
3. Applica il **laccio emostatico** 10-15 centimetri sopra la sede scelta. Chiedi all'utente di **aprire e chiudere il pugno** per facilitare il flusso venoso.
4. **Non sei sicuro? Nessun problema! Rimuovi il laccio, cambia sede, e riprova.**
5. Disinfetta la zona con un movimento **circolare e centrifugo**. Apri la confezione del CVP e, con un'inclinazione di circa 45°, **introduci l'ago** nella vena. Quando il sangue refluisce, continua a introdurre il CVP diminuendo l'angolazione. Una volta dentro, rimuovi lentamente il mandrino, lasciando solo la cannula in posizione.

Fonti:
- ➤ Saiani, L., & Brugnolli, A. (2020). *Trattato di cure infermieristiche.* Idelson-Gnocchi.

E se qualcosa va storto?

A volte le cose non vanno come previsto. Niente panico. Medica il sito della puntura, fai una battuta per **alleggerire l'atmosfera** e... riprova. Potrai sempre scegliere una **vena diversa** e sentirti **più sicuro** la seconda volta.

Se arrivi al terzo tentativo e anche questo "va a buca", fermati: chiedi una mano ad un collega. Per l'utente, sì, ma soprattutto **per te**. Nessuno, al di fuori dell'ambiente sanitario, tiene in considerazione quanto queste procedure, agli inizi, possano **casuarci stress**.

Da portare con Te

- → **Preparazione**: spiega sempre la procedura all'utente in modo chiaro e rassicurante.
- → In caso di **agofobia**, valuta la possibilità di usare anestetici topici (*es.* lidocaina crema).
- → Sintomi di **ansia** nell'utente: **ipertensione, tachicardia, bradicardia**. Usa tecniche di respirazione e distrazioni per calmarlo.
- → **Vene difficili**: usa le dita per percepirle, non solo la vista. Chiedi quale braccio l'utente preferisce.
- → Ripassa mentalmente i passaggi, o spiega ad alta voce per aumentare sicurezza.
- → Se sbagli, **medica e riprova** su un'altra vena.

Prova a rispondere

- ★ Cosa posso **fare** (e **dire**) se non riesco a reperire l'accesso al primo tentativo?

★ Quali segnali mi indicano che un utente è in ansia o ha paura?
★ Quali strategie posso usare per calmare un utente ansioso prima della procedura?

Accessi venosi: viaggio nel tempo

Sapevi che la moderna terapia infusiva ha meno di un secolo? Eppure, già nel **1600** si era scoperto che i farmaci potevano essere iniettati in una vena. È sorprendente come un'intuizione così importante abbia dovuto attraversare secoli di tentativi falliti, **orribili esperimenti** -non ci credi? Aspetta qualche paragrafo!- e scetticismo prima di arrivare alla sicurezza e precisione di oggi.

In questi capitolo, capirai come siamo passati dai rudimentali strumenti del passato ai **moderni accessi venosi periferici e centrali**, grazie a menti audaci e visionarie.

Partiamo con una figura chiave: **William Harvey** (1578-1657), tra i primi a studiare l'anatomia e la fisiologia del sistema vascolare. La sua intuizione? «E se iniettassimo una sostanza nel sangue?»

Oggi può sembrarci scontato, ma prova a immaginare di essere nel **1500 d.C.**, con una comprensione limitata del corpo umano. Allora si sapeva solo che il sangue scorreva in dei "**tubicini**", e qualcuno ebbe una straordinaria idea: **iniettare altre sostanze** dentro quei tubi. Un'intuizione brillante, forse da visionari... o da folli.

Uno di questi pionieri è **Sir Christopher Wren**, noto per essere l'architetto della Cattedrale di Saint Paul a Londra, ma anche per i suoi esperimenti poco convenzionali nel **1656**. Wren riuscì a convogliare liquidi nel sangue attraverso un procedimento che fa rabbrividire. Utilizzava un metodo primitivo, ma efficace: una **penna d'oca** o un **pennino d'oro** infilato in una vena di un grosso cane, collegato a una vescica di pecora contenente il liquido da iniettare.

«Ho iniettato vino e birra nel sangue di un cane fino a farlo ubriacare...» scrisse Wren. Fortunatamente, abbiamo testimonianze che il cane è sopravvissuto, ingrassato e cambiato proprietario! Se ti sembra bizzarro, aspetta di leggere cosa successe dopo.

Pochi conoscono **Thomas Latta**, un vero eroe della medicina. Nel **1832**, durante una devastante pandemia di colera, **Latta** salvò migliaia di vite con semplici infusioni di **soluzione fisiologica**. Purtroppo, la sua tecnica venne abbandonata per anni a causa dello scetticismo della comunità medica. Un'altra lezione su quanto sia difficile per una nuova idea farsi strada.

Ti sei mai chiesto come fossero le prime trasfusioni? Nel **1646**, **Francesco Folli** descrisse un metodo pionieristico: due persone, un donatore e un ricevente, si sdraiavano l'una sopra l'altra, e tramite un tubicino d'argento, il sangue fluiva per **gravità** dal donatore al ricevente. Un metodo tanto audace quanto pericoloso, ma l'idea di Folli segnò una pietra miliare nella storia della medicina.

Arriviamo ora a una figura che cambierà la storia della **terapia infusiva**: **Werner Forssmann**. Nel **1929**, Forssmann documentò il posizionamento di un catetere nel suo stesso **atrio destro**, tramite un esame radiografico. È incredibile pensare che fu respinto dal mondo medico e tacciato di follia. Ma Forssmann non si arrese: **usò se stesso come cavia**!

«Mi sono anestetizzato, ho praticato un'incisione sulla pelle e ho inserito il catetere per 30 centimetri...», racconta. Forssmann fu persino cacciato dall'ospedale, ma nonostante tutto, nel **1956**, ricevette il **Premio Nobel per la Medicina**. Una vittoria straordinaria per un uomo che ha dimostrato quanto la scienza debba tanto alla perseveranza di coloro che credono nelle proprie idee.

Grazie ai pionieri come Forssmann, oggi possiamo contare su sistemi infusionali **sicuri** e **affidabili**. Il loro coraggio e le loro intuizioni hanno permesso la creazione di metodi per somministrare farmaci **irritanti** o **iperosmolari**, fondamentali per molte terapie moderne.

Ogni volta che inseriamo una cannula, portiamo avanti una tradizione scientifica secolare, frutto di **intuizioni** brillanti, **coraggio** e sperimentazioni a volte pericolose.

Fonti:
- Morrison, C. (2018). A brief history of intravenous therapy. *Nursing Standard*, 33(2), 45-51. https://doi.org/10.1111/jonm.12557

Da portare con Te

→ **William Harvey** (1578-1657) studiò il sistema vascolare e propose di iniettare sostanze nel **circolo ematico**.

→ Nel 1656, **Sir Cristopher Wren** iniettò **vino e birra** in un cane attraverso un rudimentale sistema di **infusione venosa**.

→ **Thomas Latta** (1832) salvò migliaia di vite durante una pandemia di **colera** con semplici infusioni di **fisiologica**.

→ Nel 1964, **Francesco Folli** descrisse la prima **trasfusione ematica** tra due persone utilizzando un **tubicino d'argento**.

→ Nel 1844, **C. Bernard** incannulò la **vena giugulare interna** di un cavallo per studiare il cateterismo.

→ Nel 1929, **Werner Forssmann** documentò radiograficamente il posizionamento di un catetere nell'**atrio destro** e precorse i tempi con i suoi studi sul **circolo venoso centrale**.

→ Forssmann fu allontanato dalla professione dopo una **morte durante un esperimento**, ma vinse il **Premio Nobel per la Medicina** nel 1956.

→ I pionieri del cateterismo, come **Cournand** e **Richards**, seguirono gli studi di Forssmann, sviluppando tecniche di **emodinamica** e cateterismo cardiaco.

Prova a rispondere

★ Cosa posso **imparare dagli errori**? Come posso farne un'opportunità per migliorare?

★ Come mi fa sentire, sapere che quelli che **oggi sono considerati i più grandi pionieri** alla loro epoca hanno subito **critiche e sconfitte?**

Presidi per l'ossigenoterapia

Scopriamo insieme gli strumenti che userai per aiutare i tuoi pazienti a respirare meglio e come dosare correttamente l'ossigeno. Iniziamo da...

Occhialini Nasali (o Cannule Nasali)

Un dispositivo molto comune: gli **occhialini nasali**. Sono usati per somministrare ossigeno a **basso flusso**, generalmente in pazienti stabili che necessitano di un aiuto leggero ma continuo. Questo presidio è pratico e confortevole per il paziente, con due tubicini che si inseriscono nelle narici.

Percentuali e Flussi:

- **1-2 litri/minuto** → Ossigeno al **24-28%**
- **3-4 litri/minuto** → Ossigeno al **32-36%**
- **5-6 litri/minuto** → Ossigeno al **40-44%**

Ricorda: se l'utente necessita una concentrazione di ossigeno più alta, dovrai passare a un dispositivo più efficace.

Pro tip: Verifica sempre il comfort del paziente. Se avverti che la zona nasale è secca o irritata, considera di usare un umidificatore per ridurre il disagio. Delle garzette che prevengano il contatto delle cannule sulla piega del padiglione auricolare sono un'ottima idea per prevenire LdP.

Maschera di Venturi

Questo è uno strumento per somministrare ossigeno a **concentrazioni più precise e controllate**. La maschera è caratterizzata da adattatori colorati che regolano esattamente la

concentrazione di ossigeno.
Percentuali e Flussi:
- **2 litri/minuto** → Ossigeno al **24%** (adattatore blu)
- **4 litri/minuto** → Ossigeno al **28%** (adattatore giallo)
- **6 litri/minuto** → Ossigeno al **31%** (adattatore bianco)
- **8 litri/minuto** → Ossigeno al **35%** (adattatore verde)
- **10 litri/minuto** → Ossigeno al **40%** (adattatore rosa)
- **12 litri/minuto** → Ossigeno al **50%** (adattatore arancione)

É perfetta per pazienti con scarsa *compliance* agli occhialini nasali, oppure che tendono a respirare con la bocca. É una buona idea avere a portata di mano anche un *set* di cannule nasali, per fare una rapida sostituzioni ai pasti: con la maschera alimentarsi è dura!

Maschera con Reservoir

É progettata per fornire **alte concentrazioni di ossigeno**, grazie a un sacchetto collegato che si riempie prima dell'inspirazione del paziente.

Percentuali e Flussi:
- **10-15 litri/minuto** → Ossigeno al **60-95%**

È essenziale che il sacchetto **resti sempre parzialmente gonfio** per garantire una **riserva sufficiente** di ossigeno. Se noti che si svuota completamente, verifica il flusso e controlla che non ci siano perdite. Pazienti che necessitano questo presidio, hanno bisogno della percentuale più alta di ossigeno che possiamo garantirgli, per supportare gli scambi gassosi.

Ambu: Maschera a Pallone

L'**Ambu**, o maschera a **pallone autoespandibile**, è un dispositivo di **ventilazione manuale** che userai principalmente in **situazioni** di **emergenza**. È fondamentale per la **rianimazione**, poiché permette di fornire ventilazione a pazienti

in **arresto respiratorio** o con **respirazione insufficiente**.
Con l'**Ambu**, puoi erogare ossigeno al **100%**, collegandolo a un flusso di **15 litri/minuto**. Si usa per emergenze, quindi imparare a gestirlo con destrezza è essenziale. Non preoccuparti: avrai occasione di sperimentarti in laboratori organizzati dall'università, prima che ti sia richiesto di usarlo. Nel caso non siano previsti, cogli l'opportunità e chiedi a qualche tutor guida di spiegarti come usarlo. Il suo uso è intuitivo, però come posizionare il dispositivo su un utente in **arresto respiratorio** e mantenere una **ventilazione efficace** richiede un po' di **manualità**. E in questo caso, converrai, è meglio che la pratica avvenga prima... dell'esperienza diretta sul paziente.

B-PAP, C-PAP e Ventilazione Meccanica Assistita

Volo rapido su questi dispositivi, perché li incontrerai solo in contesti particolari:

- La **B-PAP** (*Bi-level Positive Airway Pressure*) offre due livelli di pressione: una più alta durante l'inspirazione e una più bassa durante l'espirazione, rendendola più flessibile per pazienti con difficoltà respiratorie complesse.
- La **C-PAP** (*Continuous Positive Airway Pressure*) fornisce ossigeno a **pressione positiva continua**. Aiuta a mantenere aperte le vie aeree del paziente durante tutto il ciclo respiratorio.
- **Ventilatore**: usato in pazienti intubati, questo sistema permette di controllare ogni aspetto della respirazione del paziente, gestendo completamente il **flusso** e la **frequenza respiratoria**.

L'ultimo presidio citato è impiegato in condizioni di **insufficienza respiratoria grave**, dove il paziente **non può più respirare autonomamente**. Potresti trovarti a monitorare i parametri della ventilazione durante i tirocini in terapia intensiva, ma non ti preoccupare: per allora le tue conoscenze saranno al livello appropriato, e in ogni caso sarai supportato da un *team* di esperti che ti guideranno.

Fonti:
- Saiani, L., & Brugnolli, A. (2020). *Trattato di cure infermieristiche*. Idelson-Gnocchi.

Da portare con Te

- **Occhialini Nasali (Cannule Nasali):**
    - Basso flusso, per pazienti stabili.
    - **1-2 litri/min** → *24-28% O_2*.
    - **3-4 litri/min** → *32-36% O_2*.
    - **5-6 litri/min** → *40-44% O_2*.
    - *Pro tip*: Usa umidificatore per ridurre secchezza nasale.
- **Maschera di Venturi:**
    - Flussi e percentuali controllati, usata per pazienti con **BPCO.**
    - **2 litri/min** → *24% O_2* (adattatore blu).
    - **4 litri/min** → *28% O_2* (adattatore giallo).
    - **6 litri/min** → *31% O_2* (adattatore bianco).
    - **8 litri/min** → *35% O_2* (adattatore verde).
    - **10 litri/min** → *40% O_2* (adattatore rosa).
    - **12 litri/min** → *50% O_2* (adattatore arancione).
- **Maschera con Reservoir:**
    - Alte concentrazioni di ossigeno, per pazienti critici.
    - **10-15 litri/min** → *60-95% O_2*.
    - Controlla che il sacchetto resti parzialmente gonfio.
- **Ambu (Maschera a Pallone):**
    - Per emergenze, rianimazione manuale.

- 15 litri/min → *100%* O_2.
- Utilizzato per ventilare pazienti in arresto respiratorio.

→ **B-PAP e C-PAP:**
- Doppio o continuo livello di pressione, usate per pazienti con insufficienza respiratoria complessa.

→ **Ventilazione Meccanica Assistita (Previa Intubazione):**
- Usata per pazienti intubati, insufficienza respiratoria grave.
- Controllo completo di flusso e frequenza respiratoria.

Prova a rispondere

★ **Quali segnali posso osservare per capire se un paziente sta utilizzando correttamente** gli occhialini nasali o la maschera di Venturi? Come monitorare e verificare il *comfort* del paziente?

Sondino Naso Gastrico

Il **Sondino Naso Gastrico**, o **SNG**, è uno strumento cruciale nella pratica infermieristica. Ma quando e perché è utilizzato? Le indicazioni principali includono:

- **Alimentazione enterale**: quando un utente non può deglutire, ad esempio in caso di **disfagia** o durante una **sedazione profonda**.
- **Somministrazione di farmaci**: nei casi in cui l'utente non è in grado di assumere medicinali per via orale.
- **Svuotamento gastrico**: spesso usato in caso di ingestione di sostanze tossiche o farmaci a scopo autolesionistico.
- **Somministrazione di mezzi di contrasto**: per specifiche procedure diagnostiche.

Ora entriamo nel vivo della pratica! Prima di tutto, assicuriamoci di avere a disposizione tutto il necessario:
- Guanti monouso non sterili.
- SNG in **silicone** o **poliuretano**.
- Lubrificante **idrosolubile**.
- Cerotto di tela, siringa cono 50/60ml, spugnetta, garze, fonendoscopio.
- Pompa infusionale e deflussore per la nutrizione enterale (NE).

Prendiamo una misura di riferimento: la distanza che separa la punta del naso, all'orecchio, fino allo sterno. Ecco, più o meno questa è la lunghezza del sondino che dovremo infilare nel naso.
E ora, procediamo:
1. **Prepara il paziente**: ispeziona le narici per scegliere la più adatta, rimuovi eventuali protesi dentarie mobili e fai flettere leggermente il collo del paziente verso il torace.
2. **Lubrifica la sonda**.
3. **Introduci delicatamente il sondino**: se il paziente manifesta segni di soffocamento o tosse, ritira la sonda - probabilmente sei finito in laringe- e riprova con cautela.
4. **Verifica il posizionamento**: avvenire attraverso diversi test, dal controllo radiologico (gold standard) all'aspirazione del contenuto gastrico con misurazione del pH. Un **trucco** che possiamo utilizzare per darci un'idea, è **iniettare 20ml di aria**, mentre **auscultiamo** lo stomaco: sentiremo le **bolle** create nel liquido gastrico, e sapremo di essere giunti a destinazione. Ma: in ogni caso, **non intraprendiamo alcuna azione finchè l'inserzione non è ufficialmente verificata!**

Un consiglio: far bere un bicchiere d'acqua quando il sondino è in prossimità dell'epiglottide, "guiderà" la sonda verso il giusto percorso.
Non dimenticare: la verifica del corretto posizionamento è cruciale per evitare complicazioni, come il posizionamento

accidentale del sondino nelle vie respiratorie. **Se c'è anche solo un piccolo dubbio, fermati** e rivaluta la situazione. Somministrare farmaci o nutrizione attraverso un sondino accidentalmente posizionato nelle vie aeree è **altamente fatale!** Le linee guida indicano che il sondino può rimanere in sede tra **6 e 10 settimane**, dopodiché si deve valutare l'eventuale posizionamento di una **PEG** (ne abbiamo parlato nel capitolo delle stomia).

La **gestione del SNG** richiede **competenze tecniche precise**. Ecco alcune delle attività principali di cui ti occuperai:

- Attuazione della **terapia nutrizionale** prescritta, seguendo **protocolli validati**.
- Gestione delle **linee di somministrazione**, inclusi pompe, sacche e deflussori.
- Valutazione del **corretto posizionamento** del sondino e monitoraggio costante del paziente.
- Prevenzione e contenimento di **effetti collaterali**, come infezioni o ostruzioni, attraverso interventi mirati.

Quando si gestiamo un SNG, è importante **coinvolgere il paziente e i familiari**, spiegando in modo chiaro:

- Gestire il sondino a casa.
- Monitorare eventuali segni di complicazioni.
- Cosa fare in caso di emergenza!

Fonti:
> Saiani, L., & Brugnolli, A. (2020). *Trattato di cure infermieristiche*. Idelson-Gnocchi.

Da portare con Te

→ Utilizzo per **alimentazione enterale**, **somministrazione di farmaci**, **svuotamento gastrico** e **mezzi di contrasto**.

→ Durata del SNG: **6-10 settimane**; poi valutazione di una **PEG**.

- → **Attuazione terapia nutrizionale**, gestione di pompe e sacche.
- → **Verifica posizionamento sondino** e monitoraggio.
- → **Prevenzione effetti collaterali**: infezioni, ostruzioni.
- → Coinvolgere **paziente** e **familiari** nella gestione del SNG a casa.

Prova a rispondere

- ★ Come posso migliorare la mia capacità di comunicare con i pazienti e i loro familiari riguardo alla gestione del sondino a casa? Quali informazioni devo prioritizzare?
- ★ Quali procedure e tecniche posso affinare per rendere l'inserimento del sondino più sicuro ed efficace? Come posso ridurre il rischio di complicanze come ostruzioni o infezioni?
- ★ Quali sono i miei punti di forza nella gestione delle tecnologie, come pompe e deflussori, legate alla nutrizione artificiale? Come posso migliorare in questo ambito?
- ★ Come posso lavorare sui miei processi mentali per prendere decisioni rapide e sicure durante l'inserimento o la gestione del SNG?

Posizionare cateteri vescicali

Quando si parla di **cateterismo**, c'è un aspetto che può metterci un po' a disagio: il contatto con gli **organi genitali** altrui. Che siano maschili o femminili, giovani o anziani, è una parte del corpo estremamente **intima** e **delicata**. Ma non dimenticare che l'utente, in quel momento, prova a sua volta un forte disagio! Immagina come ti sentiresti se qualcuno -uno sconosciuto!- all'improvviso si trovasse a "maneggiare" le tue parti intime. Io mi sentirei violato. Il cateterismo, dunque, non è solo tecnica: è un incontro tra la nostra **professionalità** e la **vulnerabilità** di chi si affida alle nostre cure.

La mia prima esperienza

Posso dirti che è stata... **tragicomica**. Ricordo l'emozione di quel momento: avevo tutto pronto: «Materiale: **telino sterile, garze sterili, guanti normali** e **sterili, clorexidina, lubrificante "Luan", siringa da 10 ml** piena di fisiologica». Sentivo il cuore battere a mille, ma ero determinato.

«Buongiorno signora, adesso le posizionerò un **catetere**!».

Lei mi guardava con occhi confusi (paziente non orientata), non capendo bene cosa stesse per accadere. Continuavo a ripassare mentalmente i vari passi delle **linee guida**. «Ok, devo disinfettare il meato con la clorexidina...» Ma proprio in quel momento, la signora ha iniziato a... fare la cacca. Sì, proprio sul telo **sterile**, sui guanti **sterili**, sul catetere **sterile** e su tutto il materiale che avevo predisposto per la procedura.

Ho mantenuto la calma: ho aspettato terminasse, ho raccolto tutto, buttato via il materiale e sono ripartito da capo. Ero di nuovo pronto: nuovo materiale, telino sterile in posizione. Ma, incredibilmente, la signora ha ripreso a fare la cacca. Di nuovo, sul materiale per la procedura.

«Ho capito. Ci vediamo più tardi.».

A quel punto, mi sono fermato e ho chiamato gli OSS a supporto.

L'esperienza di C

"La prima volta che ho inserito un catetere, l'utente ha vomitato a getto sul campo sterile. Ho detto tutto."

Molti utenti, com'è naturale che sia, manifestano **imbarazzo** nell'esporre la loro nudità di fronte ad uno sconosciuto. Quante volte mi è capitato che un utente facesse commenti scherzosi -dettati dall'imbarazzo- sulle dimensioni dei propri organi genitali? «Ehm, fa un po' freschetto qui!». E sai cosa? Un sorriso o una battuta appropriata possono rompere il ghiaccio e restituire, a questo momento vissuto con imbarazzo dall'utente, la naturalezza con cui lo viviamo noi.

Aprire un **dialogo**, specialmente nei momenti di fragilità, aiuta a sciogliere la tensione. Descriviamo sempre quello che attuiamo e lo scopo, con parole semplici, mantenendo un tono di voce che trasmetta sicurezza e serenità. In questo modo, non solo completeremo con successo la procedura, ma offriamo anche un'esperienza che va **oltre la tecnica**.

Consenso

Il corpo è sacro e appartiene a chi lo vive. Non dimenticare mai di chiedere il **consenso per ogni contatto**. A volte basta poco: «Scusi, posso?».
Questa semplice frase fa tutta la differenza nel mondo. **Rispettare il paziente**, in ogni gesto e parola, è uno dei segreti più grandi per ottenere la fiducia. Il cateterismo è più di una procedura tecnica: è un'opportunità per dimostrare il nostro **rispetto** e la nostra **empatia**. Sappiamo che dietro ogni **utente** c'è una **persona** con **sentimenti**, **paure** e **bisogni**. E, il cateterismo è un'occasione per trasformare, con la nostra professionalità e il nostro approccio umano, una situazione imbarazzante in un momento di **cura**.

Da portare con Te

→ È fondamentale comprendere e rispettare il **disagio** dell'utente, che si trova in una posizione di **vulnerabilità**.

→ Il **consenso** è fondamentale: chiedere sempre il permesso prima di qualsiasi contatto con il corpo dell'utente, es. «Scusi, posso?».

→ **Dialogo aperto** e **tono** di voce **rassicurante** aiutano a ridurre l'ansia durante la procedura.

→ Descrivere ogni passo della procedura con **parole semplici** aumenta la comprensione e il comfort dell'utente.

Frequentare Infermieristica □ *@ciuffoelinfermieristica*

Prova a rispondere

★ **Come posso gestire il mio imbarazzo** durante una procedura come il cateterismo, che richiede il contatto con le parti intime dell'utente?

★ In che modo posso **ridurre il disagio** dell'utente durante il cateterismo o altre procedure intime?

★ Come posso **descrivere la procedura** al paziente in modo da rassicurarlo, senza essere troppo tecnico o confuso?

Procedura

Il cateterismo è anche un'ottima occasione di collaborazione fra diverse figure professionali, come gli OSS. In questo capitolo, ma anche nel prossimo in cui parlo di medicazioni avanzate, ne approfitto per portare un esempio di cosa significa "lavorare insieme", ognuno con le proprie competenze, senza che avvenga **demansionamento** o **abuso di professione**.

Ovviamente l'OSS non può legalmente praticare il cateterismo vescicale in autonomia, ma può invece affiancare l'infermiere occupandosi, per esempio, dell'igiene dell'utente prima dell'inserimento del catetere.

Preparazione del materiale

Prima di iniziare, è essenziale preparare tutto il materiale necessario per la procedura. Assicuriamoci di avere a disposizione:

- Catetere vescicale della misura corretta (ad esempio, 12 Ch[47], in silicone).

---

[47]**Charrière (Ch)** o **French gauge (Fr)**, è la misura del diametro esterno. Misure comuni: **6-10 Ch** (pediatrici), **12-14 Ch** (uso femminile o breve termine), **16-18 Ch** (adulti maschi, per flusso urinario adeguato), **20 Ch+** (Drenaggi abbondanti o lavaggi vescicali). La scelta dipende dall'anatomia del paziente e

- Sacca di raccolta urine graduata e a circuito chiuso.
- Telino sterile.
- Garze sterili.
- 1 paio di guanti sterili.
- Antisettico.
- Lubrificante.
- Siringa pre-riempita di soluzione fisiologica da 10 ml.

Preparazione e privacy

Noi e l'OSS iniziano effettuando l'igiene delle mani e garantendo la *privacy* dell'utente. Spieghiamo all'utente le fasi della procedura e la sua utilità, utilizzando un linguaggio comprensibile. L'utente deve sdraiarsi **supino**, in una posizione comoda con le gambe **divaricate**.

Igiene

L'OSS si occupa dell'igiene dei genitali e dell'area perineale dell'utente per ridurre la **flora microbica transitoria**. Successivamente, noi indossiamo i **guanti sterili**.

Telino sterile

L'OSS apre la confezione del telino sterile con tecnica **no-touch**[48], ce lo passa. Lo posizioniamo sotto l'utente. L'OSS poi colloca sul telino sterile, sempre con tecnica no-touch, le siringhe da 10 ml pre-riempite, le garze sterili e l'antisettico.

Decontaminazione e preparazione catetere

Usiamo garze sterili imbevute di clorexidina, soluzione per mucose. **decontaminando** il **meato urinario**: procediamo

---

dall'indicazione clinica: troppo grandi? Rischio lesione! Troppo piccolo? Rischio sposizionamento o drenaggio insufficiente!

[48] **Procedura** o **manovre** che minimizzano il **rischio di contaminazione** non toccando ciò che deve rimanere sterile.

dall'alto verso il basso e dall'interno verso l'esterno. Nel frattempo, l'OSS apre la confezione del catetere e noi lo sfiliamo.

Inserimento

L'OSS apre la sacca di raccolta e la collega al raccordo del catetere, in mano nostra, **senza toccare il catetere stesso**. Iniettiamo alcuni millilitri di soluzione fisiologica nel catetere per verificare la funzionalità del palloncino di ancoraggio (perchè se non funziona: dobbiamo cambiarlo). Pronti? L'OSS **lubrica** la punta del catetere, e noi lo infiliamo nel **meato uretrale**, controlliamo il **reflusso di urina** nel sacco di raccolta e **gonfiamo il palloncino** di ancoraggio del catetere con la quantità indicata sul catetere stesso.

Conclusione

Una volta completato l'inserimento, rivestiamo l'utente e **smaltiamo i rifiuti** in modo appropriato. Effettuiamo quindi l'igiene delle mani e registriamo **la procedura** effettuata, segnando **data**, **tipo** e **calibro** del catetere posizionato, le **caratteristiche dell'urina**, e ripristiniamo il materiale.

Fonti:
> Saiani, L., & Brugnolli, A. (2020). *Trattato di cure infermieristiche*. Idelson-Gnocchi.

Competenze e Mansioni dell'OSS

Per garantire una collaborazione efficace, è fondamentale che **ciascun operatore** comprenda le proprie competenze e i propri compiti. Tra le **mansioni** dell'**OSS** rientrano:
- Prestare assistenza ai pazienti.
- Attuare interventi di primo soccorso.
- Collaborare con l'infermiere per terapie e diagnosi.
- Rilevare i parametri vitali.

- Supportare il personale infermieristico nelle terapie dell'utente.
- Effettuare piccole medicazioni.
- Usare protocolli specifici per mantenere la sicurezza dell'utente, riducendo i rischi.
- Eseguire attività di sterilizzazione, sanitizzazione e sanificazione.
- Assicurare l'igiene personale dell'utente, il cambio della biancheria, l'espletamento delle funzioni fisiologiche, l'aiuto nella deambulazione, e l'uso corretto di presidi e attrezzature.
- Applicare misure di prevenzione delle ulcere da decubito.
- Controllare e assistere la somministrazione delle diete, collaborando con dietisti e nutrizionisti.
- Provvedere al trasporto di utenti in barella o carrozzella.
- Aiutare i pazienti non autosufficienti nelle attività quotidiane.

L'OSS non può, invece:
- Effettuare iniezioni sottocutanee, intramuscolari, somministrazione di insulina, o qualsiasi altro tipo di somministrazione di farmaci, che rientra tra le competenze mediche e infermieristiche.
- Somministrare ossigeno a pazienti con insufficienza respiratoria, sia cronica che acuta.

Fonti:
- Siani, L., & Musella, C. (2019). *Mansionario OSS: Competenze e responsabilità dell'operatore socio-sanitario.* Edra.

Lavorando insieme, infermieri e OSS garantiscono una cura di alta qualità e una gestione efficace degli utenti, dimostrando l'importanza della **collaborazione** e della **comprensione reciproca** delle **competenze**.
Lavorando separatamente: **si perde tempo, non si comunica**, si

crea disagio agli utenti, si perde il rispetto per le competenze altrui.

Medicazioni Avanzate: LdP

La medicazione delle lesioni da pressione è una delle procedure che più mette in luce il valore della **collaborazione**. Ogni fase del trattamento richiede **lavoro di squadra**. Vediamo insieme un **esempio pratico** che ti guiderà nel processo, mostrandoti non solo la tecnica, ma anche il modo in cui OSS e infermieri possono lavorare in **sinergia**.

Valutazione

Immaginiamo di dover medicare una **lesione** a **sacrale** – una delle zone più comuni, insieme ai **talloni** e ai **glutei**. L'OSS ha appena eseguito l'igiene dell'utente e lo ha posizionato in modo da permettere all'infermiere di valutare la lesione. Questa è al **4° stadio**, con segni di **infezione**, **necrosi** e **fibrina**. Il quadro è complesso, ci che richiede un'attenzione particolare.
Cosa impariamo? Ogni colore della lesione ci dice qualcosa di diverso:

- **Verde**: infezione.
- **Nero**: necrosi.
- **Giallo**: fibrina.
- **Rosso**: tessuto di granulazione.
- **Rosa**: nuovo epitelio.

Scegliamo i materiali necessari per la medicazione basandoci sulla nostra valutazione della lesione. É semplice: la necrosi deve essere rimossa, così come la fibrina. Dobbiamo "far spazio" al tessuto di granulazione e, successivamente, al nuovo epitelio! Per l'infezione, preferiremo materiali che contrastano il patogeno.

Detersione

L'OSS passa all'infermiere le **garze sterili** e la **soluzione fisiologica**. Noi utilizziamo la tecnica **no-touch** per pulire la lesione e applichiamo un impacco di una **soluzione d'irrigazione** che riduce il **film batterico**[49]. La lasciamo agire per 15 minuti abbondanti. Durante questo tempo, mentre noi prepariamo il materiale per il prossimo passaggio, l'OSS continua a fornire assistenza.

Sbrigliamento[50]

L'OSS ci passa il **bisturi** per rimuovere il tessuto necrotico fino a raggiungere tessuto vitale (**ricorda**: il sanguinamento è un buon segno). Se il tessuto è troppo adeso, si può usare un **idrogel** per facilitare la rimozione.

Medicazione Avanzata

Dopo aver disinfettato con ipoclorito di sodio, ci facciamo aprire una confezione di **garze non adesive** con **argento** (agente batteriostatico), posizionandola con pinze sterili in modo che aderisca al tessuto, anche nelle zone meno accessibili, come quelle sottominate[51]. Poi: abbiamo scelto una medicazione a base di **schiuma di poliuretano**, che **assorbe** le **secrezioni** e **mantiene** un **ambiente umido**, ideale per la guarigione. E in più, avendo un certo spessore, fa da "cuscinetto" tra cute e superficie. Fissiamo la nostra opera con un **cerotto trasparente** ad alta **permeabilità**, fatto di **film di poliuretano**. Nella cute circostante, l'OSS applica una **crema barriera**.

---

[49]Sottile pellicola di polimeri prodotta per protezione dai batteri stessi: consente loro di attaccarsi e prosperare, riducendo l'efficacia dei trattamenti antimicrobici.
[50]Rimozione del tessuto non vitale.
[51]Cavità sotto i margini di una ferita, tipica nelle lesioni da pressione. Complica la guarigione, rendendo difficile rilevare infezioni e deterioramenti.

Compiliamo la documentazione descrivendo ciò che abbia osservato e i materiali usati, mentre l'OSS ripristina il carrello.

Fonti:
- Saiani, L., & Brugnolli, A. (2020). *Trattato di cure infermieristiche*. Idelson-Gnocchi.

Da portare con Te
- Sedi comuni includono il **sacro** (31%), **talloni** (20%) e **glutei** (27%).
- **Colorazione**:
  - **Verde**: infezione
  - **Nero**: necrosi
  - **Giallo**: fibrina
  - **Rosso**: tessuto di granulazione
  - **Rosa**: nuovo epitelio
- Fasi:
  - **Detersione.**
  - **Sbrigliamento.**
  - **Disinfezione.**
  - **Medicazione avanzata.**

Prova a rispondere
- ★ Come posso migliorare la mia **collaborazione** con l'OSS durante le medicazioni?
- ★ Come posso **contribuire attivamente** al **processo decisionale** riguardante i **materiali** da utilizzare nelle medicazioni?
- ★ Quali sono le **domande** che dovrei porre all'infermiere tutor prima di una medicazione, per capire meglio il **razionale** dietro ogni scelta?

Curare salme

La **cura della salma** rappresenta un momento di **profondo rispetto** e **dignità** per la persona appena deceduta. Questo insieme di azioni viene eseguito in **ospedale** da noi e dall'**OSS**. È essenziale che questa procedura sia attuata entro **tre ore** dalla morte, prima che si manifesti il **rigor mortis**. Scopriamo insieme i dettagli e le emozioni che accompagnano questo importante compito.

Nuovo Codice Deontologico (2019)

"L'Infermiere sostiene i familiari e le persone di riferimento della persona assistita nell'evoluzione finale della malattia, nel momento della perdita e nella fase di elaborazione del lutto.".

Dichiarazione di decesso

Il decesso è dichiarato da un **medico**, il quale accerta la mancanza di **respirazione** e **battito cardiaco**. In molti casi, questi parametri vitali vengono monitorati e riportati dagli infermieri. È necessario avvisare i familiari il prima possibile. Per comunicare la morte, è importante usare **frasi dirette e chiare**. Ad esempio: «Mi dispiace, la mamma è appena deceduta», «Mi spiace comunicarle che sua figlia è spirata. Condoglianze».

La prima reazione che puoi aspettarti, se il decesso è inaspettato, è l'incredulità. **«Non è possibile»**, **«Dev'esserci un errore»**, **«Posso parlare con il medico?»**. É di fatto il medico di reparto, di solito, ad occuparsi di queste delicate comunicazioni.

La salma deve essere pronta prima che i familiari arrivino in reparto e questo comporta una procedura, da attuare insieme all'OSS.

Preparazione della salma

La prima azione da compiere consiste nella **rimozione** di tutti i **dispositivi medici** e delle eventuali flebo in corso. Successivamente, è fondamentale eseguire le **cure igieniche**. Quando si procede a girare la salma di lato può capitare di udire un «timido lamento». Niente paura! È l'aria residua che esce dai polmoni.

È importante sapere che, dopo la morte, si verifica il rilascio degli **sfinteri**: vescica e retto si svuotano, rendendo necessaria la pulizia accurata della pelle da qualsiasi traccia di liquidi biologici.

Le persone tendono a morire con la bocca spalancata a causa della fame d'aria, un percepito senso di soffocamento. È necessario chiudere la bocca prima del *rigor mortis*. Una vecchia tecnica prevedeva creare un bavaglio stretto, finchè la mandibola non si arrendeva alla nuova posizione. Un'altra tecnica, è l'utilizzo di un divaricatore di plastica, che preme contro il mento facendo leva sullo sterno.

Spesso, si abbassano le palpebre: un gesto più ritualistico o simbolico, perché tenderanno ad aprirsi. Nel frattempo, l'OSS raccoglie gli **oggetti personali** del defunto da consegnare alla famiglia, e chiama gli addetti alle pulizie per igienizzare la stanza.

Osservazione

Una volta preparato il corpo, è coperto con un lenzuolo e trasferito, se necessario, in una stanza specifica. Non è uso in tutti i reparti, però allestire il letto come se la salma fosse un utente addormentato, appoggiare un fiore sul comodino e aprire leggermente una finestra sono tutte azioni che aiutano a creare l'ambiente solenne che spesso i parenti associano all'idea della morte. Questo facilita a molti di instaurare il processo del **lutto**.

Al contrario, mostrare l'**atteggiamento "*casual*"** con cui la morte è gestita in realtà in reparto potrebbe suscitare reazioni di **scalpore** e **incredulità**. É necessario quindi "simulare" un'**atmosfera di gravità**.

La salma rimane sotto osservazione in reparto per due ore prima di essere trasferito in **obitorio**. É utile ricordare che, durante la compilazione della **cartella infermieristica**, viene spesso richiesta la voce "religione".

Questo aspetto è cruciale, specialmente in caso di morte: per esempio, se il defunto è **islamico**, l'igiene sarà eseguita dalla famiglia, mentre per un defunto **ebreo** praticante, se ne occuperà un gruppo della loro congregazione.

Fonti:
- Saiani, L., & Brugnolli, A. (2020). *Trattato di cure infermieristiche.* Idelson-Gnocchi.
- Rosenblatt, P. C., & Koss-Chioino, J. D. (2001). **Death and dying: A social and cultural perspective.** In **Social Psychology of Death** (pp. 1-14). New York: Routledge.

L'esperienza di L

(...) Mi è capitato di veder morire davanti a me un utente, nel reparto di neurologia, mentre aiutavo un OSS al cambio. Devo ammettere che mi si è raggelato il sangue in quel momento .... però non avrei mai pensato che il corpo di chi è deceduto potesse mantenere tali riflessi residui (...)"

Impatto emotivo

Stabilire un rapporto con un utente per poi assistere al suo decesso può essere un'esperienza traumatica, specialmente all'inizio. È naturale sentirsi **sopraffatti**: non equivale alla morte di un familiare o un amico, ma è comunque difficile non portarsi a casa qualche sentimento: senso di **sconfitta**, **rabbia**, **delusione**. Non lasciarti **scoraggiare** da queste emozioni. È importante riconoscerle e affrontarle.

Anche se il dolore causato dal decesso può essere **intenso**, ti invito a non cedere ai processi di **negazione** in cui molti tirocinanti si rifugiano («Va tutto bene»). Al contrario, ti suggerisco di **viverlo pienamente**, così da permetterti di superarlo. **Diventa via via più facile.**

L'esperienza di T

"La morte accade. E purtroppo nella nostra professione è inevitabile. Ci si abitua, sembra impossibile ma è così (...)."

Nel nostro contesto sociale, **la morte è un tabù**. Tuttavia, la nostra esperienza come professionisti sanitari ci porta a confrontarci con questo tema in modo diretto. Come professionisti dobbiamo proteggerci psicologicamente da questi eventi, attuando ognuno i propri meccanismi di ***coping***[52]. Esistono reparti, o contesti, in cui la **morte** è **quotidianità**: se come vivessimo ogni morte con **lutto**, basterebbero pochi anni di professione per mandarci in completo ***burnout***[53].

Sarà fondamentale per te, come futuro infermiere, **distruggere** gli **stereotipi** e **accogliere la morte** come una **parte naturale della vita**. È una conclusione **sofferta, ma naturale** e per questo **accettabile**.

Da portare con Te

→ Alle prime esperienze, prova a considerare la salma come un oggetto inanimato, un manichino: ti sarà più facile.
→ **Non** caricarti del dovere di occupartene in prima persona, finché non te la senti.

Prova a rispondere

★ Come posso comunicare in modo empatico con i familiari del defunto quando devo informarli della morte?
★ Come posso riflettere sulle mie esperienze di tirocinio per crescere sia come infermiere che come individuo?

---

[52]Strategie psicologiche per affrontare **stress** e situazioni **intense**.
[53]Sindrome di esaurimento **fisico, emotivo** e **mentale** causata da ***stress*** **cronico**. Sintomi: affaticamento, cinismo, ridotta efficacia, distacco emotivo.

★ Qual è il ruolo dell'infermiere nell'affrontare il tema della morte nella società moderna?

Tradizione di fine tirocinio

A fine tirocinio, **se è stata un'esperienza positiva**, c'è la **tradizione** di portare un vassoio di pasticcini, *brioches*, oppure **cucinare** qualcosa per tutor o guida, il *team* di infermieri e le OSS.
Non è obbligatorio, anzi: ci sono reparti dove questa abitudine non è apprezzata. Da altre parti, invece, se l'aspettano!

11 Come superare le fobie del tirocinio

Ho ideato questo capitolo per essere una mini-guida di **trucchetti utili** per affrontare il tirocinio in modo **zen**: sono convinto non sia solo un'esperienza professionale, ma soprattutto un viaggio di crescita personale. E come in ogni viaggio, ci saranno momenti di entusiasmo e altri in cui il terreno sembrerà più impervio. Vediamo insieme come affrontare al meglio ogni tappa!

Buttarsi o prendersi il tempo?

Quando entri in reparto per le prime volte, potresti sentire una sorta di **spinta** verso l'ignoto. Questa sensazione è del tutto naturale e deriva in parte dall'eccitazione di trovarsi in un ambiente nuovo, circondato da persone e situazioni sconosciute. Indossi la tua **divisa bianca**, hai il **cartellino da timbrare** e ti senti già parte del team. «Finalmente! Sto diventando un professionista!», potresti pensare.
Ma questa "spinta" non è solo entusiasmo. A volte è dovuta anche

al sentirsi **osservati** e **giudicati**. Gli infermieri che ti fanno da tutor noteranno subito la tua **velocità di risposta**. E con questo intendo chi **si butta** per primo.

Buttarsi nelle nuove esperienze ha indubbiamente i suoi pregi: impari **rapidamente**, l'**adrenalina** scorre e **ti senti coraggioso**. **Tuttavia**, c'è un altro lato della medaglia: lanciarti in situazioni per le quali non sei pronto può rivelarsi traumatico. Immagina di trovarti davanti a uno scenario complesso (molti li ho presentati nel capitolo precedente) e dire a te stesso: «Ce la faccio, non è così male!».

Poi, torni a casa... vai a letto... e *occhi spalancati*! Il peso della giornata può farsi sentire in modo diverso una volta che il tuo corpo e la tua mente si rilassano. È qui che entra in gioco l'importanza di mantenere un **occhio rivolto verso l'interno**. Imparare a riconoscere i tuoi limiti e a rispettarli è fondamentale. Solo tu puoi capire quando è il momento giusto per **fermarsi** e riflettere.

Sostenere il tirocinio per un lungo periodo richiede di trovare il **ritmo giusto**. Scegliere un ritmo che ti è congeniale non significa **perdere tempo** o evitare opportunità. A volte, semplicemente, non è il momento giusto per buttarti a capofitto. **Soprattutto**: non incolparti per ciò che non puoi controllare.

Confrontarsi con gli altri può essere utile, ma solo se ti aiuta a capire come migliorare il tuo **percorso**. Guardare gli altri pensando a "come dovresti essere" è tempo sprecato. **Ognuno ha il proprio percorso**, con attimi di corsa e momenti più tranquilli. Ci saranno tempi in cui ti sentirai pronto a dare il massimo, e altri in cui sarà meglio procedere con cautela.

Anni fa, partecipavo a maratone. Nella gara di resistenza, c'era sempre un gruppetto che partiva a **massima velocità**. Arrivavano a metà percorso completamente sfiniti, e alla fine venivano superati da chi correva a un ritmo più **sostenibile**. Non c'è bisogno di essere il più veloce all'inizio; è più importante essere **costanti**.

Il tirocinio non è una gara di velocità. È una maratona, in cui il vero traguardo è la tua **crescita personale**. Riconosci i tuoi

limiti, accetta i tuoi tempi, e non dimenticare di essere gentile con te stesso lungo la strada.

Affrontare le paure con strategie graduali

Le difficoltà, una volta riconosciute, possono ridursi notevolmente. Le fobie si possono rimpicciolire e, con ciò che rimane, si impara a **convivere**.

Ma ricorda: se hai paura delle altezze, non buttarti giù con un **deltaplano**! Le terapie d'urto rischiano solo di peggiorare le tue paure, perché insegnano alla tua mente a generare segnali di allarme ancora più forti.

Il vero trucco? *Pianificare un percorso a tappe*, ponendosi piccoli ma costanti **obiettivi**. Non esiste una soluzione valida per tutti: è qualcosa di personale che ognuno può fare solo per sé. *Poco a poco, giorno dopo giorno.*

Fobia degli aghi

Hai paura degli **aghi**? Inizia con un approccio graduale. Procurati degli aghi-cannula e dei butterfly (tranquillo, su internet si trovano facilmente) e mettine uno in tasca. **Toccali**, *maneggiandoli con delicatezza*. Prenditi del tempo per familiarizzare con l'oggetto. Ogni tanto, fingi di fare un prelievo... magari su un'arancia (ricordi?)! «Buongiorno signor arancia, oggi controlliamo l'emocromo».

É proprio con questi piccoli esercizi, che possono sembrare un po' sciocchi e teatrali, che si affrontano le tue paure e preparandosi per le situazioni reali. Quando ti sentirai pronto, cerca delle **cavie** tra amici o parenti, o persino fai un tentativo su te stesso.

Certo, le fobie non scompaiono con un colpo di bacchetta magica. Ho imparato che non è sempre necessario superarle completamente, ma imparare a **gestirle**. Il **tirocinio** ti offrirà molte opportunità per affrontare le tue paure, un passo alla volta. Ad esempio, se ti senti insicuro di fronte a pazienti critici o situazioni complesse, pianifica un percorso graduale: piccole sfide costanti.

Affrontare l'abisso

Uno dei momenti più difficili della mia carriera è stato quando ho svolto il tirocinio in un **hospice**. Se sei preoccupato di non riuscire a gestire situazioni dolorose, sappi che è normale provare un certo disagio. Anche io mi sentivo insicuro, ma ho scelto di affrontare la situazione. Pensavo: «Se riesco a convivere con queste tragedie familiari, posso davvero proseguire questo percorso senza troppi dubbi». Non è stato facile, eppure, col tempo, ho imparato a guardare nell'abisso senza esserne sopraffatto.

Se ti trovi a vivere esperienze simili, sappi che i **pensieri dolorosi** possono riaffiorare in qualsiasi momento. Non ignorarli: ascoltali, accettali e lavora per distaccarti emotivamente. Un'utile tecnica è separare i pensieri dalle emozioni: **«Io sto provando tristezza»**, non **«Io sono triste»**. Questo distacco può sembrare una piccola cosa, ma ti aiuterà a non farti travolgere.

Gestione dei pensieri

Hai mai avuto paura di non essere all'altezza? Frasi come **«Non ce la farò mai!»** o **«Sono un fallimento!»** non sono nuove per chi affronta un percorso impegnativo come infermieristica. Questi pensieri non devono essere respinti o condannati. **Non sono logici**, ma rappresentano una parte del nostro inconscio che si manifesta nei momenti di fragilità. La chiave sta nel **non farsi sopraffare**.

Quando la mente inizia a far emergere questi pensieri, prova a fare un passo indietro. **Ringrazia la tua mente**, riconosci che sta cercando di **proteggerti**, anche se in modo **disfunzionale**: «Grazie mente! Ma non ho bisogno di questo pensiero, adesso». Il passaggio successivo è semplice ma potente: **etichettare** il pensiero come **"non utile"**.

Non importa se è vero o falso, quello che conta è **se ti aiuta o no in quel preciso momento**. Se non è utile, lascialo andare.

Non siamo i nostri pensieri, e quando impari a distinguere tra il pensiero e te stesso, hai fatto un passo da gigante.

Gestione emotiva

Hai mai sentito parlare di **intelligenza emotiva**? Durante il tirocinio ti renderai conto che non si tratta di **controllo emotivo**, ma piuttosto di **gestione delle emozioni**. È importante riconoscere le proprie emozioni, accettarle, ma anche trovare il modo di non farti trascinare da esse.

Spesso, durante i momenti più difficili, potresti sentirti sopraffatto da immagini o ricordi di situazioni vissute.

A volte, una scena, come quella di un paziente in agonia, può riaffiorare in momenti inaspettati: un giorno, tornando dall'università, ho perso l'autobus. Mentre camminavo verso casa, mi è affiorato in mente un ricordo vivido di un paziente in fase terminale, che urlava di dolore come un neonato. Questi **ricordi dolorosi** impiegano un po' di tempo per essere "digeriti". Nel frattempo, ci sono tecniche per **gestirli**. Alcune ti sembreranno sciocchezze, ma ti assicuro che funzionano.

Un esempio: **prova a immaginare una scena dolorosa come se fosse un film** che stai guardando da una certa distanza. In questo modo, sarai meno coinvolto emotivamente e potrai osservarla con distacco.

Ecco un trucco che usavo in tirocinio: **immaginavo quelle scena come se fossero un video di YouTube**, e poi, nella tua mente, "giocavo" con le sue impostazioni. Riducevo la qualità dell'immagine, velocizzavo la riproduzione. Questa tecnica mi aiutava a distaccarmi dalla carica emotiva di quei momenti.

Incontrerai situazioni che metteranno a dura prova le tue emozioni. **Ferite gravi, lesioni da decubito, pazienti in condizioni critiche**. La prima reazione è spesso di *shock*. Come fare? **Concentrati sulla ferita, non sulla persona**. Inizialmente, potresti sentirti travolto dall'**impressione** che ti suscita, ma con il tempo, l'esperienza rimpiazzerà lo **shock**, e sarai in grado di vedere oltre la ferita, verso la **guarigione**.

«La persona che mi sta davanti ha una lesione enorme, **ma io posso fare qualcosa per aiutarla a guarire**». Questo pensiero ti accompagnerà e ti guiderà nel tuo percorso professionale.

Anche il semplice atto di **scambiarsi esperienze sincere con i colleghi** è terapeutico. A volte, ci si sente inadeguati a parlare di quello che non va, ma ricordati: **nessuno nasce infermiere**. È del tutto normale avere difficoltà all'inizio.

Non aver paura di confrontarti con i tuoi colleghi e compagni di tirocinio. Molti si nascondono dietro il «tutto bene», ma in realtà **non va sempre tutto bene**. Parlarne ci aiuta a prendere coscienza delle nostre emozioni e a fare un passo verso la gestione delle situazioni difficili. Questo non solo ci fa **crescere come professionista**, ma ci permette di **condividere** con altri le **difficoltà** e magari scoprire nuove **soluzioni**, creando una **rete di supporto** essenziale.

E quando affronti una situazione più difficile, come prendere in carico un **paziente complesso**, oppure un **paziente terminale**, ricorda che è normale sentirsi **sopraffatti**. **Infermieristica ti esporrà a realtà dure**, ma proprio attraverso questa esposizione imparerai a gestirle e a non lasciarti sopraffare da esse.

L'esperienza di tirocinio ti metterà alla prova emotivamente, ma sappi che è normale. È un'esperienza che ti farà riflettere profondamente sulla vita, sulla malattia e sulla morte. **Piangere è parte del processo**, ed è una risposta naturale. Liberati delle tensioni accumulate senza reprimere le tue emozioni.

Controllo emotivo

Esploriamo insieme le tecniche che utilizziamo, talvolta in modo involontario:

1. **Evitamento**: allontanarsi da situazioni che provocano emozioni **spiacevoli**.
2. **Distrazione**: creare momenti piacevoli per mascherare le emozioni negative.
3. **Repressione**: tentare di nascondere le emozioni, come se non esistessero.

4. **Discussione**: dialogare con i pensieri generati da emozioni negative, come «Faccio schifo!» o «Non ce la farò mai!».
5. **Imposizione**: tentare di forzare uno stato d'animo diverso.
6. **Stordimento**: usare farmaci, alcol o altre sostanze per non sentire.

Queste tecniche possono sembrare efficaci nel breve termine, ma è importante sapere che hanno dei **limiti**. In contesti **ospedalieri**, avrai bisogno di strategie molto più potenti per affrontare situazioni **critiche**.

Passo fondamentale

Per comprendere come gestire le emozioni, è necessario **scardinare l'impostazione** con cui siamo cresciuti. È comune sentirsi dire frasi come **«Non essere triste»** o **«Sorridi, sempre»**. Queste espressioni possono farci credere che sia possibile allontanare le emozioni negative riempiendo la nostra vita di **positività**. Tuttavia, essere **sempre felici** non è realistico e contrasta con la nostra **natura umana**.

Un obiettivo realistico è diventare una persona **serena** e **stabile**, capace di trasformare le **esperienze difficili** in **opportunità di crescita**.

Accogliere le emozioni

Dopo un'esperienza traumatica, il primo passo è **riconoscere** e **verbalizzare** l'emozione che stiamo provando. Prova a dirti:
- «Io sento **ansia**».
- «Io ho **paura**».

Le nostre emozioni non sono **giuste** o **sbagliate**; non sono qualcosa di cui **vergognarsi**. Però, **interiorizzare** questa **consapevolezza** è un passo importante. Non è la soluzione, ma è uno scalino che ci porta più in alto nella "scala della consapevolezza". Ammetto di provare spesso **vergogna** per quello che provo, e non mostro molto le mie emozioni. Però, imparando a riconoscerle, le ho osservate diventare meno opprimenti e "scivolare via" più rapidamente. É quello che vorrei per te.

Attenzione verso l'esterno

Il passo successivo è spostare **la nostra attenzione** verso l'esterno. Il tuo **mondo interiore** è una **risorsa preziosa**, ma non dimentichiamoci di essere individui radicati in un **tempo** e uno **spazio** specifici. Riconoscere questo ti aiuterà a stabilire un equilibrio: «**Io sono qui, ora, e sto provando questa emozione**».

Da portare con Te

→ **Autoconsapevolezza**: Mantieni sempre un "occhio girato verso l'interno" per monitorare i tuoi limiti e la tua **situazione interiore**.

→ Scegliere un ritmo che ti sia congeniale non equivale a perdere tempo. Non farti pressione inutilmente e non sentirti in colpa per quello che non puoi controllare.

→ Affronta il tirocinio come una gara di resistenza, fissando **obiettivi piccoli ma costanti**. Questo ti aiuterà a procedere senza esaurirti.

→ **Graduale esposizione** a situazioni impressionanti può aiutarti a superare paure e timori legati alla professione.

→ Pratica frasi come «Io non sono triste, io **sto provando** tristezza» per riconoscere e separare le emozioni dalla tua identità.

→ **Tecnica di distacco mentale**: immagina una situazione stressante come un *video di YouTube* per ridurre l'impatto emotivo.

→ **Frasi negative**: Non respingerle, etichettale come "**non utile**" e ringrazia la mente per averle prodotte.

→ **Accettazione delle debolezze**: Paure, timidezza o malessere non ti rendono inadeguato per la professione.
→ Scarica le emozioni in modo sano e non reprimere lo stress accumulato.
→ Non "controllare" le emozioni, ma imparare a **gestirle** con intelligenza emotiva.
→ **Tecniche di controllo emotivo comuni:**
   ◆ **Evitamento**: sottrarsi a situazioni che causano emozioni **spiacevoli**.
   ◆ **Distrazione**: introdurre situazioni piacevoli per mascherare l'emozione negativa.
   ◆ **Repressione**: tentativo di nascondere l'emozione.
   ◆ **Discussione**: dialogare con pensieri negativi (es. «Faccio schifo!»).
   ◆ **Imposizione**: forzare uno stato d'animo diverso.
   ◆ **Stordimento**: uso di farmaci, alcol o sostanze per non sentire.
→ L'idea di essere **sempre felici** è irrealistica; l'obiettivo è essere **sereni** e **stabili**.
→ Riconoscimento: «Io sono qui, ora, e sto provando questa emozione».

Prova a rispondere

★ Quanto conta la mia **velocità di risposta** nelle prime esperienze di tirocinio, e quando è meglio non buttarsi subito?

★ Come posso riconoscere i miei **limiti personali** durante il tirocinio e imparare a rispettarli senza sentirmi in colpa?

★ Come posso evitare di paragonarmi agli altri in modo negativo e invece usare il confronto per migliorare il mio **percorso**?

★ Come posso **pianificare piccoli obiettivi** durante il tirocinio per affrontare la crescita personale in modo costante e sostenibile?

Frequentare Infermieristica ▫ *@ciuffoelinfermieristica*

★ Quali sono i segnali che indicano che non è il momento giusto per buttarmi in una nuova esperienza e come posso ascoltarli senza sentirmi meno capace?
★ **Come riconoscere quando il mio lavoro sta influenzando negativamente il mio stato emotivo?** Quali passi posso fare per prevenire che ciò accada?
★ Quali sono i vantaggi di condividere le mie difficoltà con i compagni di tirocinio e come posso superare la remora di mostrare vulnerabilità?
★ Perché è importante riconoscere che nessuno "nasce infermiere", e come posso bilanciare le aspettative personali con la realtà dell'apprendimento sul campo?
★ Quali **tecniche** posso utilizzare per gestire lo **stress** e l'**ansia** durante il tirocinio?
★ In che modo le mie **emozioni** possono influenzare la mia **performance** come tirocinante?
★ Come posso trasformare le esperienze **negative** in opportunità di **crescita** personale e professionale?
★ Come posso evitare l'**evitamento** di situazioni stressanti in reparto?
★ Come posso **accettare** e **verbalizzare** le mie emozioni senza vergogna?

Pensieri che affiorano dal "pozzo"

Immagina questa scena: torni a casa dopo una lunga giornata di tirocinio. Ti butti sul letto, occhi spalancati, e una domanda ti assale: «Ho somministrato quella pastiglia?!». In quel momento, potresti rispondere: «Sì, mi sembra». Questa auto-risposta è **rassicurante**, ma non ferma il **fiume di pensieri** che ti attraversa la mente. I pensieri intrusivi possono trasformarsi in un dialogo interiore, e noi non siamo al sicuro su una nave, **ma in preda ai flutti**.

Ti propongo un altro approccio. Prova a **prendere il pensiero** e a considerarlo come un oggetto esterno, simile a una provetta sterile per i pensieri. Chiediti: «Questo pensiero è utile?». Ovvero: «É utile domandarmi se ho somministrato o meno la terapia, ora che ho completamente cambiato contesto e ruolo, e non ho alcun modo per verificare di aver compiuto o meno l'azione?» Spesso, la risposta è **no**. È importante valutare i pensieri in base alle **azioni che possiamo intraprendere** nel momento presente. Se stai a letto, **tormentato dai dubbi**, quelle domande non ti offrono alcuna possibilità di azione. E allora, perché darle peso?

Frasi come: «Ho risposto giusto all'esame?», «E se non passo l'anno?», o «Non sono capace» sono come **bolle** che affiorano dal profondo del tuo **pozzo emotivo**. Fanno male e possono portare **ansia** e **tristezza**. Molti di noi subiscono passivamente questi pensieri per tutta la vita, inconsapevoli del loro impatto devastante sul loro **benessere psicologico**.

Affrontare la relazione di aiuto durante il tirocinio **ci richiede un buon approccio nella gestione delle nostre emozioni**. Detta in modo facile: non reprimiamo le emozioni; invece, le **riconosciamo**, le **viviamo**, e le **guardiamo scorrere via**. Detta in modo difficile... mi serve più di una frase, ed è un progetto da porci a lungo termine.

Percorrendo la strada della consapevolezza

«Come si fa?». Ecco alcune strategie.

Immagina un **limone**. Annusa la buccia, poi taglialo in quattro spicchi. Prendi uno spicchio e spremilo in bocca. Senti il succo che stimola le tue papille gustative? La salivazione aumenta, vero? Questo è il potere dell'**immaginazione**. Puoi applicarlo ai tuoi pensieri, usando immagini significative per te. All'inizio richiederà un po' di dedizione, ma con il tempo, la tua mente inizierà a utilizzare queste tecniche in autonomia.

Canta il pensiero

Quando un pensiero negativo emerge, riconoscilo: «Sto pensando di essere un incapace». Ora che lo hai espresso, non è più inciso nella pietra -di una lapide!-, ora è come un pesciolino, che tieni per la coda. Puoi guardarlo criticamente, esterno da te.

Ora, cantalo su una base musicale, come "Tanti auguri a te": «Io sono un incapace, io sono un incapace...». Questo approccio riduce il peso, la serietà, di quel pensiero e ti aiuta a non prenderlo più sul serio.

Posterizza il pensiero

Chiudi gli occhi e immagina il tuo pensiero come un sottotitolo su un poster cinematografico. Dai un titolo ironico al film. Chi sono i protagonisti? Puoi includere anche il tuo gatto, con il titolo: «L'incapace: un film inclusivo. Con la partecipazione del mio gatto, nel ruolo di: "L'unico che mi apprezza"».

Doppia il pensiero

Ripeti il pensiero, imitando voce di **SpongeBob**: «Sono un fallimento!». Se non ti viene bene, prova con un altro personaggio dei cartoni. Crea un vero e proprio repertorio.

Incornicia il pensiero

È naturale sentirsi sopraffatti da pensieri come **«Andrà tutto male»**. Per osservare questo pensiero dall'esterno, prova a scriverlo e associarlo a un'immagine significativa. Puoi anche usare un'illustrazione divertente che ti faccia sorridere. Quando riesci a vedere quel pensiero in modo più leggero, non lo consideri più una minaccia.

Paura di fallire

Il **timore di fallire** può manifestarsi in molti modi: «Fallirò l'esame», «Fallirò all'università», «Fallirò nella vita». Analizzando razionalmente, il pensiero del fallimento può sembrare facile da liquidare. **Fallire** può capitare, e non è la fine del mondo! Tuttavia, il pensiero di «fallire in ogni cosa» è irrealistico.

Impegnandoci, possiamo **trasformare** i fallimenti in **opportunità di crescita**. Riconoscere questo però... non basta. Il "fallimento" riemergerà dal nostro pozzo in momenti di fragilità. Allora, lo tratteremo con una delle tecniche presentate in precedenza. È essenziale capire che i pensieri non sono **verità assolute**. Sono **suoni, storie, parole** che possiamo osservare e decidere come gestire. Ricorda di essere **gentile** con te stesso e di accogliere i tuoi pensieri con **compassione**.

Da portare con Te

- → Valuta se un pensiero è utile: spesso non lo è **se non ci offre possibilità d'azione**.
- → Non reprimere, ma **riconosci** e **vivi** le emozioni.
    - ◆ **Tecnica del limone**: utilizza l'immaginazione per affrontare pensieri negativi.
    - ◆ **Canta la fobia**: trasforma pensieri negativi in canzoni divertenti (es. "Io sono un incapace").
    - ◆ **Posterizza la fobia**: visualizza pensieri negativi come titoli di film ironici.
    - ◆ **Doppia la fobia**: ripeti i pensieri negativi con voci comiche per ridimensionarli.
- → Riconosci che **il fallimento è parte dell'esperienza**; però è irrealistico fallire in ogni aspetto.
- → I pensieri non sono **verità assolute**; possono essere **osservati** e **analizzati**.

Prova a rispondere

- ★ Come posso osservare i miei pensieri dall'esterno per ridurne l'impatto emotivo?
- ★ Quali tecniche pratiche posso adottare per affrontare il timore di fallire, sia negli esami che nella mia carriera professionale?
- ★ In che modo le mie esperienze passate influenzano il modo in cui affronto le nuove sfide in tirocinio?
- ★ Quali sono le tecniche più efficaci per rilassarmi e ridurre lo stress dopo una giornata impegnativa di tirocinio?

Frequentare Infermieristica □ *@ciuffoelinfermieristica*

Fonti:
➢ Harris, R. (2015). *La trappola della felicità.* Vallardi.

---

12 Relazionarsi in tirocinio

Durante il **tirocinio** in ospedale, ti troverai spesso faccia a faccia con la sofferenza, sia fisica che emotiva. Pazienti **ansiosi**, **demoralizzati** o persino **rabbiosi** scandiranno le tue giornate. Queste emozioni possono essere contagiose e rallentare la guarigione, quasi come se fossero una **malattia a sé**. Ed è qui che tu, futuro infermiere, puoi fare la differenza.

Ma come si può parlare con una persona che soffre? Come si può **consolarla** senza essere sopraffatti dalla disperazione altrui? In questo capitolo ti guiderò attraverso tecniche pratiche che ho ricercato ed appreso, che ti aiuteranno ad abbracciare la sofferenza degli altri **senza lasciarti travolgere**. E preparati, perché il piatto è abbondante: più che obiettivi per la laurea, in questa sezione ho radunato **obiettivi per la carriera**.

Creatività ed empatia

Nella relazione con i pazienti, **empatia** e **creatività** sono concetti che imparerai a conoscere intimamente. L'**empatia** ci permette di captare le emozioni degli altri, ma non basta solo percepirle: comprenderne i meccanismi, come le **cause scatenati** e **fattori** che possono **alleviare**. Non abbiamo **ricette preconfezionate** che vadano bene per tutti. Ogni utente è unico, con bisogni differenti, e il nostro compito è quello di comprendere **di cosa hanno realmente bisogno** e se la soddisfazione di quella necessità è in linea con gli obiettivi terapeutici: **come poterlo** soddisfare. Per questo, necessiteremo la **creatività**. Ho cercato estensivamente, credimi, e con frustrazione sono arrivato alla conclusione che **non esistono regole universali**. La letteratura ci offre **scale, parametri, linee guida**, ma nessuna **soluzione rapida** e **immediata**. Ho scoperto degli **strumenti** che possiamo affinare nel tempo, e te li presenterò. Nel frattempo, è emersa una consapevolezza importante: ogni persona ha una sorta di **porticina** interiore, e sta a noi trovare, con la creatività, la **chiave** per aprirla.

Potere dell'ascolto

Non è difficile trovare quella **chiave**. Se partiamo col presupposto che **ogni utente vuole stare bene** -a discapito di cosa comunichi-, sono loro stessi a comunicarci (non sempre esplicitamente) le loro necessità, e quindi a fornirci la chiave per aprire la porta attraverso cui stabilire un **canale di comunicazione**. Ma lo faranno solo se vedono in noi persone di cui si possono fidare. Il primo passo, per ottenere questo, per quanto banale suoni, è **ascoltare** e **dedicare** del tempo al paziente. In un mondo ospedaliero frenetico, dove tutto corre veloce, il **tempo è un lusso**. Se noi riusciamo a far passare **implicitamente** il messaggio **"Ho molte cose da fare, però scelgo di fermarmi un poco con te"**, nella maggior parte dei casi -che ho incontrato-, avremo fissato il primo fondamentale passo per stabilire l'agognato rapporto di **fiducia**.

Non tutti sono disposti a fermarsi e ascoltare! Questo richiede **volontà** e, soprattutto, che **ci importi davvero delle persone che abbiamo in cura. Ed è qui che trovo la vera sfida, ma anche la vera soddisfazione.**

Primario-Utente

Ti racconto una storia. Un giorno, nei panni di tirocinante, mi è stato assegnato un **paziente anziano** che si comportava come un infante in tutto e per tutto. Ogni notte cercava disperatamente di buttarsi giù dal letto, inarcando il corpo sopra le **spondine**. Una notte, ci è riuscito pure! Era un paziente ostinato: rifiutava la terapia, dormiva tutto il giorno e cantava di notte. I **mezzi di contenzione**? Sfilava, strappava, sgusciava: inutili.

Stranamente, l'unica **autorità** che rispettava ero **io**. Quando c'era un problema, mi chiamavano: entravo in stanza, lo fissavo con uno **sguardo severo** e gli **raccomandavo di comportarsi bene**. E lui rispondeva sempre: «**Va bene, dottore**».

Per ottenere la sua **compliance**, dovevo interpretare il ruolo di una figura autoritaria che lui, nella sua demenza, mi aveva assegnato.

La vera sorpresa arrivò quando parlai con i familiari: scoprii che quel paziente era stato... un **primario di pediatria**! Aveva passato la sua carriera a prendersi cura dei bambini, e forse per questo vedeva in me un'autorità medica, un riflesso della sua vita passata.

Da portare con Te

- → Le emozioni negative sono contagiose e possono rallentare la **guarigione**.
- → **Curare le emozioni** è spesso trascurato a causa del poco tempo a disposizione in ospedale.
- → Ogni paziente ha una "**porticina**" che può essere aperta attraverso l'**ascolto** e il tempo dedicato.
- → La **compliance** del paziente può dipendere dal ruolo che tu interpreti nella relazione di cura.

Prova a rispondere

- ★ Quando dovrei intervenire nel supportare emotivamente un paziente e quando invece sarebbe meglio lasciare spazio ad altri professionisti?
- ★ Come posso sviluppare la mia **creatività** nel rispondere ai bisogni emotivi dei pazienti in modo efficace?

★ Come posso conciliare la necessità di seguire le linee guida e i protocolli con la flessibilità necessaria per rispondere alle esigenze uniche di ciascun paziente?

★ In che modo posso lavorare su me stesso per mantenere viva la **volontà** di occuparmi delle persone anche quando le condizioni lavorative sono stressanti o difficili?

Infermieri in burnout

Sin dai **primi tirocini**, ti potrebbe capitare di sentire frasi come: **«Questa professione non ha futuro, è un lavoro faticoso senza riconoscimenti»**. Altro esempio: molto frequentemente, sentirai un infermiere **lamentarsi** di un collega, di Oss, o Medico, o del Coordinatore. Questo non dovrebbe succedere mai: è normale che esistano conflitti nell'ambiente di lavoro, ma dovrebbero essere sempre **risolti tra i diretti interessati. Parlare per dietro** non fa altro che alimentare un **clima velenoso** per tutti quelli che lo abitano, **compresi i tirocinanti**.

È importante che tu, da studente, impari subito a leggere oltre le parole. Spesso, dietro a queste espressioni si nascondono sentimenti di **frustrazione** e *burnout*. Il loro messaggio nascosto potrebbe essere: **«Ci sentiamo intrappolati e demoralizzati»**.

Sfogare la **frustrazione lamentandosi del capro espiatorio** di turno è un meccanismo di *coping* inefficace: **offre immediato sollievo all'emozione contingente,** ma **non risolve il reale problema.** Invece, contribuisce all'idea che tutti si debbano "guardare le spalle", nel timore che qualcuno possa "bisbigliare" sul loro operato.

Un giorno qualcuno dirà qualcosa di negativo su di te, e questa è una certezza. La vera domanda è: perchè dovrebbe importarti? Non biasimare le persone che perpetuano questo atteggiamento: **prova pena per loro.** Alimentano inconsapevolmente la brace delle loro sofferenze, mantenendosi nello stato di perpetua insoddisfazione che è alla base della loro stessa sofferenza.

Cosa fare allora? Non lasciamoci scoraggiare. Piuttosto, chiediamoci: "Come posso approcciare questa situazione in modo positivo?" Rappresentando il **futuro della professione**, possiamo essere una **forza di cambiamento**.

L'esperienza di L

"Ho avuto un parente che ha dovuto trascorrere alcune settimane in ospedale, si è lamentato per la maleducazione e poca sensibilità degli operatori. Questo parente è un po' obeso e una volta, con me presente, un infermiere gli fa: "Un altro poco e scassate la tazza del WC"."

Il nostro impegno conta

Durante il tirocinio, vedrai diverse dinamiche tra i colleghi. Alcuni potrebbero avere un **atteggiamento negativo**, altri potrebbero sembrare **distaccati**. Questo non significa che la **professione infermieristica** non abbia **valore** o **futuro**. È un invito a riflettere sul **nostro approccio**. Se incontri difficoltà, ricorda: non è una **sconfitta**, ma un'**opportunità per crescere**. Invece di lamentarci, pensiamo a cosa possiamo fare per **migliorare la situazione**.

È troppo facile dire: «**Non è il mio lavoro**». Ma la realtà è che, se vi colpisce, diventa **automaticamente anche un po' il nostro lavoro**. Se qualcosa non funziona nel reparto, o nell'approccio dei neo-assunti, invece di **abbandonare** o **lamentarci**, chiediamoci: cosa posso fare per **costruire** qualcosa di migliore?

L'esperienza di L

"Un Amico in ansia perchè prossimo ad un intervento serio si è sentito rispondere da un infermiere: "Ma fatevi una risata che qui siamo tutti esauriti!"

Usiamo l'energia che potrebbe venirci spontaneo dedicare alle critiche per fare **un passo avanti**. Possiamo scegliere di **contribuire in modo attivo, migliorando** il **nostro ambiente** e anche il **nostro umore**. Anche le piccole azioni possono avere un **impatto positivo**. Forse possiamo collaborare **scrivendo linee guida**, o proporre un metodo per **migliorare la comunicazione**. Lo so, come studenti le possibilità di azione sono radicalmente limitate. Ma questo è un *mindset* da costruirsi subito, perché tornerà utile nella carriera.

Formazione continua

La **formazione continua** è un pilastro della nostra professione. Sì, è vero, il sistema attuale degli **ECM**[54] ha delle imperfezioni e a volte può sembrare inutile. Ma invece di chiuderci nel **«fa tutto schifo»**, teniamo gli occhi aperti: ci sono **movimenti in atto** per **migliorarlo**. Molti professionisti **appassionati** stanno lavorando per apportare **cambiamenti concreti**. Possiamo tutti decidere di farne parte.

Dedico molto del mio tempo libero a ricercare e dare voce a queste iniziative sui miei *social*, e posso garantirti che ci sono **opportunità** per tutti. Il cambiamento non sarà immediato, ma è reale. Abbiamo la possibilità di **partecipare a questa evoluzione**, di contribuire con le nostre idee e la nostra passione.

Immagina che il miglioramento della nostra professione sia come un grande barbecue: la **carne al fuoco** c'è, e il pasto è aperto a chiunque voglia partecipare. Sta a noi decidere se vogliamo un piatto. **Non restiamo chiusi nel bozzolo del disincanto!** É un ristoro pieno di spine.

Scegliamo invece di **investire nella nostra crescita** e nella nostra professione. **Infermieristica** è una strada piena di sfide, ma anche di grandi soddisfazioni, se siamo pronti ad abbracciarle.

Da portare con Te

→ Evita di assorbire negatività: **usa il tempo** ed energia per migliorare le situazioni in cui vivi e il tuo benessere.
→ Cerca soluzioni: «Se è un tuo problema, è un tuo lavoro».

---

[54]Educazione Continua in Medicina.

→ Grandi cambiamenti in atto: puoi scegliere di **farne parte** o restare in disparte.

Prova a rispondere

★ Come posso **gestire le critiche** negative che ricevo durante i **tirocini** senza farmi scoraggiare?
★ In che modo posso **differenziare** tra il **burnout** degli altri e i reali problemi della professione?
★ Quali **strategie posso adottare** per non assorbire la negatività?
★ Come posso **migliorare** il reparto e il mio benessere, invece di lamentarmi delle difficoltà?
★ Come posso rendere gli ECM un'opportunità di crescita personale e professionale?
★ Come posso **contribuire attivamente** al cambiamento del sistema infermieristico, invece di restare un semplice osservatore?

Depressione

Nessuno dovrebbe affrontare la sofferenza umana senza un'adeguata preparazione. Anche per questo, le professioni sanitarie sono spesso definite "logoranti". Eppure, proprio noi, che abbiamo scelto di frequentare **infermieristica**, abbiamo una missione speciale: fornire una relazione d'aiuto che possa fare la differenza. Nel corso del **tirocinio**, ti troverai a confrontarti con pazienti che attraversano momenti di profonda tristezza.
Ma non temere. Esistono dei veri e propri **strumenti** che puoi imparare a utilizzare per alleviare il loro dolore. Qui, ti insegno come fare.

Favola clinica: Daria

Immagina Daria, una donna che si sente **demoralizzata**. Ha perso il controllo della sua vita, si sente incapace di affrontare ciò che le sta accadendo. Le sue preoccupazioni sono come **ombre enormi all'orizzonte**: **insormontabili, insostenibili, inaccettabili**. Come possiamo aiutarla? Iniziamo agendo su tre aspetti fondamentali:

1. **Aumentare la sua autostima.**
2. **Migliorare il suo umore.**
3. **Promuovere azioni efficaci.**

Aumentare l'autostima

La prima cosa da fare è riconoscere lo stato emotivo di Daria e bilanciarlo con un suo **punto di forza**. «**È normale sentirsi giù di morale, però sta dimostrando un grande coraggio accettando di curarsi**» Questo semplice atto di riconoscere il suo stato emotivo permette a Daria di **distanziare** sé stessa dalla tristezza. Lei **prova** tristezza, ma **non** è la tristezza.

Un complimento sincero, se accettato, può fare molto per aumentare la sua **autostima**. E più Daria si sente **apprezzata**, più sarà in grado di affrontare le sue sfide.

Migliorare l'umore

Daria, come ciascuno di noi, è la protagonista della propria vita. Anche se non possiamo prendere decisioni per lei, possiamo rendere i suoi passi più **leggeri**.

Da portare con Te

- **Promuovi l'esposizione alla luce naturale**: Aiuta Daria a stare vicino a una finestra, a uscire in giardino, se possibile.
- **Introduci novità**: Anche piccole cose nella sua routine possono dare una spinta al suo umore.

- **Incoraggiala a muoversi**: Ogni giorno, anche se è difficile, aiutala ad alzarsi, vestirsi e mantenere un po' di autonomia.

Un altro modo per migliorare il suo umore è incoraggiare l'**espressione della sua individualità**. Coinvolgi i familiari: foto, oggetti cari, vestiti da casa. Tutto questo può contribuire a farla sentire più se stessa, anche in un ambiente clinico.

Promuovere azioni efficaci

Daria ha davanti a sé un percorso. Ma non inizierà mai a intraprenderlo se **non si sente capace**. Ecco dove entra in gioco la nostra **fiducia**: dobbiamo dimostrare a Daria che crediamo nelle sue **capacità**, così che lei possa fare lo stesso.

Coltivare il senso di autoefficacia

Un esempio pratico? Durante la somministrazione della terapia, facciamole delle **domande mirate** per verificare la sua comprensione. Poi spieghiamole in modo semplice la funzione di ogni farmaco. Lasciamole infine prendere le pastiglie da sola. Piccoli gesti di autonomia che rafforzano il suo senso di **controllo**. Un altro trucco? Facciamola decidere la sede della prossima **iniezione sottocutanea**. Anche questo piccolo atto di scelta può aiutarla a sentirsi più **responsabile** del proprio corpo.

Creare una relazione d'aiuto

Quando Daria sarà pronta a parlare, noi saremo lì per lei. La relazione d'aiuto si basa sull'**ascolto attivo** e sulla capacità di classificare insieme a lei i suoi problemi. Aiutiamola a distinguere tra:
- **Cose da risolvere ora.**
- **Cose che richiedono tempo.**
- **Cose che non si possono cambiare.**

Questa classificazione non solo la aiuterà a dare ordine ai suoi pensieri, ma le permetterà di stabilire **obiettivi** e **tempi realistici**.

Da portare con Te

- Mantieni il **contatto visivo**: questo trasmette fiducia e attenzione.
- Se il discorso è un po' **confuso**, chiedi maggiori informazioni con domande mirate.
- **Incoraggiala a piangere**: il pianto può essere liberatorio.

E ricorda: **non sminuire** mai le sue emozioni. Non dobbiamo mai mostrare **imbarazzo** o **disagio** nel rapportarci alla sua sofferenza.

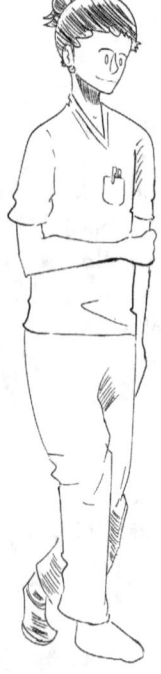

Smascherare l'emozione

Siamo cresciuti in una società in cui l'emotività è vista da molti come un segno di debolezza. Vittime di questo insegnamento velenoso sono spesso gli uomini. Ti capiterà di interagire con utenti su cui percepisci una grande disperazione mascherata da un facciata di giovialità. Per abbattere la facciata, un trucco che spesso funziona è semplicemente complimentarsi per lo stato d'animo dimostrato, mettendo quindi l'utente di fronte al proprio atteggiamento.

«Posso darti del tu? Ne hai passate davvero tante, eppure ti vedo di ottimo umore. Devi proprio essere fatto di ferro».

Se l'utente, dopo questa frase, **rinnega la propria maschera**, può avere inizio il processo di guarigione.

Consolare una persona disorientata

E se Daria fosse **disorientata** o in uno **stadio avanzato** di **demenza**? Anche in quel caso, possiamo comunicare con lei attraverso gesti semplici e parole confortanti. Non importa che queste parole abbiano un significato logico: l'utente non sarebbe comunque in grado di comprenderlo. Con un tono dolce, sussurra all'orecchio: «Sei brava», «Sei buona», «Non sei sola», «Ti aiuto», «Casa», «Mamma», «Papà», «Risolviamo tutto insieme», etc. ...

Un altro piccolo trucco? Prendi la sua testa tra le mani e sostieni il suo collo: questo gesto rievoca dall'infanzia sensazioni di **protezione** e **sicurezza**, offrendo *comfort*.

Da portare con Te

- Usa sempre un **tono calmo** e rassicurante.
- Comunica con il corpo: a volte, un tocco delicato e più efficace delle parole.

In questo capitolo abbiamo esplorato strategie preziose per **relazionarsi con pazienti tristi** e dare loro il supporto di cui hanno bisogno. E tu, come ti preparerai ad affrontare queste situazioni? Nel prossimo capitolo scopriremo altri **trucchi fondamentali** per gestire pazienti in **condizioni emotive delicate**.

Fonti:
➢ Carpenito, L. J. (2020). *Manuale delle diagnosi infermieristiche* (16a ed.). Casa Editrice Ambrosiana.

Da portare con Te

→ **Riconosci lo stato emotivo** dell'utente, legittima l'emozione e bilancialo con un complimento per aumentare l'**autostima**.
→ Riconosci che l'utente **prova l'emozione**, ma non è definito da essa.

→ **Migliora l'umore** dell'utente promuovendo l'esposizione alla **luce naturale** e introducendo novità nella sua routine.
→ **Incoraggia l'individualità**: coinvolgi i familiari e portare oggetti personali che possano confortare il paziente.
→ Stimola il **senso di auto-efficacia**: lascia che l'utente gestisca piccole responsabilità, come la scelta della sede per le iniezioni.
→ Coltiva un **locus of control interno**: aiuta l'utente a prendere decisioni, facendolo sentire in controllo della propria vita.
→ Stabilisci una **relazione d'aiuto**: permetti all'utente di condividere pensieri e emozioni.
→ Mantieni il **contatto visivo** e incoraggia il paziente a esprimere i suoi sentimenti, anche con le lacrime.
→ Riduci gli **stressor** stimolando l'utente a perseguire i *hobby* e attività piacevoli anche durante il ricovero.
→ Con persone **disorientate** o con **demenza**, usa un tono confortante e gesti delicati per offrire rassicurazione.

Prova a rispondere

★ Quali **strategie pratiche** posso usare per migliorare l'umore di un paziente demoralizzato durante il ricovero?
★ In che modo posso favorire l'**espressione dell'individualità** di un paziente all'interno di un ambiente ospedaliero?
★ Quali tecniche posso usare per aiutare un paziente a **stabilire obiettivi realistici**?
★ Come posso bilanciare il mio **coinvolgimento emotivo** nel supporto di un paziente senza farmi sopraffare dalla situazione?

Rabbia

Immagina questa scena: sei in **tirocinio** e ti trovi di fronte a Carla, una paziente che sembra infuriata con il mondo intero. Ha appena urlato contro il **medico**, e tu, come studente, **sei il bersaglio più facile**. Nessuno si aspetta che **tu possa risponderle a tono**, giusto? Ma ora Carla **si sente in colpa**, un'emozione che non tarderà a trasformarsi nuovamente in rabbia.
Carla è **intrappolata in un ciclo**: si reprime, ingoia la rabbia, e poi **esplode di nuovo**. Questo ciclo può sembrare impossibile da spezzare, ma c'è un trucco per riuscirci: aiutare Carla a **tenere aperto il vaso** delle sue emozioni. Impariamo come fare in modo che **Carla non si reprima**, ma che **esprima la sua rabbia** in maniera più **sana**.

Convalida l'emozione, non la manifestazione

Il primo passo per gestire la situazione è **convalidare** la sua emozione. Ecco come puoi farlo: **usa domande mirate** per aiutarla ad esprimere quello che prova davvero. Ad esempio, puoi dire: «**Signora Carla, lei ha tutto il diritto di essere arrabbiata. Anch'io lo sarei**». Questa frase **legittima** la sua rabbia. Poi, e qui sta il trucco, bisogna delineare i limiti: «**Però, urlando, non riuscirà a ottenere nulla**». In questo modo, Carla capirà che può essere arrabbiata, ma che l'espressione **violenta** della rabbia non è accettabile. **Sfogarsi** è importante, ma **deve avvenire nel rispetto delle regole sociali**.

Il potere del "Tu, Qui e Ora"

Quando una persona è travolta dalla rabbia, può sentirsi **disconnessa dal presente**. Ecco un altro strumento fondamentale da aggiungere al tuo *kit*: chiamare Carla **per nome** e **ricordarle dov'è**. Questa tecnica, semplice ma efficace, riporta la persona nel **qui e ora**, aiutandola a ristabilire un contatto con la realtà: **«Signora Carla, ha ragione ad essere arrabbiata, ma qui in ospedale le cose funzionano così»**. La chiave è usare frasi chiare e dirette, **evitando negazioni** e, soprattutto, i *cliché*.

Evita espressioni come:
- «Non deve urlare!»
- «Ma non faccia così!»
- «Stia calma!»
- «C'è gente che sta peggio di lei!»

Queste frasi, spesso usate in maniera automatica, non fanno altro che **alimentare la sua collera**. Non cadere nella trappola!

Evita l'escalation

Ci sono momenti in cui la rabbia può esplodere in **offese personali**, o peggio, **violenza fisica**. In queste situazioni, il tuo obiettivo è mantenere il controllo e non rispondere **né verbalmente** né con il **linguaggio del corpo**. Mostra che le offese non ti influenzano: Carla deve capire che, se si esprime in quel modo, non otterrà niente di buono. Al primo **contatto fisico violento**, fai riferimento al **protocollo dedicato alle violenze**, che dev'essere presente nella struttura in cui fai tirocinio.

Da portare con Te

- **Poni domande incalzanti** per far emergere l'emozione.
- **Convalida** l'emozione, non l'esplosione.
- **Usa il tu, qui e ora** per riportare il paziente alla realtà.
- Non rispondere alle offese.
- Non usare *cliché* come «stai calma» o «c'è chi sta peggio».

Le persone arrabbiate **non sono il nemico**; sono solo persone che hanno perso il controllo. Il nostro compito è aiutare a **ritrovarlo**. Svolgere la nostra professione significa anche questo: affinare gli strumenti per costruire una **relazione d'aiuto** efficace, anche nei momenti più **tesi**.

Fonti:
> Carpenito, L. J. (2020). *Manuale delle diagnosi infermieristiche* (16a ed.). Casa Editrice Ambrosiana.

Da portare con Te

→ Molte **manifestazioni** della **rabbia** sono considerate socialmente non accettabili. Questo porta molti a reprimerla, fino a culminare in una **violenta esplosione**.

→ Stimola l'utente a esprimere i suoi sentimenti. Es.: «Signora, ha diritto di essere arrabbiata. Anch'io lo sarei».

→ **Poni limiti**: «Urlando non otterrà nulla».

→ **Qui e Ora**: usa il nome e il contesto.

→ **Evita negazioni e** *cliché*:
  ◆ «Non deve urlare!»
  ◆ «Ma non faccia così!»
  ◆ «Stia calma!»
  ◆ «C'è gente che sta peggio di lei!»

→ **Evita l'Escalation**: non rispondere alle offese verbalmente o con il linguaggio del corpo.

Prova a rispondere

★ Quali sono **i miei limiti** quando interagisco con utenti arrabbiati?

★ Quali **suggerimenti** posso trarre dalle mie esperienze con pazienti arrabbiati per migliorare **le mie competenze nel futuro**?

Ansia

Immagina di trovarti in una stanza tranquilla. È notte fonda, ma non riesci a chiudere occhio. I pensieri girano impazziti come se fossero intrappolati un **labirinto senza uscita**. Questo è ciò che succede ad Andrea, il protagonista della "favola clinica" che ti presento ora.

Andrea non ha paura di qualcosa di specifico, ma è sopraffatto da un'**ansia** che **non riesce a spiegarsi**. Ogni **strada che percorre** lo riporta al **punto di partenza**, senza soluzioni all'orizzonte.

Questo esempio ti suona familiare? Come studenti (o futuri studenti) di infermieristica, incontrerai spesso persone come Andrea, che non sanno come affrontare questa spirale di **ansia** e **insicurezza**. Ma non preoccuparti: insieme, **scopriamo gli strumenti giusti per aiutarli**.

Che cos'è l'ansia?

Ansia. È una parola che sentiamo spesso, ma cosa significa davvero? L'ansia è una risposta del nostro **sistema nervoso autonomo** a stimoli esterni che percepiamo come **minacce, anche se non lo sono davvero**. Sentirsi ansiosi in certe situazioni è **normale**. Ma quando l'ansia diventa un **compagno costante**, può trasformarsi in una **malattia**.

Entrando nella stanza di un utente come Andrea, ti accorgi subito della sua inquietudine. Quando varchi la soglia, lui sobbalza e chiede: «Che cosa c'è? Che cosa volete farmi?»

Potere del silenzio

Uno dei segreti per aiutare una persona in preda all'ansia è imparare a **comunicare attraverso il silenzio**. Quando Andrea è sopraffatto dalla sua paura, non è detto essa sfoci in **logorrea**[55] e **ipercinesi**[56]. Anzi: sarebbe preferibile, perchè **efficaci tecniche di sfogo**.

É più probabile che il nostro utente sia **fermo e zitto**,

---

[55]Eccessivo e incontrollato flusso di parole, spesso con discorsi prolissi e ripetitivi. La parlata è continua e compulsiva, talvolta priva di logica.
[56]Aumento anomalo e involontario dell'attività motoria, caratterizzato da movimenti eccessivi, rapidi e spesso incontrollati.

imbottigliato, congelato, pietrificato. In quel contesto, potresti sentirti tentato di riempire lo spazio con parole **rassicuranti**. Questo però sarebbe inefficace: non abbiamo di fronte una persona pronta ad accogliere le nostre parole, e queste cadrebbero nel vuoto. Dobbiamo favorire un'**apertura**.

Un modo **potente** per incoraggiare il paziente ad aprirsi è metterti in posizione di totale ascolto: braccia aperte, gambe divaricate, manteniamo il contatto visivo portando i nostri occhi alla stessa altezza dell'utente. Chiediamo semplicemente: «Che cosa succede?» e poi... stiamo zitti.

Questo approccio funziona grazie a una reazione automatica: il **silenzio** è spesso percepito come **"socialmente inaccettabile"**, ovvero **"qualcosa che dev'essere assolutamente riempito"**. Andrea, nel tentativo di coprire quel vuoto, inizierà a parlare con l'unica cosa che gli riempie la mente: i suoi pensieri, le sue preoccupazioni. E in quel momento, abbiamo creato uno spazio sicuro per lui.

Respirazione controllata

A volte, tutto ciò che serve per calmare l'ansia di un paziente è una **semplice spiegazione di quello che sta per succedere**. Ma ci sono casi in cui l'ansia richiede uno strumento più esplicito. La **respirazione controllata diaframmatica** è una tecnica semplice e potente che puoi insegnare ai pazienti. Spieghiamo il concetto ad Andrea, mostrandogli come inspirare lentamente e profondamente, usando il diaframma.

Se sei riuscito a costruire un **rapporto di fiducia**, noterai che Andrea tenderà a imitare il tuo respiro. Respirate insieme, lentamente. Osserva come il suo corpo si rilassa e la sua mente inizia a distendersi.

Quando l'ansia diventa implacabile

Nonostante tutti i nostri sforzi, ci sono momenti in cui l'ansia di Andrea può diventare una **bufera implacabile**, difficile da gestire con i soli strumenti non farmacologici. In questi casi, non esitare a coinvolgere il medico: il benessere del paziente è la nostra priorità, e talvolta è necessario ricorrere a trattamenti specifici per calmare la tempesta.

Fonti:
> Carpenito, L. J. (2020). *Manuale delle diagnosi infermieristiche* (16a ed.). Casa Editrice Ambrosiana.

Esistono molti preconcetti riguardo le **benzodiazepine** (classe farmacologica più usata in questi ambiti): dipendenza, effetti collaterali permanenti, ...
In realtà, possono diventare un **prezioso alleato** per l'utente che attraversa un periodo di crisi, "**smussando**" le **emozioni forti**, e rendendo **meno determinanti** i traumi del percorso.

Da portare con Te

- È normale provare **ansia**, ma quando diventa persistente e prolungata, può trasformarsi in una **malattia**.
- Per superare le resistenze di un paziente ansioso, mantieni il **contatto visivo**, poniti in ascolto e chiedi: «Che cosa succede?».
- Molto spesso, per ridurre l'ansia, basta fornire **spiegazioni chiare** su procedure e terapie.
- La **respirazione controllata diaframmatica** può essere un'ottima tecnica per calmare il paziente: insegnala e pratica insieme a lui.
- Se l'ansia diventa troppo intensa da gestire, coinvolgi il **medico** per un supporto più specifico.

Prova a rispondere

★ Come posso migliorare la mia capacità di spiegare il percorso di cura in modo che riducano l'ansia del paziente?

★ Come posso gestire la mia stessa ansia o insicurezza quando sono a contatto con pazienti ansiosi?

L'esperienza di G

"*Non nascondo di essermi sentita inadeguata nel dare consigli e un po' di conforto per far risalire il morale ad una persona di 70 anni.*

Frequentare Infermieristica □ @ciuffoelinfermieristica

Perché non è come quando parli ad un amico che conosci da molto tempo. Con un pochino in più di esperienza e pratica si impara anche questo. Certo, ce n'è ancora di strada da fare per arrivare ad essere professionisti a tutto tondo, ma tutti iniziamo da zero e bisogna essere orgogliosi delle piccole conquiste fatte."

I **reparti** sono pieni di persone che vivono emozioni intense e difficili: **rabbia, ansia, angoscia,** fino a forme di **depressione patologica**. Ognuno di loro porta con sé una storia unica, e ciascuna richiede un approccio diverso. Come studenti di infermieristica, è essenziale capire che dietro ogni sintomo fisico c'è un mondo interiore altrettanto complesso.

Le tecniche che ti propongo sono solo l'inizio: sta a te trovare il modo di farle fiorire. Questo è il tuo potenziale, il tuo **potere** come futuro infermiere. Il percorso non è solo tecnico: riguarda anche il nostro modo di **importarci delle persone.**

Durante il tuo percorso, dovrai imparare a somministrare farmaci come **diuretici, insulina sottocute,** o a **fare prelievi**. Queste sono competenze fondamentali, certo. Ma c'è qualcosa che ritengo altrettanto importante, che va al di là delle procedure: prenderci cura dello **stato d'animo**. La capacità di alleviare le sofferenze emotive può trasformare l'esperienza dell'ospedalizzazione e, talvolta, i nostri interventi potrebbero rivelarsi più efficaci di qualsiasi trattamento farmacologico. **Possiamo essere noi stessi una cura**, non solo coloro che somministrano le cure.

"Utenti difficili"

Ti sarà capitato, durante il passaggio delle consegne, di sentir nominare termini come **"Potus"**, **"morbo di Gluk"**, o anche espressioni come **"tossichello"**, **"psycho"**, **"tentamen"**. Questi non sono solo termini clinici, ma **codici** che riflettono un **linguaggio informale** tra infermieri, spesso associati a pazienti con **condizioni psichiatriche** o problemi di **dipendenza**.

Ma cosa significano davvero? La prima volta che li sentirai, potrebbero sembrarti parole strane o addirittura offensive. E in un certo senso lo sono. **Potus**, per esempio, è un modo informale di riferirsi a una **persona affetta da alcolismo**, e purtroppo, come gli altri termini, porta con sé un bagaglio di **stigmi** e **pregiudizi** che influiscono sul modo in cui ci relazioniamo con questi utenti.

Se scegli di avvicinarti a un utente etichettato come **"difficile"**, potresti scoprire che, con un approccio umano e rispettoso, la relazione non è per niente... "difficile".

Spesso gli utenti alcolisti, tossicodipendenti o psichiatrici sono visti come "scomodi" o addirittura "pericolosi". Invece di allontanarvi, provimo ad avvicinarci con **gentilezza**.

Nella maggior parte dei casi che ho incontrato, quella è bastata a creare un relazione terapeutica efficace, trasformando per esempio un utente che **rifiuta la terapia** in uno che **collabora attivamente**. In quei casi, era come il gioco del **"poliziotto buono e quello cattivo"**: se tra tutto il personale sanitario siamo gli unici a trattare l'utente con rispetto, è naturale che egli preferisca interagire con noi.

Certo: **non è lo scenario ideale**. Però, preferisco presentarti la realtà che più probabilmente incontrerai.

Un esempio pratico: se riesci ad instaurare questo rapporto, avrai la garanzia di totale *compliance* per ogni **intervento**: da terapia, parametri, a esami ematici e strumentali. Spesso, con utenti "difficili" con cui siamo riusciti a stabilire una relazione d'aiuto, non servono **tecniche avanzate** di comunicazione: basta **empatia** e **disponibilità**. A quel punto, per noi, non saranno "utenti difficili".

Oltre la degenza

Cosa accade una volta che il paziente è **dimesso**? Qui entra in gioco un altro aspetto fondamentale del nostro lavoro. Possiamo suggerire risorse che vadano **oltre la degenza ospedaliera**. Per esempio, se l'utente ha **familiari** o **amici** che lo visitano, **possiamo** parlare loro di **Al-Anon**, un gruppo di supporto simile ad Alcolisti Anonimi, ma dedicato ai familiari di **persone affette da alcolismo**. Gruppi simili esistono per ogni tipo di dipendenza. Queste associazioni aiutano i familiari a capire come supportare il loro caro, anche se quest'ultimo **non riconosce ancora il problema**. È un passo importante verso una **riabilitazione completa**, perché la guarigione da una dipendenza passa anche attraverso il supporto della **rete familiare**.

Cosa puoi fare tu come tirocinante? **Tanto**. Puoi **rompere il pregiudizio**, approcciarti con **gentilezza** e suggerire risorse che possano aiutare non solo l'utente, ma anche la famiglia.

Pronto a fare la differenza? La prossima volta che sentirai termini stigmatizzanti, ricorda che dietro quei codici c'è una persona che ha bisogno di essere **vista**, **ascoltata** e **trattata con umanità**.

Fonti:
- Alcolisti Anonimi. (n.d.). *Alcolisti anonimi*. Alcolisti Anonimi Italia. https://www.alcolistianonimi.it/
- Familiari di Alcolisti Anonimi. (n.d.). *Al-Anon Family Groups*. Al-Anon Italia. https://www.al-anon.it/
- Tossicodipendenti Anonimi. (n.d.). *Tossicodipendenti Anonimi*. T.A. Italia. https://www.tossicodipendentianonimi.it/

Da portare con Te

→ **Termini in codice** come "Potus", "morbo di Gluk", "tossichello", "psycho", "tentamen" sono spesso usati in ambito sanitario per riferirsi a pazienti con condizioni psichiatriche o di dipendenza.

→ L'uso di questi codici alimenta lo **stigma** nei confronti dei pazienti con dipendenze o disturbi psichiatrici.

→ La **dipendenza** è una malattia, non una colpa, e richiede un approccio empatico e non giudicante.

→ Gli **atteggiamenti negativi** del personale sanitario spesso influenzano il comportamento dell'utente, creando un **circolo vizioso**.

→ Coinvolgere la famiglia del paziente è fondamentale: gruppi di supporto sono un **valido aiuto**. La partecipazione ad **Al-Anon** o gruppi simili è gratuita e senza impegno, e può aiutare i familiari a comprendere meglio la situazione e fornire supporto.

Prova a rispondere

- ★ **Come posso evitare l'uso di termini stigmatizzanti** come "potus" o "psycho" durante il passaggio delle consegne?
- ★ **Qual è il mio atteggiamento verso i pazienti con dipendenze?** Mi rendo conto di trattarli diversamente rispetto ad altri pazienti?
- ★ **In che modo posso migliorare la mia relazione con i pazienti alcolisti o con dipendenze**, specialmente se mostrano atteggiamenti ostili?
- ★ **Come posso mantenere un approccio professionale** evitando il pregiudizio personale verso pazienti con problemi di dipendenza?

Rispondere a chi chiede consulti medici

Appena si spargerà la voce che vuoi frequentare — o che già **frequenti** — **infermieristica**, preparati: qualcuno verrà da te con una serie di **strani sintomi**, sperando che tu possa fornirgli una **diagnosi** e, magari, una **terapia**. Ma fermiamoci subito: queste sono **prerogative** di un'altra professione. Anche con la laurea in mano, non potremo accontentarli.

Ma c'è qualcosa di molto prezioso che, già come **studente**, **puoi offrire**. Nella maggior parte dei casi, le persone che ti chiedono aiuto non stanno cercando una diagnosi, ma **rassicurazione**. **Ascoltare** e **rassicurare** è un aspetto fondamentale del nostro lavoro. È vero: la "**diagnosi medica**" è prerogativa medica, ma spesso ciò che il paziente (o il familiare) desidera è un po' di **comprensione**. Ti capiterà presto, se non è già accaduto: qualcuno si rivolgerà a te con **preoccupazioni** o **paure** per la propria salute. E tu, come infermiere, puoi rispondere con **empatia** e **supporto**.

Ora, lascia che ti racconti una storia che potrebbe farti sorridere, ma che racchiude una lezione importante.

Ivano

Ivano è un mio caro amico, e qualche giorno fa mi ha chiamato, spaventato: «Ho un **tumore** alla schiena! É un melanoma maligno». Lo aveva scoperto cercando i sintomi su **internet**. **Ansia** e **ipocondria** lo avevano travolto, come spesso capita a molti di noi.
Gli ho detto di stare calmo e di andare dal **medico**. Ma la mia curiosità ha preso il sopravvento, e così gli ho chiesto: «Posso darci un'occhiata?».
Più tardi quel giorno, Ivano è venuto da me. Ha sollevato la maglietta e mi ha mostrato il famoso "melanoma maligno". Cosa ho visto? Beh, aspetta un attimo... prima voglio rispondere a una domanda che forse ti sei già fatto.

Cercare i sintomi su internet: è giusto?

Sicuramente avrai già sentito dire: «**Non cercare i tuoi sintomi su internet! Finirai per convincerti di avere sempre qualche malattia grave**». Te lo confermo: anche io una volta, durante un periodo stressante prima dell'**esame di maturità**, mi ero convinto di avere un'infiammazione al fegato. Ho persino rotto il porcellino dei risparmi per fare un'**ecografia** in privato! Il risultato? Non avevo nulla di quello che avevo trovato su internet. I miei sintomi erano tutti riconducibili allo **stress**... dovuto alla prossimità dell'esame di maturità.
Ma quindi, è davvero sbagliato cercare informazioni online? **No**. Internet è una risorsa indispensabile per farsi una cultura **medica di base**. Ma attenzione! La **medicina** è una scienza complessa: **diagnosticare** correttamente richiede anni di **studio**, **esperienza** e, soprattutto, **esami clinici specifici**. **Nessuna diagnosi può nascere attraverso uno schermo**.
Quando qualcuno ti chiede un consiglio medico, incoraggialo a fare

ricerche: «Vaglia tutte le possibilità, prendi appunti, impara a riconoscere segni, sintomi e patologie correlate, ma alla fine... vai dal medico».

Ricorda di sottolineare sempre l'importanza di affidarsi a un **medico** per una **diagnosi**. Io rispondo sempre: «Ascolta il tuo medico di base. Se hai dubbi, chiedi una seconda o terza opinione. Internet non sostituirà mai una visita medica completa».

E poi, per la mia solita curiosità, chiedo: «Posso vedere?».

E Ivano?

È arrivato il momento di svelarti cosa ho visto sulla schiena di Ivano. Non era un tumore, bensì... un **enorme comedone**. Sì: un banalissimo, ma gigantesco, **punto nero**. Mi ci sono voluti ben cinque minuti per spremerlo tutto! Chissà da quanti anni era lì.

So che questa storia può sembrare **strana** o addirittura **disgustosa**, ma in realtà, anche questo fa parte del lavoro di un **infermiere**.

Preparati, perché avrai sempre più richieste come quella di **Ivano**! E ora, proseguiamo con altre preziose lezioni che ti aiuteranno nel tuo **percorso di studi**...

Da portare con Te

→ Un'infermiera o un infermiere può sempre offrire **ascolto e rassicurazione** agli utenti e ai loro familiari, pratiche che rientrano nel ruolo infermieristico.

→ Internet può essere una grande risorsa per costruire una **cultura medica di base**, ma **autodiagnosticarsi** malattie è spesso fuorviante.

→ I **sintomi** non sempre sono direttamente collegati alle **patologie**; anche i medici possono avere difficoltà nel determinare una diagnosi solo dai sintomi.

→ Una **diagnosi certa** deriva da anni di studio, **esperienza clinica** e test diagnostici specifici.

Frequentare Infermieristica ▢ @ciuffoelinfermieristica

→ Quando amici o parenti chiedono un consulto, incoraggiali a cercare informazioni, ma sempre con la guida di un **professionista medico**.

Prova a rispondere

★ Qual è il mio ruolo come **tirocinante** nel rassicurare pazienti e familiari, senza invadere il campo medico?
★ Quali sono i rischi di fornire **diagnosi** basati sui sintomi a chi chiede consiglio?
★ In che modo posso gestire situazioni in cui i pazienti o i familiari fanno affidamento su informazioni trovate su **internet**?

13 Esame di Tirocinio

Forse lo conosci come **O.S.C.E.**, **esame di sbarramento**, o semplicemente come **esame di tirocinio**, oppure potresti non averne mai sentito parlare. Questo esame si svolge alla fine del **percorso di tirocinio**, ma non tutti i corsi di laurea in infermieristica lo prevedono. **Informati** se nella facoltà che hai scelto è prassi.
Se la risposta è sì, **niente paura**: questo capitolo è dedicato a fornirti tutti i **trucchi** e **consigli** che ti aiuteranno a **superare brillantemente** l'esame di tirocinio. Pronto? Partiamo insieme!

Basi da ripassare

Prima di tuffarti nelle prove pratiche, **ripassa le materie cliniche** e, più in generale, le **linee guida**. Sì, perché non sarai solo valutato sull'esecuzione delle procedure, ma soprattutto sulle **precauzioni** che prendi mentre le svolgi: il **lavaggio delle mani**, la **doppia identificazione** dell'utente, il letto regolato

Frequentare Infermieristica □ *@ciuffoelinfermieristica*

all'**altezza ergonomica**. Questi **piccoli dettagli**, apparentemente insignificanti, possono fare la differenza tra un esame superato e uno no.

Ci sono passato anche io, fidati: può sembrare una banalità, ma... **fa davvero la differenza**. E non preoccuparti: non è un mostro imbattibile, anzi!

Cosa aspettarsi

L'esame di tirocinio può variare da una facoltà all'altra, ma generalmente è suddiviso in **prove procedurali, cliniche** e **relazionali**. Vediamole una per una:

1. **Prove Procedurali**: qui potresti essere chiamato a dimostrare la tua abilità nel posizionare un catetere, somministrare una terapia o altre attività simili.
2. **Prove Cliniche**: ti potrebbe essere presentato un caso clinico e dovrai identificare **diagnosi**, **obiettivi** e pianificare **interventi**.
3. **Prove Relazionali**: dovrai sostenere un **colloquio infermieristico** o **educare** un paziente. Non farti intimorire: in fondo, sono semplici dialoghi in cui dimostrare l'apprendimento delle tecniche presentate in aula.

E, naturalmente, non mancherà una persona con un **cronometro** in mano a **osservarti intensamente**. Niente panico: è tutta una **messa in scena** e ha poco a che vedere con la professione. Filtra i fattori **ansiogeni** e concentrati su quello che **realmente** ti è chiesto in questo esame: sapere a memoria, come una filastrocca, procedure, diagnosi infermieristiche, obiettivi e interventi. Prenditi per tempo con lo studio, e lo passerai senza difficoltà-

Prove procedurali

Qui ti potrebbe capitare di dover dimostrare competenze tecniche su un **manichino** o con altri dispositive. Alcuni esempi? Il

lavaggio delle mani, l'uso corretto dei **DPI**[57] o il **cateterismo vescicale**. Non si tratta solo di farlo correttamente, ma di farlo con attenzione ai dettagli che contano: **postura corretta, uso dei presidi** e così via.

Un consiglio: **non piegare la schiena**! Uno degli errori più comuni è quello di assumere una postura scorretta, cosa che toglie punti dall'esito dell'esame.

Prove cliniche

Ti saranno presentati casi clinici su cui dovrai formulare diagnosi **infermieristiche**, ordinare le priorità e stabilire gli obiettivi. Non preoccuparti: le diagnosi **sono sempre quelle**. Se le hai studiate, sarai già in grado di associarle agli interventi appropriati.

Attenzione però a un errore frequente: **non scrivere diagnosi mediche**! Ricorda che il tuo ruolo è quello di infermiere, e il *focus* deve rimanere su questo aspetto.

Prove relazionali

Molti studenti ne sono spaventati, ma è una delle più semplici se tieni a mente alcuni **consigli pratici**. Presentati con **cortesia**, **elimina le barriere** fisiche **sedendoti di fianco dell'attore**, e **usa espressioni verbali** come «Se ho capito bene, il problema è...», «Quindi mi sta dicendo che...», «Mi faccia capire bene, quindi lei...»

Sappi che non ti sarà richiesto di risolvere alcun problema! Il tuo obiettivo è dimostrare **empatia** e **comprensione**, non trovare soluzioni miracolose.

Occhio ai trabocchetti!

L'esame di tirocinio può riservare qualche sorpresa. Ti racconto un aneddoto: una mia compagna di corso è stata chiamata a eseguire un **pediluvio**. Sì, un semplice pediluvio! Ma il vero test non era su come farlo, bensì su come si abbassava per prendere la

---

[57] Dispositivi di Protezione Individuale.

bacinella. Il punto? La **movimentazione manuale dei carichi**. Questo è solo un esempio dei piccoli tranelli che potrebbero apparire durante l'esame. Non dare mai nulla per scontato e **confronta sempre attentamente** la prescrizione con i farmaci che ti forniscono. E se ti trovi di fronte a una prescrizione per un paziente **disfagico**, controlla che la pastiglia sia **frantumabile**!

Casi clinici

Un altro esempio? Durante un mio esame, il quesito parlava di un paziente immobilizzato che non andava di corpo da una settimana. Sembra ovvio, vero? La diagnosi di **alterazione dell'eliminazione fecale** sembrava scontata. Ma poi leggo: «Saturazione del 80% in aria ambiente». Questo cambia tutto! Una saturazione così bassa è **un problema che ha maggiore priorità** rispetto alla stipsi. La lezione qui è: **leggi attentamente** il caso clinico e non farti ingannare dalle prime impressioni.

Prova relazionale

L'utente che incontrerai durante la prova relazionale potrebbe non collaborare. Un attore emotivo, che piange o risponde male, potrebbe cercare di farti sbagliare. Il **trucco**? Mantieni la calma, ripeti le sue parole sotto forma di domanda e stimola il dialogo. Ricorda: l'obiettivo di questa prova è **valutare la tua sicurezza** e la capacità di **gestire la comunicazione**. Mostrati sicuro, ma **empatico** e non farti intimidire. Preparati davanti allo specchio delle "**frasi pronte**", da recitare **quando non sai cosa dire**.

Un "mostro da sconfiggere"?

Potrebbero averti raccontato che l'esame di tirocinio è un «**mostro imbattibile**», ma non è affatto così. È un esame come tanti altri. **Preparati bene**, ma sappi che **non è la fine del mondo** se non lo superi al primo colpo. Non cambierà il tuo percorso, né impedirà

la tua carriera.
L'importante è affrontarlo con **fiducia** e **serenità**.

Da portare con Te

- → **Ripasso**: Focalizzati su **materie cliniche** e **linee guida**; precisione in aspetti come **lavaggio mani**, **identificazione paziente** e **ergonomia** fanno la differenza.
- → **Tipi di prove**:
    - ◆ **Procedurali**: Esecuzione di tecniche infermieristiche (es. **cateterismo**, **misurazione pressione**, **terapia**).
    - ◆ **Cliniche**: Diagnosi infermieristiche, obiettivi e pianificazione.
    - ◆ **Relazionali**: Colloqui infermieristici ed educazione pazienti.
- → **Trabocchetti comuni**:
- → Movimentazione carichi: attenzione alla **postura corretta**.
- → Confronta sempre **prescrizione** e **farmaco**.
- → Occhio alle diagnosi "nascoste": es. **saturazione bassa** potrebbe indicare **problema respiratorio**.
- → **Attore non collaborativo**: resta calmo, stimola la conversazione e mantieni una postura aperta.

Prova a rispondere

- ★ Quali **aspetti pratici** devo considerare durante l'esecuzione di ogni procedura?
- ★ Come posso **automatizzare passaggi come** il **lavaggio delle mani** e la **doppia identificazione** dell'utente per evitare errori?
- ★ Cosa dovrei fare se mi trovo in una situazione in cui il **farmaco prescritto non corrisponde** a quello **disponibile**?

★ Come posso mantenere la **calma** e la **concentrazione** quando mi sento **sotto pressione,** sapendo che sono **osservato attentamente?**
★ Come posso gestire l'eventualità di un **non superamento** dell'esame mantenendo una **prospettiva positiva** sul mio **percorso formativo?**

14 Riflessioni su Infermieristica

Ci vuole Vocazione?

No. La **"dedizione"** è la vera chiave per intraprendere il percorso infermieristico. Non si nasce infermieri, ma si ha l'opportunità di diventarlo attraverso **passione** e **impegno**. È importante comprendere che ogni passo che fai ti avvicina a diventare un professionista capace di fare la differenza nella vita delle persone. **Preparati** a scoprire come la tua **dedizione** può trasformarsi in **competenza!**

Perché la frequenza obbligatoria?

La **frequenza obbligatoria** nei corsi di infermieristica ha un significato **profondo**: favorire la partecipazione attiva e la **condivisione** tra gli studenti. Affrontare il percorso **in un gruppo**, soprattutto in classi numerose, aiuta a superare la **timidezza** e a costruire un **ambiente di supporto**. Immagina di affrontare **situazioni forti** con l'**appoggio** dei tuoi compagni: **sarà sicuramente più facile!** Questo comporta anche difficoltà, destreggiandosi fra lesioni serrate, esami e tirocinio. Non lasciarti scoraggiare dalla frustrazione!

Gli infermieri conducono le vite meno salutari?

Questa è una realtà che molti di noi affrontano. Il lavoro in reparto può significare meno tempo all'**aria aperta**, meno **relazioni sociali**, inversione del **ritmo circadiano** con **alterazioni dell'appetito**. É un **controsenso**: siamo promotori della salute, ma spesso ci troviamo a dover combattere contro lo *stress* quotidiano.

Infermieristica: più di tre anni?

Cosa ne pensi se ti dicessi che il percorso di infermieristica potrebbe durare anche **sei anni**? Questa idea non è campata in aria! Con una **riorganizzazione seria dei corsi**, potremmo approfondire **temi cruciali** che sono spesso solo accennati. Con le nuove magistrali, si apre uno scenario più interessante: una formazione post-base che si direziona in base dove vogliamo portare la nostra carriera. Fondamentale passo per arrivare a questo: **la formazione deve essere retribuita! I tirocini pure!** La formazione complementare deve offrire la possibilità di accedere a posizioni che garantiscono uno stipendio maggiore, paragonabile alle maggior responsabilità acquisite.

Chi non entra a medicina sceglie infermieristica?

È un **mito comune** pensare che chi non entra a **medicina** "ripieghi" su infermieristica. Durante il primo anno, molti dei tuoi compagni potrebbero aver tentato l'ammissione a medicina, ma si sono resi conto che infermieristica era la loro vera passione. Il **tirocinio** sarà il vero **punto di svolta**: qui scoprirai la **realtà della professione. Non sottovalutare questa esperienza!** Il contatto diretto con gli utenti e il reparto ti permetterà di comprendere meglio se vuoi accettare questo ruolo.

Successo all'università = Successo nella vita?

È vero che molte persone di successo hanno **mollato l'università**. É anche vero che non si legge molto riguardo chi, seguendo lo stesso percorso, non ha ottenuto lo stesso risultato. Sappiamo che **ottenere una laurea non è sinonimo di essere intelligenti**, però sarai d'accordo che **l'università ci offre competenze fondamentali**. Qui si sviluppiamo capacità di **memoria**, **analisi critica** ed **esposizione**. Sono tutte abilità che tornano molto utili in diversi ambiti della vita. Però, ovviamente, una *Laurea Cum Laude* non è un *"free-pass"* per una corsia verso una vita di successo e con meno difficoltà.

L'ospedale è come in Grey's Anatomy?

La realtà è ben diversa: l'ospedale è un luogo di lavoro, dove il **dramma** è sostituito da **impegno** e **responsabilità**. Sarà fondamentale mantenere una **barriera professionale** tra te, i **colleghi** e gli **utenti**. Scoprirai che la **relazione d'aiuto**, basata sulla **fiducia** e sull'**empatia**, è ciò che rende il tuo lavoro significativo.

Nonostante questo ne sentirai di tutti i colori: l'ospedale è un luogo dove i **sentimenti** possono nascere. È naturale sentirsi **legati** a un utente che si **confida** con noi, così come l'utente potrebbe passare dal vederci come **figure di riferimento**, a... un po' di più. Allo stesso modo, potremmo sentirci **protettivi** nei confronti di un collega, oppure potremmo subire il **fascino** di una figura **carismatica**. In questi casi, è cruciale mantenere la **professionalità**.

Mescolare lavoro e sentimenti è una ricetta complicata. Però non voglio condizionarti: agisci con coscienza e fai quello che ritieni più corretto.

Da portare con Te

→ La **"dedizione"**, più che la "vocazione" è fondamentale per diventare infermiere; nessuno nasce "imparato".
→ La **frequenza obbligatoria**:promuove **partecipazione** e **condivisione**; aiuta a superare l'**isolamento** e affrontare situazioni **traumatiche** con il **supporto di un gruppo**.
→ Lavorare in reparto può comportare **poca vita all'aria aperta** e **socializzazione**; il lavoro è spesso **stressante**.
→ Infermieristica potrebbe richiedere anche **sei anni** se ci fosse una riorganizzazione seria dei corsi, con *focus* su formazione post-base finanziata dalla sanità.
→ Non è vero che chi non passa il test di **medicina** ripiega su infermieristica; **il vero punto di svolta è il tirocinio**.
→ Il titolo non garantisce successo, università e mondo del lavoro sono **distanti**.
→ La **realtà ospedaliera** è diversa dal ritratto offerto da *series* come come *Grey's Anatomy*; **meno dramma** e **più lavoro**.
→ **Affinità con utenti o colleghi**: Può verificarsi, ma affezionarsi è **rischioso**, poiché non tutte le storie in ospedale hanno un lieto fine.

Prova a rispondere

★ Cosa significa per me avere "vocazione"?
★ Quali sono le strategie per mantenere uno stile di vita sano mentre lavoro in un ambiente stressante?
★ Quali contenuti sarebbero utili per una preparazione più completa alla gestione emotiva in infermieristica?
★ Come posso riconoscere se la mia università sta offrendo una formazione adeguata e non ripetitiva?
★ Cosa posso fare se non mi sento soddisfatto del mio percorso formativo?

- ★ In che modo le mie esperienze nei tirocini possono influenzare la mia decisione di restare in infermieristica?
- ★ Quali competenze pratiche sono davvero necessarie per avere successo nella professione infermieristica?
- ★ Come posso mantenere una barriera professionale sana nelle relazioni con i pazienti?
- ★ In che modo posso gestire i miei sentimenti verso i pazienti senza compromettere la relazione d'aiuto?
- ★ In che modo posso affrontare la gerarchia e le dinamiche di potere all'interno del mio reparto?
- ★ Quali comportamenti professionali posso adottare per costruire relazioni positive con i miei colleghi?

Perché abbiamo l'obbligo di essere vaccinati?

Perché siamo i **principali vettori** di **patologie** da utente a utente. É giusto che ognuno di noi rifletta con la propria testa, ma è fuori discussione il concetto: **dobbiamo difenderci per difendere gli altri, adottando tutte le misure necessarie!**

Il "Fenomeno Novax" e la "Resistenza alla Scienza"

Tempo fa, mi sono scoperto **bersaglio per freccette** di una folla di **novax**. Perché proprio io? **Sono una persona qualunque.** La risposta più breve è: "Sono un persona qualunque che si presenta in rete come... infermiere". Era un periodo difficile per noi infermieri: **lavoravamo in condizioni disumane**, affrontavamo cose che **nessuno dovrebbe mai vedere** e, paradossalmente, **eravamo trattati come untori**.

Ricordo l'**assurdità** della situazione: da un lato, l'Ordine degli Infermieri istituiva una **squadra di calcio**, dall'altro, noi sul campo ci facevamo carico di un'enorme sofferenza psicologica. E sì, **sono polemico**, ma è difficile non esserlo quando senti che **ciò che fai non viene compreso** o, peggio, **viene paragonato alle azioni compiute dai nazisti durante la seconda guerra** mondiale. D'altra parte, **devo dare credito all'Ordine** per aver riconosciuto il disagio profondo vissuto da molti professionisti e di averli sostenuti **contribuendo alle spese sostenute** per curarsi, **come ha riconosciuto la mia diagnosi di PTSD**[58]. La pandemia mi ha lasciato cicatrici profonde.

Dopo un accenno al mio percorso personale, ne approfitto per esplorare un fenomeno che ci accompagna da secoli: l'**antivaccinismo**.

Basi della vaccinazione

É una delle strategie di **prevenzione primaria** più **efficaci** mai concepite. Non è solo un modo per **proteggere noi stessi**, ma anche per **salvaguardare l'intera comunità**. **Stimola** il sistema immunitario a **combattere i patogeni, prevenendo malattie** che, un tempo, erano la causa di vere e proprie piaghe per l'umanità. I vaccini possono avere diverse forme e modalità di somministrazione, con singole dosi o combinazioni di più antigeni.

Contrariamente a ciò che affermano i novax, l'efficacia dei vaccini è **comprovata** e **strettamente monitorata** attraverso la **vaccinovigilanza**. Le **reazioni avverse sono rare** e **documentate** in modo **estremamente rigoroso**. Anzi, è più probabile che correlazioni casuali -come una febbre che si manifesta per coincidenza dopo un vaccino- vengano **erroneamente interpretate** come reazioni avverse. **La scienza non mente**, ma spesso ci si fida più della disinformazione.

Edward Jenner e la "Rivoluzione del Vaiolo"

La storia della vaccinazione inizia nel 1796 con **Edward Jenner** e la sua scoperta del vaccino contro il vaiolo. Da allora, la scienza ha fatto passi da gigante, sviluppando vaccini contro malattie un tempo mortali come il **tetano**, la **poliomielite** e, più

---

[58]Condizione psicologica che si sviluppa dopo eventi traumatici. I sintomi includono **flashback**, **incubi** e **ansia intensa**, che interferiscono con la vita quotidiana. Può essere trattato con terapia e farmaci.

recentemente, la **COVID-19**.
Il concetto di **immunità di gregge** è un pilastro della vaccinazione. Quando una parte sufficiente della popolazione è **immunizzata**, il patogeno non riesce a **diffondersi**, **proteggendo anche chi non può essere vaccinato** -neonati, immunodepressi, o persino coloro che scelgono di non farlo per convinzioni personali-. Tuttavia, quando il tasso di vaccinazione scende sotto una **soglia critica**, l'immunità collettiva si **indebolisce**, aprendo le porte a **nuove epidemie**.

Resistenza ai vaccini: la storia si ripete
Fin dalle prime somministrazioni di vaccini, sono emerse opposizioni di varia natura: **ideologiche**, **religiose** e, più tardi, **pseudoscientifiche**. Già nel 1853, in Inghilterra, l'obbligo di vaccinare i bambini contro il vaiolo scatenò una **protesta feroce**. Nel 1869, **William Tebb** guidò una campagna che portò alla creazione di società antivacciniste, come la **London Society for the Abolition of Compulsory Vaccination** e la **National Anti-Vaccination League**. Questi movimenti sostenevano che la vaccinazione fosse non solo **inutile**, ma **pericolosa**, e una **violazione della libertà personale**. Suona familiare?

Dalla rivolta alla "Disinformazione Moderna"
Con l'avanzare della scienza, ci si sarebbe aspettati un declino dell'antivaccinismo. **Ma non è stato così.** Oggi, i novax usano nuove armi: **disinformazione, teorie del complotto** e **paura**, spesso alimentate dai *social media*. Casi come quello di **Andrew Wakefield**, il medico britannico che **falsificò** i dati per collegare i vaccini all'autismo, hanno avuto un **impatto devastante**, generando un'ondata di sfiducia che persiste **nonostante la smentita scientifica**.
Negli ultimi anni, le piattaforme come **X, Telegram, Facebook**, sono diventate una **fabbrica di disinformazione**, amplificando **false credenze** sui vaccini. Organizzazioni come la **Internet**

Research Agency, una nota "fabbrica di *troll*[59]" russa, hanno seminato caos, diffondendo messaggi polarizzanti sia pro- che antivaccini per destabilizzare il dibattito pubblico.

La Scienza, sempre sotto attacco

Il rifiuto dei vaccini **non è solo una questione di ignoranza**, ma anche di **difese cognitive** e *bias* **psicologici**. Le persone tendono a selezionare le informazioni che confermano le proprie convinzioni (***cherry-picking***), mentre l'**effetto Dunning-Kruger**, che spinge c**hi ha meno competenze** a **sopravvalutare le proprie capacità**, gioca un ruolo fondamentale. E, ovviamente, la **paura degli aghi** fa la sua parte.

Ecco la triste verità: i vaccini, pur essendo **una delle più grandi conquiste della medicina**, sono ancora visti da alcuni come una **minaccia**. Tuttavia, la realtà è che l'**antivaccinismo** è una delle principali minacce alla salute pubblica, **come riconosciuto dall'OMS**. Disinformazione e teorie del complotto continuano a **mietere vittime**, negando il contributo fondamentale che i vaccini hanno dato e **continuano a dare** nella lotta contro le **malattie infettive**.

Libertà individuale e bene comune

C'è chi sostiene che la vaccinazione debba essere una **libera scelta**. Tuttavia, le **evidenze** dimostrano che la **libertà di non vaccinarsi compromette la sicurezza collettiva**. Negli stati dove è stata **concessa l'esenzione** per **obiezione di coscienza**, si sono verificati **aumenti significativi** delle malattie infettive. Senza l'obbligo vaccinale, l'immunità di gregge crolla, e **a pagarne il prezzo sono i più vulnerabili**.

---

[59] É una persona che provoca intenzionalmente **conflitti** o **disturbi** in **discussioni online**, pubblicando commenti **offensivi**, **fuorvianti** o **provocatori** per ottenere una **reazione negativa** dagli altri utenti.

In fin dei conti, la vaccinazione non è solo una questione di protezione individuale, ma un **atto di responsabilità** verso la comunità. Siamo tutti parte di un sistema che deve funzionare in armonia, e **scegliere di vaccinarsi significa proteggere** non solo **noi stessi,** ma anche **chi ci circonda.**

Quindi, prima di **cedere alle paure** e alle *fake news*, ricordiamoci che la scienza, con i suoi **metodi rigorosi** e la sua **ricerca instancabile della verità**, è la nostra **miglior alleata** nella conquista della salute.

Fonti:
Plotkin, S. A., & Plotkin, S. L. (2018). The history of vaccination. In **Vaccines** (7th ed., pp. 1-13). Elsevier.
https://doi.org/10.1016/B978-0-323-40183-5.00001-6

Da Portare Con Te

- → I **vaccini** sono una strategia di **prevenzione primaria** efficace, stimolano il sistema immunitario per prevenire malattie gravi.
- → L'**efficacia dei vaccini** è **comprovata** e **monitorata** attraverso la **vaccinovigilanza**, reazioni avverse rare.
- → **Immunità di gregge**: protegge chi non può vaccinarsi; tasso di vaccinazione critico per evitarne il collasso.
- → **Disinformazione moderna**: social media amplificano *fake news*, casi come quello di **Andrew Wakefield** hanno danneggiato la fiducia nei vaccini.
- → **Libertà e responsabilità**: scegliere di vaccinarsi tutela la **salute pubblica**; rifiutare i vaccini **mette a rischio i più vulnerabili.**

Prova a rispondere

- ★ Come posso spiegare in modo efficace ai pazienti l'**importanza della vaccinazione** senza risultare **impositivo** o **creare conflitti**?

★ Quali strategie potrei adottare come tirocinante per affrontare **resistenze** o **paure** dei pazienti riguardo ai vaccini?

★ Come posso mantenere la **calma** e la **professionalità** di fronte a pazienti o colleghi che **condividono opinioni pseudoscientifiche**?

★ Come posso lavorare sui miei *bias* **cognitivi** per evitare di **lasciarmi influenzare** da informazioni non scientifiche?

Fuori sede: vivere con coinquilini

Durante il tuo percorso in **infermieristica**, è probabile che dovrai condividere **spazi vitali** con altre persone, magari per la prima volta. Non sei solo: quasi tutti, prima o poi, affrontano questa sfida. Eppure, ti dico fin da ora, non si tratta solo di imparare a **dividere una stanza** o a fare **turni** per la **pulizia**. No, c'è molto di più: è un'esperienza che **ti mette alla prova** non solo come studente, ma anche come persona.

Pericolo furti... di cibo

Un aspetto su cui ti consiglio di stare sempre all'erta è il cibo. Non sto esagerando. Quando vivi con coinquilini, il vero pericolo non è per il portafoglio o il computer, ma per il **frigorifero**. Ho imparato a mie spese che etichettare la propria spesa è essenziale. C'era un coinquilino molto disordinato con cui condividevo la camera che mi avvisò di non mettere cibo nella dispensa perché... «Penso ci sia un **topo**!». Qualche notte più tardi, mentre guardavo un film dal laptop, ho effettivamente visto il topo, sguisciare dalla sua **tana**: un **mucchio di vestiti sporchi**, ai piedi del letto del coinquilino.

Privacy? Concetto relativo

Vivere con altre persone significa anche affrontare situazioni bizzarre, soprattutto quando si tratta di bagni condivisi. In un appartamento con tre bagni paralleli -un vero lusso, direi-,

Frequentare Infermieristica □ *@ciuffoelinfermieristica*

pensavo sarei stato al sicuro da imbarazzi. E invece... una mattina, mentre svolgevo le mie *funzioni fisiologiche*, ho sentito uno dei coinquilini e la sua ragazza entrare nel bagno accanto. Hanno fatto scorrere l'acqua della doccia, e presto ho capito che non stavano solo lavandosi. Poco dopo, un altro coinquilino è entrato nel terzo bagno... e, beh, si è unito a suo modo alla "festa". A quel punto, ho concluso il mio impegno, ho tirato lo sciacquone e ho gridato: «Eh, ma dai! Datevi una calmata!»

Incontri da brivido

Una notte, ero solo in una camera doppia, e mi sentivo in paradiso. Ma una sera, molto tardi, ho sentito la porta aprirsi. Una figura è entrata nella stanza. All'inizio ho pensato di essere ancora mezzo addormentato, ma presto ho capito che non era un sogno. Un amico di un coinquilino, ubriaco e probabilmente sotto l'effetto di qualche sostanza, dondolava nel buio al centro della mia stanza. Ho tentato di fare conoscenza, ma non c'era verso.

Karaoke notturno

A volte, i coinquilini amano fare festa. A volte, la festa continua fino a tarda notte... e inizia un *karaoke* improvvisato. Non ti dico che fossero intonati, tutt'altro. Ma io, per cercare di sopravvivere, mi sono unito a loro. Anche se il giorno successivo mi aspettava una sveglia presta.

Il misterioso inquilino del divano

C'è poi chi non dà fastidio, ma ti lascia con **mille domande**. Come quel coinquilino che, per una settimana, ha occupato un angolo del salotto. Ogni volta che lo incrociavo, era sempre lì, stravaccato con **un sorriso beato**. Non so mai chi fosse o cosa facesse lì, ma ogni volta che lo salutavo mi rispondeva con calore. **A volte, è meglio non farsi troppe domande.**

Discoteca sotto casa

Infine, la peggiore esperienza di tutte: vivere sopra una **discoteca**. I tappi per le orecchie possono aiutare, certo, ma quando la tua stanza vibra al ritmo della musica... non c'è soluzione che tenga. Alzarsi alle cinque del mattino per dopo aver "ballato" tutta la notte, pur stando a letto, non è il massimo. Occhiaie e parolacce erano il mio pane quotidiano.

Prendi queste esperienze con un pizzico di ironia e preparati a tutto. **Condivisione**, **adattamento** e **resilienza** sono qualità fondamentali non solo nella vita con i coinquilini, ma anche nel tuo futuro da infermiere.

Da portare con Te

→ **Condivisione di spazi vitali** può portare a situazioni di convivenza difficili, soprattutto con coinquilini disordinati o maleducati. Meglio partire subito con una **lista condivisa di regole e impegni**.

Prova a rispondere

★ Come gestirei una situazione in cui un coinquilino è **disorganizzato** o non rispetta le **norme igieniche**? In che modo potrei affrontare questo problema in modo costruttivo?

Quanto è facile trovare lavoro?

La buona notizia è che **la domanda di infermieri** è costantemente alta. Ma, prima di tutto, devi fare un passo fondamentale: l'iscrizione all'**Ordine degli Infermieri**. È essenziale completare questa procedura **il prima possibile**, prenotando l'appuntamento **prima della proclamazione**. Io, ad esempio, l'ho fatto la mattina successiva al giorno della laurea, ma ho dovuto aspettare **un mese** prima di essere chiamato a **firmare le carte**.

Frequentare Infermieristica □ *@ciuffoelinfermieristica*

Dopo esserti iscritto, il percorso verso il primo giorno di lavoro può essere **sorprendentemente rapido**. **Nel mio caso,** sono passate solo una settimana e tre colloqui. Preparati: potrebbe essere lo stesso anche per te!

Stipendio: cosa aspettarsi

Quanto guadagna un infermiere? La risposta varia molto. Se deciderai di lavorare per una **cooperativa**, lo stipendio potrebbe aggirarsi intorno ai **€1.100-€1.200**, ma potresti essere chiamato a lavorare anche fino a **200 ore mensili,** straordinari che alzerebbero la mensilità fino anche a **€1.800**. Le **società private** offrono una retribuzione variabile, dai **€1.900 ai €2.100**, con monte ore che cambia a seconda dell'azienda. Infine, il **settore pubblico** è spesso considerato l'opzione migliore: **turni regolari**, una retribuzione compresa tra **€1.900 e €2.100 netti**, e condizioni lavorative generalmente più stabili. Tuttavia, lavorando in **libera professione**, i guadagni possono essere molto più elevati, ma il percorso richiede una gestione attenta e una buona dose di **imprenditorialità**. Ne parlo più a fondo nel secondo volume di questa collana, **"Dalla Laurea al Primo Lavoro"**. Ricorda: **i turni di notte e i festivi** sono quelli **meglio retribuiti**, una delle poche costanti del nostro settore!

E se il sistema non funziona?

Porsi domande è il primo passo verso il miglioramento. Frequentando infermieristica, ti sarà sicuramente capitato di chiederti: **«Questa materia mi prepara davvero alla pratica?»** o **«Questo esame valuta correttamente la mia preparazione?»** Sono domande **legittime** e **necessarie**. È importante **confrontarsi** con i propri compagni di corso, ma non sempre troverai immediatamente qualcuno disposto a discutere questi temi. **Non scoraggiarti:** continua a cercare. C'è sempre qualcuno che si pone le stesse domande o che ha bisogno di essere stimolato a riflettere. **Il dialogo è fondamentale** per migliorare il sistema.

Quando, di fronte ad un quesito, ti è risposto: «**Le cose funzionano in questo modo**», domandati sempre perchè. Tieni presente che, per quanto siano presentati come "scolpite nella roccia", le **regole non sono immutabili**. **Una classe unita può fare la differenza**. Un esempio pratico? Se ritenete che un esame **non valuti correttamente** le **competenze** potete, **insieme**, richiedere un cambiamento nel modo in cui l'esame sarà svolto. **L'unione fa la forza**, e non importa quanto influente possa essere il docente: una classe unita ha più peso di qualsiasi titolo accademico.

I **tutor didattici** dovrebbero essere i mediatori in caso di **dispute**. Se però si comportano con **parzialità** o non svolgono il loro ruolo in modo **equo**, è importante **farlo notare**.
Un docente che non svolge il suo lavoro correttamente -ad esempio, non presentandosi a lezione senza preavviso ripetutamente- **può essere rimosso** grazie alla tua voce e quella dei tuoi compagni. **Può sembrare intimidatorio**, ma ricorda: anche se il docente è un medico primario o ha un curriculum impressionante, **la tua voce conta**.

Fai la differenza

Sappiamo che "i furbi" **prosperano** nel **silenzio** e nel **caos**. É nostro dovere **dare luce** a chi, invece, dimostra **passione e capacità**. Questo è il modo in cui possiamo trasformare le **esperienze negative** in qualcosa di **positivo** per la **prossima generazione di infermieri**.
Cosa fare con la frustrazione che situazioni ingiuste o difficili ci provocano? Usiamola per creare un **ambiente migliore** e più **giusto**, per noi stessi e per chi verrà dopo di noi. Il cambiamento non è solo possibile: è necessario. **Insieme, possiamo farlo.**

Da portare con Te

- **Primo passo dopo la laurea: iscrizione all'Ordine degli Infermieri.**

- **Variabilità dello stipendio**: Dipende dall'ambiente di lavoro.
  - **Cooperative**: Pagano meno (€1.100-€1.200 netti), ma possono garantire un monte ore più ampio (fino a 200 ore mensili).
  - **Società private**: Stipendi variabili da €1.200 a €1.700 netti, con monte ore variabile.
  - **Settore pubblico**: Offerta generalmente migliore con stipendi tra €1.400 e €2.000 netti e turni regolari.
- Nel **Sistema universitario** è fondamentale **far brillare** chi mostra **passione** e **competenza**, trasformando le esperienze negative in **opportunità** per **migliorare il futuro** per le nuove generazioni.

Prova a rispondere

- Qual è il modo migliore per cercare un **confronto costruttivo** con i miei compagni di corso?
- Come posso **unirmi** ai miei compagni per apportare **cambiamenti positivi** nel sistema educativo o lavorativo?
- Cosa posso fare se ritengo che un docente **non stia svolgendo correttamente il proprio lavoro**?
- Come posso mantenere **alta la mia motivazione** e passione per la professione, anche in presenza di **difficoltà economiche**?

Siamo vicini alla conclusione del libro, ma... **non è veramente la fine**, è solo una **tappa**.

È **arrivata troppo in fretta?** È sempre così: iniziamo un percorso che sembra dilungarsi verso l'orizzonte e in un battito di ciglia siamo già a destinazione. Così sarà anche infermieristica: tempo di iniziare e... **la laurea si farà sempre più vicina**.

Il segreto è questo: anche se il percorso termina, **il viaggio non ha fine**. C'è sempre una nuova avventura in cui **imbarcarsi**. C'è forse un ambito che ti appassiona di più? **Pediatria? Geriatria?**

Frequentare Infermieristica □ *@ciuffoelinfermieristica*

Salute mentale? Ricerca? Coordinamento? Insegnamento? Infermieristica è un mondo e fare l'infermiere può voler dire svolgere **professioni completamente diverse** l'una dalle altre. Per scoprire quale fa per te, devi solo provare. E perché accontentarsi di una? I tirocini ci mettono di fronte a **tante realtà**. In quali ci **riconosciamo** di più?

Era meglio NON scegliere infermieristica...

Ci sono giorni in cui il mondo sembra chiedermi troppo. Forse li hai provati anche tu. A volte mi domando: **«Ma chi me l'ha fatto fare?»**. Giorni in cui sogno **una vita più facile**, un lavoro dove **torno a casa** e chiudo il lavoro fuori.
Eppure, sono qui. **Siamo qui. Noi** abbiamo scelto una strada diversa, una via più ripida, dove le soddisfazioni **non arrivano subito**, ma quando arrivano, **colpiscono forte**. Perché? Perché sentiamo che dentro di noi c'è una forza che molti non vedono, ma noi la sentiamo. **Non siamo soli**. Non lo siamo mai stati, anche se a volte quella sensazione di solitudine può farcelo dubitare.
Ora ti parlerò delle **sei prove** che ogni **infermiere** deve affrontare, perchè so che le affronterai anche tu.
Ti senti schiacciato dalla **mole di studio**, dal **tirocinio**, dalle **ore interminabili** passate a preparare **esami**? È come scalare una montagna, dove ogni passo sembra più faticoso del precedente. Ma lascia che ti dica una cosa: ogni sfrozo ci avvicina alla cima. Ogni **turno**, ogni **lezione**, ogni **esame superato**, ci **"forgia"**. **Resisti**, perché il **peso della stanchezza** è **temporaneo**, ma la forza che guadagni da esso **rimane** con noi per sempre.

Il vuoto del riconoscimento

Nessuno ci dice "grazie". Forse l'università non riconosce quello che fai, né i coetanei notano i tuoi sforzi. Sappi questo: ciò che stai **imparando** oggi, le **competenze** che stai maturando, avranno un impatto sul futuro che stai costruendo. La **strada che hai scelto** è più alta. È quella che **molti evitano**, preferendo restare nella **confortante ombra** della pianura. Invece noi... noi abbiamo

deciso di puntare alla vetta, e nessuno ci dirà "grazie". Invece, riceveremo **gratificazione**.
Ci sono giorni in cui mi chiedo: «**Andrà davvero tutto bene? Quale sarà il mio futuro? Questo percorso sarà utile, o infermieristica diventerà irrilevante nella sanità di domani?**».
Forse questi dubbi ti sono familiari. Respiriamoli a fondo. Sai quale risposta mi do? **Ho scelto di agire.** Insieme, abbiamo scelto di **abbracciare la salita**, di **accettare la sfida**. Perché mentre altri si lasciano trascinare da **distrazioni vuote**, noi sappiamo che il tempo è un dono troppo prezioso per sprecarlo. Tenendo a mente questo: «**Non importa quel che sarà. Saremo in grado di affrontarlo, con le competenze che ci siamo costruiti**».
Tu. Sei. Abbastanza.
E non te lo dico per **rassicurarti**, per offrirti un **confortante abbraccio** -anche se, nel caso ne avessi bisogno, io ci sto-. Te lo dico perché è la **pura, semplice, irrefutabile** verità. **Sei qui**, in questo **mondo**, con un **motivo** preciso. E solo il fatto che **tu esista**, che tu stia **percorrendo** questa strada, è la prova che **sei abbastanza**.
Bilanciare il lavoro e la vita personale è una sfida da titani, ma è possibile. Ogni giorno che **affrontiamo** con coraggio, ogni volta che **ci rialziamo** nonostante la stanchezza, ci avvicina sempre di più alla **persona** e al **professionista** che **desideriamo** diventare.

Paura di fallire

Quella **bestia silenziosa** che si insinua nei nostri pensieri nei **momenti di stanchezza**. Anch'io temo di non essere all'altezza, di sbagliare. Permettimi di dire una cosa importante: ogni errore che farai sarà un gradino verso il miglioramento. **Ogni errore è una lezione mascherata.**
Se vedi i tuoi colleghi e pensi che siano **più sicuri, più preparati** di te, se ti senti **indietro** rispetto a loro... ricorda questo: **ognuno ha il proprio percorso**. Anche tu hai delle qualità uniche,

condivise con pochi, e con il tempo scoprirai **quanto preziose sono** e **come metterle a frutto**.

Attese del mondo

L'**università**, la **famiglia**, gli **amici**... sembra che tutti si aspettino qualcosa da noi. Spesso mi sento **tirato** in **mille direzioni**, come se dovessi essere ovunque, **per tutti**. Ma... non è così. **Non dobbiamo essere ovunque. Devi solo essere presente per te stesso**, e per coloro che **contano davvero** nella tua vita.

Queste sono le prove che affronterai. Sono anche le sfide che ti **plasmeranno**. Ti renderanno non solo un **infermiere migliore**, ma una **persona migliore**. Le difficoltà di oggi stanno preparando la strada per un domani di **serenità** e **fiducia** in te stesso.

Soprattutto quando le forze sembrano abbandonarci, quando dubitiamo di noi stessi... ricordiamoci: **siamo abbastanza**. Nei giorni più bui, nei momenti di **maggiore sconforto**, non dimenticare che sei **sufficiente esattamente come sei**.

Prova a rispondere

- ★ Quali **specializzazioni** potrebbero appassionarmi di più: urgenza-emergenza, pediatria, terapia intensiva, geriatria, salute mentale o altro?
- ★ Quali **esperienze specifiche cercare** per capire quale ambito mi si addice meglio?
- ★ Come posso affrontare il "**peso della stanchezza**" e mantenere alta la **motivazione**?
- ★ Quali tecniche di **auto-cura** o *mindfulness* potrei implementare per gestire la **fatica**?
- ★ Quali metodi posso utilizzare per **celebrare i miei progressi**, anche se non sempre visibili agli altri?
- ★ Come posso **definire le mie priorità** senza sentirmi sopraffatto dalle **aspettative** esterne?

- ★ Quali tecniche posso usare per vedere gli errori come **occasioni di apprendimento** piuttosto che come fallimenti?
- ★ Quali pratiche quotidiane posso adottare per **rafforzare la mia autostima** e la mia **fiducia**?

Se ti è piaciuto questo libro, forse apprezzerai il seguito: **"Infermieristica: Dalla Laurea al Primo Lavoro"** che ti accompagna da… beh, si spiega da sé. Lo trovi su Amazon, e nelle librerie convenzionate[60].

Ti ho spesso consigliato di portare con te un *block-notes* per prendere appunti. Questo è quello che facevo, e come me molti fra i miei compagni. Il problema era che, tornato a casa, dovevo restituire un senso a tutti questi appunti disordinati e a tratti incomprensibili. Così mi è venuta un'idea! Ho creato un'**Agenda**, adatta a tutti gli anni di tirocinio. Dentro troverai tutte le sezioni che ti servono: turni, orari, farmaci, calcoli, procedure, casi clinici, … Potrai così prendere gli appunti in un libretto già organizzato in

---

[60] La verità: non ho idea di quali siano queste librerie. Sono un infermiere, non un editore! Non mi occupo degli aspetti tecnici. Io l'ho scritto, e sono solo felice di aver prodotto qualcosa di buono. O almeno: qualcosa che a me, prima di immergermi in infermieristica… cavolo, mi sarebbe servito!

sezioni, e trovare le **informazioni** che ti servono in un **batter d'occhio**. Oh, se solo l'avessi avuta anch'io, nei miei tirocini! Anche quella, la trovi su Amazon, e nelle librerie convenzionate.

Chi sono

Io sono Ciuffo, il mio vero nome è **Enrico**.
Il primo anno di infermieristica ho iniziato a riprendermi mentre **ripetevo le lezioni**, per poi **riascoltarmi** prima degli esami.
Quando mi sono accorto di avere una cartella piena di video, ho aperto il canale "Ciuffo e l'Infermieristica" e li ho man mano **pubblicati**.

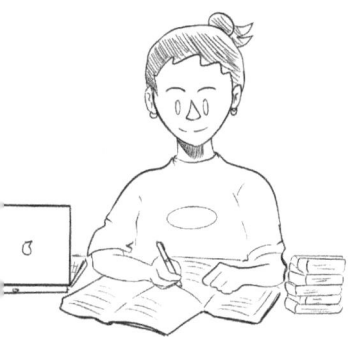

Ho trovato un **pubblico** piccolo ma **appassionato**, con gran voglia di **discutere** e **approfondire**. La dedizione di alcuni mi ha contagiato, spronandomi a produrre contenuti migliori, più **ricercati** ed **elaborati**.
I social @ciuffoelinfermistica sono il punto in cui sfociano le mie

ricerche di **approfondimento personale**, in cui posso anche trovare un **riscontro** da parte di **studenti, infermieri, tutor** e **personale sanitario** che abitualmente **commentano** e **partecipano** ai miei video.

Quello che desidero, è trasmettere positività attraverso i contenuti che pubblico. Non è detto che ci riesca sempre e con tutti, questo non sarebbe realistico.

Però, se qualcuno dopo aver visto un mio video si sente un po' meglio riguardo a se stesso o al proprio percorso, ecco: allora **sento che tutto il tempo che dedico ai video è ben speso**. So che suona sdolcinato, però... sentire di aver stabilito un punto d'incontro con un'altra persona, un ponte, è una delle **sensazioni più belle che si possano provare**. Ci sono persone che sono state per me candele in momenti bui, e a loro sono molto riconoscente. Ed è quello che vorrei creare per gli altri: una piccola luce di considerazione, un porto sicuro. Perché questo è l'obiettivo più alto che riesco ad immaginare.

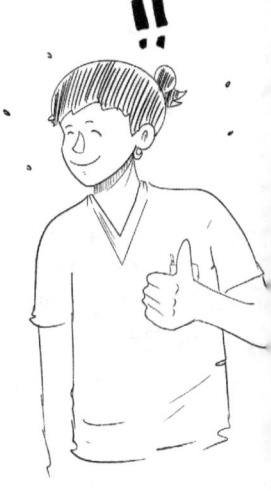

Ti invito a dare un'occhiata anche agli altri libri della stessa collana: **"Agenda di Tirocinio"** e **"Infermieristica: dalla Laurea al Primo Lavoro"**. Potrebbero essere tuoi **fedeli compagni**, associati a questo libro. Li trovi facilmente su **Amazon**, e nelle **librerie convenzionate**.

Grazie papà, per avermi aiutato con la seconda riscrittura di questo libro, prima ancora che l'incidente ti privasse di parte delle capacità cognitive. Un grazie speciale a Diana per la preziosa revisione. E anche a Francesco, per averlo impreziosito con le sue illustrazioni di Finn_nasoblu, che considero la personificazione della professione resa in matita e china.

Frequentare Infermieristica □ *@ciuffoelinfermieristica*

Perchè ho Scelto Infermieristica

Una delle domande che mi sono state poste più volte nella mia vita è: «**Perché hai scelto infermieristica?**»
Sono certo che anche tu, una volta iniziato il tuo percorso, te la sentirai rivolgere un'infinità di volte. È una di quelle domande che ti seguirà per tutta la carriera. C'è una parte della mia storia che ho difficoltà a raccontare, forse perché temo potesse essere mal interpretata. Ora mi rendo conto che, per quanto personale e controversa, **vale la pena condividerla**.
Per capire il perché reale della mia scelta, dobbiamo tornare indietro ai miei anni di scuola. Ho frequentato un **liceo artistico**, un fatto che chi mi segue da tempo conosce ampiamente. Quando mi sono diplomato, avevo già capito che **non avrei continuato in quella direzione**. La grafica per me era un *hobby*, e anche oggi rimane tale. Si formava, allora, un grosso punto di domanda: **che cosa faccio della mia vita?**
A quel punto, mia sorella, già infermiera, si stava laureando e aveva deciso di prendersi un respiro prima di affrontare il mondo lavorativo. Abbiamo deciso di **trasferirci in Australia** per un anno, appoggiandoci a dei parenti. Durante quel periodo, ho avuto diverse esperienze, alcune delle quali ho documentato sul mio canale personale. Tra queste, abbiamo lavorato in fattorie locali, dove scambiavamo il nostro aiuto con vitto e alloggio.
In Australia, infatti, c'è un programma che consente ai turisti di assistere i contadini nelle loro attività quotidiane. Ci siamo trovati a fare lavori come dare da mangiare a mucche, cavalli e galline, ma anche a prestare **assistenza a persone anziane** che avevano difficoltà a gestire i propri appezzamenti. Fu proprio in quel momento che **iniziai a pensare seriamente a un lavoro nell'assistenza sanitaria**.

Tornati in Italia, ho deciso di iscrivermi al **test d'ingresso per fisioterapia**, più per esclusione che per vera convinzione. Tuttavia, **non sono passato. Una porta chiusa, ma altre si erano aperte**: avevo sostenuto contemporaneamente altri **test**

Frequentare Infermieristica □ *@ciuffoelinfermieristica*

d'ingresso, per non precludermi possibilità. Così, ho frequentato per un anno, un corso che mi è servito più per capire meglio quale direzione volessi prendere. In quel periodo, ho iniziato a **prepararmi seriamente per il test di infermieristica**, frequentando le lezioni che mi avrebbero preparato per questo obiettivo.

Quando l'anno seguente mi sono presentato per fare l'esame, ero più **preparato** e più **rilassato**. Sapevo esattamente cosa aspettarmi, e l'esame è andato bene.

E ora, arriva la parte di storia che temo di più raccontarti, perché è molto **intima**. Quando ho terminato il **liceo**, mi trovavo in uno stato di **crisi esistenziale**. La paura di prendere la **decisione sbagliata** era così grande che, a un certo punto, mi **paralizzava**. **Non scegliere** sembrava la via più sicura, perché così non avrei potuto commettere errori. Tuttavia, mi rendevo conto che non scegliere significava anche **non andare da nessuna parte**.

Un giorno, preso dalla frustrazione, mi sono seduto nella sala d'attesa del **Centro di Salute Mentale (CSM). Non stavo vivendo una malattia mentale grave**, ma ero in un periodo di **grande disagio emotivo**, pieno di **incertezza**, **ansia** e **mancanza di motivazione**. Sono stato accolto da un **infermiere** che, con estrema **professionalità** e **umanità**, **mi ha ascoltato**, mi ha fatto **le domande giuste** e **mi ha fatto sentire compreso e accolto**. Uscendo da quell'edificio, mi sentivo **sollevato**, **leggero**, quasi camminavo su una nuvola. E lì ho pensato: «Poter far sentire così le persone: **liberarle dall'angoscia** e portarle verso il **benessere**. Questo, è il lavoro che voglio fare». Ed è così che ho scelto infermieristica.

Frequentare Infermieristica □ *@ciuffoelinfermieristica*

Ti è piaciuto questo libro? Fammelo sapere lasciandomi una recensione, su Amazon:

Un saluto,
Enrico [*Ciuffo*]

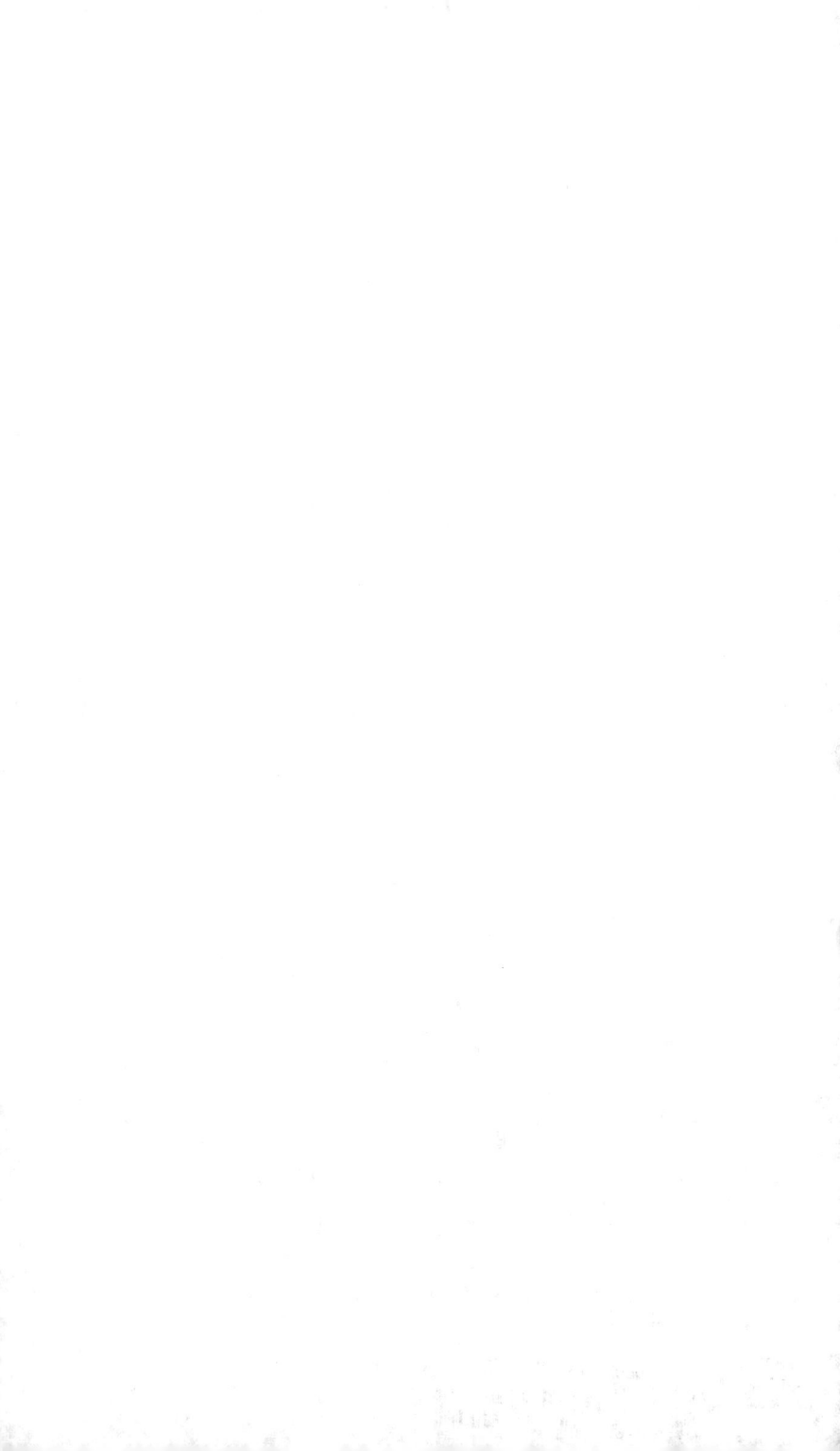

www.ingramcontent.com/pod-product-compliance
Lightning Source LLC
Chambersburg PA
CBHW052342220526
45465CB00003BA/920